本书由中国中医科学院科技创新工程团队项目“中医基础理论创新团队”(CI2021B001)
“现代疾病中医诊疗理论研究模式构建及其应用”(CI2021A00104)
资助出版

中医基础理论学科研究发展报告

(2010—2021)

主　编　杨金生　徐世杰

副主编　林明欣　陈　曦

编　委(以姓氏笔画为序)

马嘉轶　王国为　卢红蓉　刘理想　江丽杰　汤尔群　孙志波
杜　松　李志更　杨金生　吴　朦　陈　曦　林明欣　郑　齐
徐世杰　黄玉燕　彭　鑫　童元元

参编人员(以姓氏笔画为序)

于　波　于　峥　王云峰　王俊文　刘　扬　刘孚嘉　刘继法
刘蕴葭　李　菲　李玉波　李伟豪　李彦文　李海玉　吴　珊
宋　阳　宋晓晶　张　同　张以涛　张立平　张宇鹏　张雨琪
张美旋　张逸雯　陈小蓉　呼思乐　赵凯维　荆业腾　宫　鸣
耿　涛　贾海骅　徐晓红　高　曼　潘雅婧

人民卫生出版社
·北　京·

图书在版编目（CIP）数据

中医基础理论学科研究发展报告．2010-2021 / 杨金生，徐世杰主编．—北京：人民卫生出版社，2023.12
ISBN 978-7-117-35931-3

Ⅰ. ①中… Ⅱ. ①杨… ②徐… Ⅲ. ①中医医学基础-学科建设-研究报告-中国-2010-2021 Ⅳ. ①R2

中国国家版本馆 CIP 数据核字（2023）第 254290 号

人卫智网	www.ipmph.com	医学教育、学术、考试、健康，购书智慧智能综合服务平台
人卫官网	www.pmph.com	人卫官方资讯发布平台

中医基础理论学科研究发展报告（2010—2021）
Zhongyi Jichu Lilun Xueke Yanjiu Fazhan Baogao（2010—2021）

主　　编：杨金生　徐世杰
出版发行：人民卫生出版社（中继线 010-59780011）
地　　址：北京市朝阳区潘家园南里 19 号
邮　　编：100021
E - mail：pmph @ pmph.com
购书热线：010-59787592　010-59787584　010-65264830
印　　刷：天津市光明印务有限公司
经　　销：新华书店
开　　本：710 × 1000　1/16　　印张：20
字　　数：307 千字
版　　次：2023 年 12 月第 1 版
印　　次：2024 年 3 月第 1 次印刷
标准书号：ISBN 978-7-117-35931-3
定　　价：99.00 元
打击盗版举报电话：010-59787491　E-mail：WQ @ pmph.com
质量问题联系电话：010-59787234　E-mail：zhiliang @ pmph.com
数字融合服务电话：4001118166　E-mail：zengzhi @ pmph.com

学术顾问

王永炎	中国工程院院士	中国中医科学院
王　琦	国医大师、中国工程院院士	北京中医药大学
黄璐琦	中国工程院院士	中国中医科学院
曹洪欣	教　授	中国中医科学院
李　鲲	研究员	中国中医科学院
周超凡	研究员	中国中医科学院中医基础理论研究所
孟庆云	研究员	中国中医科学院中医基础理论研究所
吕爱平	欧洲人文和自然科学院外籍院士	香港浸会大学
潘桂娟	研究员	中国中医科学院中医基础理论研究所
胡镜清	研究员	中国中医药科技发展中心

审定专家

张光霁	教　授	浙江中医药大学
石　岩	教　授	辽宁中医药大学
李灿东	教　授	福建中医药大学
何清湖	教　授	湖南医药学院
刘铜华	教　授	北京中医药大学
翟双庆	教　授	北京中医药大学
于智敏	研究员	中国中医科学院中医基础理论研究所
邢玉瑞	教　授	陕西中医药大学
陈家旭	教　授	暨南大学
吕志平	教　授	南方医科大学
张维波	研究员	中国中医科学院针灸研究所
倪　诚	教　授	北京中医药大学

领导小组

杨金生　研究员　中国中医科学院中医基础理论研究所
马燕冬　教　授　中国中医科学院中医基础理论研究所
张华敏　研究员　中国中医科学院中医基础理论研究所
徐世杰　研究员　中国中医科学院中医基础理论研究所
刘丽梅　研究员　中国中医科学院中医基础理论研究所
金香兰　研究员　中国中医科学院中医基础理论研究所
岳广欣　研究员　中国中医科学院中医基础理论研究所

序

中医学是以中医药理论与实践经验为主体，研究人类生命活动中健康与疾病转化规律及其预防、诊断、治疗、康复和保健的综合性科学。从中医理论形成与发展的内在规律而言，中医思维方式是中医理论得以生生不息的根本；中医经典理论是主导中医理论持续发展的主线；历代医家学者是实现中医理论继承、创新的主体；临床实践经验是中医理论形成发展的源头活水；中医学理论体系充分体现科学与人文交融的特征；中医学理论体系形成和发展于开放性的历史过程。

“不忘历史，才能开辟未来，善于继承才能善于创新”。中医学要在与现代科学文化的联系与交流中保持原创风格与特色、生命力与影响力，并为人类卫生保健事业做出独特贡献，就必须珍视自身基本理论和诊疗思想的研究与建设，就必须尊重、发掘、继承、阐释、运用中医的基本理论和诊疗思想，为临床养生防病治病的实践服务；通过临床实践和科研实践，去继承、发展中医理论。

中医基础理论，是关于中医理论思维方式、基本概念、基本原理、基本法则、基本规律的知识体系。当代中医基础理论学科，在理论研究方面以气论、阴阳五行、藏象、精气血津液、经络、病因病机、养生、预防、治则等为主要内容；同时开展临床诊治的法则和原理研究，中医经典、各家学说及学术流派研究等。

中医基础理论的传承与创新，是国家医疗卫生保健事业的需求，是中医药学术自身发展的需求，也是中医药国际传播与交流的需求。中医基础理论传承与创新的主要立足点：其一，坚持中国传统文化的自觉、自信和自强；其二，从中医经典、历代名著中发掘其代表性、原创性的理论和学说，汲取其中的学术精华；其三，必须明确临床实践是中医理论的来源与回归，中医基础理论研究，应注重立足临床实践，面向临床需求，解决新问题，总结新规律；其四，结合多学科适宜方法，开展切实有助于中医基础理论传承与发展的科学研究。

20 世纪 50 年代以来，伴随着中医院校、科研机构的陆续成立，中医基础理论学科随之建立并持续发展。特别是国家中医药管理局于 2001 年全面启动学科建设发展规划以来，中医基础理论研究及相关各领域研究，取得了前所未有的进展和成果。中医基础理论学科，在中医药学术和事业发展中发挥了重要的作用。

20 世纪 90 年代以来，自然科学、社会科学领域，多有“学科研究报告”出版或发表，对于推动学术研究和学术进步具有积极作用。2021 年初至今，由时任中国中医科学院中医基础理论研究所所长、现任中医基础理论学科带头人杨金生研究员策划，组织本学科（国家中医药管理局高水平中医药重点学科）的学术骨干，对 2010—2021 年期间中医基础理论研究领域的进展和成果，进行全面检索、深入分析和总结提炼，并完成了《中医基础理论学科研究发展报告（2010—2021）》。此份报告对于全面了解近十余年来国内中医基础理论研究动态，正确把握未来研究方向，优化研究思路与方法，开拓新的研究领域等具有重要意义和参考价值。撰写中医基础理论学科研究发展报告，是一项具有开创性、探索性的工作。中医基础理论研究所曾就此多次组织专家咨询，汲取了中医基础理论学科多位专家的中肯建议。期待未来持续深化此项具有重要意义的工作，特别是进一步加强重点研究领域调研分析，参考借鉴国内自然科学、社会科学等多学科的经验，不断完善学科研究发展报告的编撰思路，适时编撰和发布高质量的报告。

是为序。

国家中医药管理局“中医学理论体系结构与内涵”重点研究室主任
国家中医药管理局中医基础理论高水平重点学科学术带头人
中国中医科学院中医基础理论研究所首席专家
潘桂娟

2023 年 11 月 6 日

前　言

中医基础理论，主要阐明中医哲学基础、人体生命活动、疾病变化与防治的普遍规律并指导临床实践。习近平总书记指出："加强基础研究，是实现高水平科技自立自强的迫切要求，是建设世界科技强国的必由之路。"要保持中医药学术自身发展的独立性和原创性，应优先关注和重点支持中医基础理论研究，充分彰显中医药学独特的天人观、生命观、疾病观和诊疗观，推动中医药传承精华与守正创新。

自2010年迄今十余年来的中医基础理论研究，在中医学理论体系的系统研究、中医基础理论各范畴的深入研究、中医基础理论的临床应用，以及学科建设、人才培养、成果评价等诸多方面，取得了长足进展，产生了一批重要的学术成果。当前，阐明中医基础理论学科发展态势，有助于未来正确把握本学科建设、发展方向和重点领域，优化科技与人才资源分配，进一步发掘和阐明中医学原创理论及其科学内涵，筹划与拓展学科新的发展格局，对中医药科研、教学与临床均具有重要的现实意义。

依托中国中医科学院科技创新工程项目（CI2021B001、CI2021A00104）和国家中医药管理局"中医基础理论"高水平重点学科建设工作，自2021年2月，中国中医科学院中医基础理论研究所所长杨金生研究员策划并组织实施了《中医基础理论学科研究发展报告（2010—2021）》的编撰工作。报告整体框架分为正文和附篇两部分。正文部分包括中医学理论体系的系统研究及中医基础理论之阴阳五行、藏象、经络、体质、病因病机、治未病研究等7个专题，文献主要来源于2010—2021年期间报道的期刊论文、学位论文、会议论文及代表性著作。附篇部分，选取2020—2021年度与中医基础理论研究相关领域的《黄帝内经》研究、张仲景学说、中医学术流派、中医历代名家病证治法、中医理论方法论、中医诊法与证候、中医药技术装备和中医药人才评价等专题进行探讨。正文部分与附篇均对该专题领域的最新研究进展加以评述。

中国中医科学院中医基础理论研究所、中国医史文献研究所、针灸研究所，及北京中医药大学、浙江中医药大学、陕西中医药大学、辽宁中医药大学、福建中医药大学、湖南中医药大学等国家级科研院所和全国高等中医药院校的30余位专家对报告内容进行审阅与修订。本报告参考文献数据，由中国中医科学院中医药信息研究所负责检索和提供，确保了资料的真实性、客观性、全面性和可溯源。

值此报告即将出版之际，衷心感谢国家中医药管理局副局长、中国工程院院士、中国中医科学院黄璐琦院长对报告编撰工作的关怀、鼓励与指导！

衷心感谢中华中医药学会中医基础理论分会、中国中医科学院中医基础理论研究所及部分高等中医药院校重点学科带头人和资深专家的真诚支持与帮助！

衷心感谢潘桂娟、翟双庆、石岩、张光霁、刘铜华、李灿东、何清湖、邢玉瑞、陈家旭、吕志平等资深专家，对于报告内容提出切实中肯的意见和建议！

衷心感谢所有参与《中医基础理论学科研究发展报告（2010—2021）》研究人员的辛勤付出！

人民卫生出版社编辑对本书编撰出版工作给予大力支持和专业指导，在此一并致谢！

组织编写《中医基础理论学科研究发展报告》尚属首次，其中难免存在不足之处，诚请读者给予指正，以便后续不断完善。

编委会

2022年11月16日

目 录

附　篇

附 7 2020—2021 年中医药技术装备研究进展 …… 280

附 8 2020—2021 年中医药人才评价研究进展 …… 291

| 专题 1 |

中医学理论体系的系统研究

中医学理论体系，起源于中国原创思维，奠基于长期的临床实践，建构于中医经典，发展于历代医家的学术创新。中医学理论体系，充分地展现了中华民族的自然观、生命观、健康观、疾病观，全面地、具体地回答了人类养生保健、防病治病的基本问题，有效地指导了历代医家的临床实践，形成了众多体现原创性与实用性的概念术语、理论命题及相关理论阐释，是中华优秀传统文化与医疗实践相结合的集中体现。从另一方面而言，中医学理论体系，是历经长期学术积淀，包含历代医家学术思想的庞大知识体系。由于种种原因，古今皆缺乏对中医学理论体系的系统化深入研究。中医学理论体系的整体建设和集成创新研究滞后，不利于对中医学理论内涵、科学价值与思维模式的全面、深刻认知，不利于中医学术界树立“文化自觉”与“理论自信”，进而影响中医理论的健康传承和实际运用，制约中医药学术主体发展和自主创新，影响中医药在现代卫生保健事业中发挥应有的作用。开展中医学理论体系的系统深入研究，是实现中医药学术“传承好、发展好、利用好”的基本前提。

一、研究进展

（一）国家 973 计划项目述要

1. 项目相关背景

中医学理论体系研究，是中国中医科学院中医基础理论研究所自 1985 年建所迄今确立的主要研究方向。2003 年以来，研究所将中医学理论体系的系统研究与持续建设，作为本所国家中医药管理局“中医基础理论重点学科”和“中医学理论体系结构与内涵重点研究室”建设规划的主要内容。近二十年来，由本所牵头，联合全国相关学科领域专家、学者或研究团队，完成并通过验收的相关国家重点项目及课题有：2005 年国家 973 计划课题“中医学理论体系框架结构与内涵研究”（2005—2010），2013 年国家 973 计划项目“中医理论体系框架结构研究”（2013—2017），传染病防治国家科技重大专项“重大传染病中医药应急救治能力建设”（2008—2012），科技部基础性工作专项子课题“古代医家学术思想与诊疗经验研究”（2009—2014）等。依托上述国家重点项目及课题，一方面，深入开展了中医经典理论与古今代表性医家学术思想研究，新中国成立以来省部级二等奖以上相关领域科技成果分析，中医学理论体系形成与发展的基本规律研究；另一方面，探索建立了中医学理论体系框架结构研究的思路与方法，重点开展了中医学理论体系框架结构与主要内涵的系统化研究。

本报告仅就 2013 年国家 973 计划项目概况及重点，加以简要的论述。

2012 年，国家科技部组织 973 计划“中医理论体系框架研究”项目申报，时任中国中医科学院中医基础理论研究所所长潘桂娟研究员，作为申报项目首席科学家，与陈曦、张宇鹏等团队骨干，根据项目指南要求，提出研究目标、思路与方法、拟解决的关键问题和主要研究内容，形成了项目申报方案；经与项目申报合作单位充分交流与研讨，并咨询相关学科领域的资深专家，确定了项目研究方案，于 2012 年 3 月参与项目申报，并于同年 10 月获得立项。[1] 其后，项目组数次组织专家论证并征求意见，最终确定了项目实施方案。设置的 6 项课题见表 1。

表 1 “中医理论体系框架结构研究”设置课题

课题编号	课题名称	课题负责人	单位
2013CB532001	中医理论起源、形成与发展的内在规律研究	翟双庆	北京中医药大学① 安徽中医药大学
2013CB532002	常见现代疾病中医诊疗理论的框架结构研究	邢玉瑞	陕西中医药大学① 中国中医科学院中医基础理论研究所 中国中医科学院中医临床基础医学研究所

续表

课题编号	课题名称	课题负责人	单位
2013CB532003	中医理论体系框架结构的系统研究（含中医基础理论）	潘桂娟	中国中医科学院中医基础理论研究所①
2013CB532004	中医临床各科诊疗理论的框架结构研究	石　岩	辽宁中医药大学①
2013CB532005	中药方剂理论框架结构研究	沈　涛	成都中医药大学①
2013CB532006	中医针灸理论框架结构研究	赵京生	中国中医科学院针灸研究所①

注："①"表示第一承担单位。

项目第一承担单位为中国中医科学院中医基础理论研究所。所内设有国家中医药管理局重点研究室——中医学理论体系结构与内涵研究室。本所中医基础理论学科，为国家中医药管理局第一批重点学科（现为国家中医药管理局"十四五"高水平重点学科）。学科设有中医经典与学术流派研究室、中医学方法论研究室、藏象学研究室、病因病机学研究室、诊法与证候研究室、治则治法与养生研究室等 6 个中医理论研究室，还设有支撑中医基础理论研究、临床诊治理论研究的实验研究科室。

项目参加单位有北京中医药大学、安徽中医药大学、陕西中医药大学、辽宁中医药大学、成都中医药大学，中国中医科学院针灸研究所及中医临床基础医学研究所。项目团队骨干人员，共计 30 名。其中，当时具有正高职称者 13 名，副高职称者 16 名，中级职称者 1 名；参加项目的人员总数为 117 名，分别来自中医基础理论学科、中医临床基础学科、中医临床各学科、中药学科、方剂学科、针灸学科等。各承担单位的上述学科或研究室，分别属于国家级重点学科、国家中医药管理局重点学科和重点研究室。项目组内 6 位课题负责人，包括国家级重点学科带头人 2 名，国家中医药管理局重点学科带头人 4 名，国家中医药管理局重点研究室主任 2 名，在本学科领域具有较高的学术水平和理论研究能力，具备较强的组织能力和丰富的科研经验。

2. 项目研究目标

2013 年国家 973 计划中医理论专项"中医学理论体系框架研究"项目

指南："研究中医理论起源的思想文化及科学基础，分析和揭示中医理论形成与发展的内在规律；研究构建结构合理、层次清晰、概念明确、表述规范，能够指导临床、体现学科内在规律的中医学理论体系框架。"

根据项目指南研究，本项目解决的关键科学问题是：①探索并确定中医学理论体系框架结构研究的思路与方法。②界定中医学理论体系的基本范畴，构建系统、全面、规范的概念体系，以展现中医学理论体系的内在深层结构和主要内涵。③全面发掘、系统整理和阐释古今重要的中医理论命题与专论，更加突出中医理论思维的原创特色，增强其指导临床实践的作用。通过上述研究，构建符合《项目指南》要求的中医学理论体系框架结构，全面、深入地阐明其主要内涵，使中医学理论体系在整体上得到完善，增强系统性和实用性。④阐明"中医理论起源、形成与发展的基本规律""中医学理论体系的六项基本特征"。[1]

3. 项目研究思路与方法

基于2005年国家973课题（2005CB523505）和2013年国家973计划项目（2013CB532000），首次探索并建立了中医学理论体系框架结构研究的总体思路与研究方法。包括指导原则、研究维度、逻辑起点、研究路径、实施步骤、研究方法。①指导原则：基于中医理论发展现状及存在的突出问题，确定中医学理论体系框架结构研究以"集成、归真、纳新"为指导原则。②研究维度：由于中医学理论体系的形成与发展源远流长，故将"时间维度"与"空间维度"研究有机结合。一方面，深入研究中医学理论体系形成与发展的历史进程与演化规律；另一方面，系统研究中医学理论体系的内在结构、层次关系及主要内容。③逻辑起点：因科学背景的认知过程，最终都会归结到概念及其含义发展。因此，研究的关键是概念的定义、概念范畴和概念范畴体系的界定与阐释。概念及概念间关系的研究，是中医学理论体系框架结构研究的逻辑起点。④研究路径：项目确立"自上而下"与"自下而上"两条研究途径，既包括对已有理论概念、命题、专论的分析、集成，即"自上而下"地进行理论梳理，也包括对古今临床实践的提炼和总结，即"自下而上"地进行理论升华。⑤实施步骤：包括梳理理论源流，界定理论范畴；建立概念体系，诠释基本概念；集成重要命题，提炼既有专论；明晰框架结构，阐释理论内涵等基本步骤及实施细则。⑥研究方法：主要运用理论思维方法，并结合运用医史文献学、诠释学、科学学、逻辑学和框架理论等多学科方法，针对中医学理论体系的历史源流及框架结构开展系统深入的研究。[2]

4. 项目解决的关键问题

中医学理论体系的框架结构，是对中医学理论体系的纲要性表述。从“时间维度”来看，是基于中医学术发展的历史积淀而成；从“空间维度”来看，是由 10 个理论范畴构成，并由概念体系形成各范畴的内在深层结构，由命题和专论作为重要理论支撑。中医学理论体系，是以人之生命作为主要研究对象。从基本内容来看，主要包括中医理论的文化基础和思维方式、中医学关于生命认知及其调摄的理论、中医学关于疾病及其诊疗规律的基本理论，以及中医学关于调治方式方法的基本理论 4 个部分。从学科划分来看，中医学理论体系主要包括中医基础理论、临床诊治理论、中药方剂理论和针灸理论等。本项目立足于中医学理论体系本身的内容，将其界定为 10 个理论范畴，包括道法、生命、养生、疾病、诊法、辨证、防治、中药、方剂和针灸。[3]

（1）厘清理论源流，阐明中医学理论体系形成与发展的规律

全面梳理中医经典、官修医书、古今名家代表性论著，以及新中国成立以来省部级二等奖以上相关科技成果等；厘清中医基础理论、临床诊治理论、中药方剂理论、针灸理论形成和发展的源流；发掘和集成中医理论的基本概念、重要命题、代表性专论，明晰中医理论的古今表述形式和主要内容。进而分析和总结中医理论形成与发展的基本规律，将其概括为以下六点：①中医思维方式是中医理论得以生生不息的根本；②中医经典理论是主导中医理论形成和发展的主线；③历代医家学者是实现中医理论继承创新的主体；④临床实践经验是中医理论可持续发展的源头活水；⑤中医学理论体系充分体现了科学与人文交融的特征；⑥中医学理论体系形成并发展于开放性的历史过程。

（2）建构概念体系，明晰中医学理论体系框架的深层结构

基于 10 个理论范畴，对选取和诠释的概念，进行层次划分和结构关联整合，建立了中医理论的概念体系。亦即，在界定各概念内涵与外延的基础上，采用层级划分和秩序分类的编排方式，实现中医学理论体系中的

概念系统化呈现。基于此部分研究完成的《中医学理论大辞典》，阐明了中医学理论体系的整体框架和深层结构，并充分体现了中医理论的历史积淀和当代发展。

（3）集成重要命题，阐释中医学理论体系的核心内容

从古今文献中全面发掘中医基础理论、临床诊治理论、中药方剂理论与针灸理论的重要论断，基于 10 个理论范畴进行结构和层次辨析，形成秩序化的命题集成与阐释文本。中医理论命题体现了中医理论的认知方式和临床应用法则。基于此部分研究完成的《中医学理论命题集成》，载入了历代有关中医理论和临床诊治的重要论断，可为中医理论认知及指导临床实践明示具体途径。

（4）提炼既有专论，彰显中医学理论体系的丰富内涵

依据 10 个理论范畴，将具有代表性的中医理论专论加以分类；采用结构化的编排方式并加以理论性地提要钩玄，形成秩序化的专论集成与理论撰要文本。基于此部分研究完成的《中医学理论专论集成》，是对中医理论概念体系、中医理论命题阐释的重要补充，更充分地彰显中医学理论体系的丰富内涵。

（5）阐明基本特征，整体认知中医学理论体系框架结构

通过对中医理论源流、理论结构的全面梳理、重点考察及咨询论证，立足概念体系建构、重要命题阐释、代表性专论集成，本项目阐明了中医学理论体系框架结构及主要内容。进而，从整体上概括了中医学理论体系的六项基本特征，包括：①科学人文交融特征；②医家主体实践特征；③开放性过程特征；④多元参考系统特征；⑤自洽性结构特征；⑥多维立体网络特征。

5. 项目论证与验收

（1）咨询论证

针对项目研究的思路与方法，以及理论范畴结构的合理性、层次性，概念体系的明确性和规范性，命题和专论研究成果的客观真实性，历经 18 次咨询论证会议，由来自 6 家高等院校、3 家国家级研究机构、2 个国家级重点学科、4 个局级重点学科和 2 个重点研究室的中医基础理论、中药方剂理论、针灸理论和中医临床等多学科的 80 余名学术带头人、资深专

家，进行了充分论证并形成共识，认为本项目在中医理论概念内涵、外延的界定及中医理论概念体系的建构，中医理论命题与专论的精选、诠释与“系统化”集成，及项目研究思路与方法上，体现了开创性，实现了预期目标。

（2）项目验收

2017 年 11 月，本项目顺利通过科技部组织的专家验收。专家组评价要点：“项目在研究思路方法及研究成果方面具有开创性，对同类研究有示范性，有重要的科学价值。与国内外同类研究比较，本项目的研究思路、方法及其研究成果，均处于本领域的领先水平。……研究形成的中医理论体系框架，能够充分彰显中医学的理论特色、丰富内涵、实践规律和实用价值。”

6. 项目标志性成果

项目标志性成果，是由科学出版社出版的“中医学理论体系框架结构研究丛书”，属于“十三五”国家重点图书、音像、电子出版物出版规划。本丛书包括《中医学理论大辞典》《中医学理论命题集成》《中医学理论专论集成》和《30 种现代疾病中医诊治综论》四个系列。前三个系列，承载本项目主体研究成果，阐明中医学理论体系框架结构与主要内涵；系列四，是对运用中医学理论指导现代临床防治常见疾病实践的分析、归纳与理论总结。其中，《中医学理论大辞典》，是古今第一部系统阐明中医学理论体系框架结构、主要内涵与历史发展的大型中医理论性工具书；《中医学理论命题集成》，是首次采用结构化编排、系统呈现中医理论重要论断，并阐释其理论内涵、临床运用的中医理论性工具书；《中医学理论专论集成》，是集成中医经典、名家论著中代表性理论篇章或段落，采用结构化编排，并予以提要钩玄的中医理论性工具书；《30 种现代疾病中医诊治综论》，是对中医药治疗 30 种常见现代疾病理论认识的提炼分析和综合集成。自 2021 年起，丛书各系列由科学出版社陆续出版。[3-9]

项目主要成果之二，是对历代代表性医家学术思想和诊疗特色的提炼总结，出版《中医历代名家学术研究集成》（上、中、下册，北京科学技术出版社，2017）[10]、《中医历代名家学术研究丛书》（102 册，中国中医药出版社，2017—2021）[11]。后者属于“十三五”国家重点图书、音像、电子出版物出版规划项目，2021年度国家出版基金资助项目。此项研究成果，涉及汉代至民国代表性医家总计106名，从医家生平、学术思想、临证经验和后世影响等方面，进行总结与阐述。

除了项目组上述研究成果之外，各课题组的专家学者还陆续编著并出版了《黄帝内经素问纂义》等相关研究著作[12-19]。

截至2021年底，依托于本项目共发表相关论文493篇，涉及中医基础理论、临床诊治理论、中药方剂理论、针灸经络理论研究；还涉及中医理论发展规律、中医典籍与医家学术思想、专题框架的沿革与应用等诸多具体方面的研究（其中代表性者见参考文献[12-48]）。

7. 项目创新性及意义

（1）创新性

首次提出中医学理论体系框架结构的表现形式是概念体系；中医理论命题与代表性专论，是中医思维方式、基本原理、实践法则的集中体现，是对中医理论概念体系的支撑与补充。阐明中医学理论体系框架结构，是中医学理论体系的主要内容经理性认识提炼后，形成的系统化的纲要性表述；可以反映中医学理论体系各范畴的内在层次、结构与特征，各范畴间的关联性和秩序性。

项目基于中医药学术的本质特征，特别是中医学理论的自身特点，首次结合科学学、框架理论等多学科思路与方法，创建了中医学理论体系框架结构研究的基本思路和主要方法。包括主要原则、研究维度、基本路径、实施步骤等。

项目基于中医学理论源流的全面梳理与重点深化研究，总结和阐明了中医学理论体系形成与发展的基本规律；完成了中医学理论体系整体框架、深层结构的系统表述，深化了对中医学理论体系主要内涵的认识，并阐明其基本特征。

本项目研究，对于未来持续深化中医学理论体系的整体建设与系统研究，或开展具体范畴的知识构成研究、内涵诠释研究，具有先导性和示范性。

（2）主要意义

第一，丰富和完善中医学理论体系的框架结构。本项目集中全国中医理论研究的优势力量，对中医理论进行系统发掘、梳理、提炼和总结。通过中医学理论体系框架结构的系统研究，使之达到“结构合理、层次清晰、概念明确、表述规范，能够指导临床，体现学科内在发展规律”，使中医学理论体系的内在逻辑和理论内涵得到更加系统、全面的认识和深刻阐明。

第二，推动对中医学理论体系的继承与创新。在把握中医理论本质特征的前提下，开展中医学理论体系框架结构的系统研究，有助于阐明中医原创思维方式，集成中医理论发展成就，升华中医临床实践经验，丰富和完善中医学理论体系，推动对中医学理论体系的继承与创新。

第三，加强中医学与多学科的交流与互动。建立体现科学知识体系基本特征的中医学理论体系整体框架，厘清中医学理论体系各范畴的深层结构，有利于中医思维方式、中医基础理论、临床诊治理论、中药方剂理论、针灸理论，得以更完整地展现，增进中医学与多学科的深入交流与互动。

第四，增进中医学术与事业的协调发展。基于“科学学”理论与方法，开展中医理论的性质、特点、分类、临床应用与发展规律等系统研究，可为制定中医药学术及事业发展战略及重大科学问题的论证提供理论参考；可为我国传统医学知识体系保持系统性和独立性提供重要理论支撑，可为保持中医理论与临床研究的世界领先性做出理论贡献。

总之，中医学理论体系框架结构与理论内涵研究，对于中医药学术的传承与发展，对于中医理论体系的持续研究与建设，具有深远的历史意义和重要的现实意义，是需要长久、深入开展的系统工程。限于项目研究周期，本次研究明确了中医学理论体系框架的基本范畴及其构成形式，界定了整体框架和深层结构，形成了相对成熟的研究思路与方法。今后仍需要有计划、有步骤地持续开展中医学理论体系内各专题的深入研究；尤其应当重视总结、集成与提炼当代临床实践的新发现、新成果，并使之升华为新概念、新论断、新学说，进而融入中医学理论体系框架之中，这是亟待深入、持续推进的重要任务。

（二）其他相关研究专题进展

学者还围绕中医学理论体系相关专题进行多方面的探讨，在一定程度上加深了理论认识，丰富了理论内涵。

首先，中医学理论体系的起源发展是近年来的研究热点，学者多从其与早期传统文化、重要文化典籍以及思维方式等的关联性进行探讨。

如罗健、邓湘琴[49]认为，以《黄帝内经》（简称《内经》）为代表的诸多中医哲学思想、基础理论体系起源于《周易》《道德经》《尚书》等。这些著作中朴素的哲学思想和科学的思维方法与中医文化、中医基础理论体系是一脉相承的，其中包括阴阳五行学说、整体观念、辨证思维、藏象学说、运气学说等理论，形成了独特的中医基础理论系统。其中包括生理、病因病机、诊断、治疗及预防等完整的中医基础理论体系和方法，为中医学的形成奠定了理论基础。基于正本清源、守正创新的原则，系统地梳理中医文化与中国传统文化的内在关联，探索《内经》的基本理论观点和中国传统文化的关系，对了解中医文化的源流，中医基础理论体系的起源、形成和发展，对传承和发展中医药事业大有裨益。

多数学者认为道家思想是中医学理论体系构建的重要哲学基础。朱叶、王小平[50]认为，中医学理论体系的构建深受中国古代自然观的影响，作为本土影响力最大的道家秉承“自然而然”的自然观，对中医学理论体系的渗透最为深远。根据《道德经》的论述，将道家自然观总结为同源自然、顺应自然、崇尚自然、回归自然四个方面，认为《内经》运用道家自然观认识生命、健康与疾病，指导疾病的诊断与防治，形成独特的中医学理论体系，同时也进一步完善了道家的自然观，提出研习中医应重视对自然观的理解和把握。

贾成祥、杨英豪[51]认为，古代中国由来已久的天人之学在汉代达到了空前绝后的盛行，董仲舒以阴阳五行为框架完成了天人关系的构建，不仅使儒学政治化，而且还把儒学神秘化，而其中作为方法论的阴阳五行学说也于此得到了完善，并成为官方哲学，对整个中国古代学术思想都产生了深远的影响。在这样的文化背景下，《内经》用阴阳五行搭建了人体生理的联系，中医理论体系由此而形成。

葛晓舒、易法银[52]认为，在中医理论发展的历史上，哲学思想对医学产生影响有两个高峰期：先秦秦汉时期和宋明时期。通过梳理先秦秦汉阴阳思想、五行思想的发展及其对中医学理论体系构建的巨大作用，分析了宋明理学、心学对同时代医学思想的影响。

此外，有学者还从传统理念来探求中医理论的发源。如郑涵、鲁明源[53]等通过梳理文献发现，一分为三的分类方法贯穿于中医学理论体系中的各个环节，不仅构建了“三才”医学模式，还形成了“三分脏腑”的生理观，“三部之气”的病因观，“三部九候”的诊断观以及“三因制宜”的治疗观。对三分法的内涵与理论渊源予以深入挖掘，才能深化对中医理论的理解。

师建平[54]对“医者，意也”的文化渊源进行考证，梳理字书中“意”的释义，分析古代哲学、文学对“意”理解，阐释医家、中医学著作中“意”的论述，认为在明确“辨证论治”与“医者意也”关系的基础上，才可能深刻理解中医理论体系及临床思维和认识模式的形成。

其次，中医学理论体系的形成，也与传统自然科学的独特认知密切相关，尤其是天文学的思想影响了中医理论的建构。

孟庆岩等[55]认为，中国古代天文学思想为中医学术理论的建立提供了基础，中医学立足于“天人合一”的观点，汲取了古天文学的自然观、方法论和概念系统，加以改造，来建立医学理论，指导临床实践，其将天地之道的阴阳五行等学说引入医疗体系，作为医学纲纪，为后世医学的发展奠定了坚实基础。

王德辰[56]认为，干支历法作为古人以阴阳五行象思维来模拟宇宙时空运作规律的模型，可以直接推演五运六气、子午流注、预后禁忌等中医学理论，在中医学基础理论、诊断、方药、治疗预后与禁忌等各方面都有应用，对中医学早期理论体系构建的影响是极其深远的。

再次，借鉴隐喻知识、系统科学等多学科知识进行中医理论的特征研究，也逐渐被学者所重视。

温世伟、贾春华[57]认为一种文化的发生，乃基于一种理论建构性隐喻，这种隐喻直接参与初始概念的构成或直接转换为这种文化的初始概念，在此初始概念下形成一系列基本命题。这种隐喻所参与的初始概念的构成，使得这种文化的各个角落都充满这种隐喻的气息。通过对中医理论、佛经、《圣经》等不同文化经典的语料分析并结合他人的研究成果，分析论证上述假设存在的合理性。

张鑫[58]通过对中医学理论与系统科学理论的比较，发现中医学无论是在医学思想上还是临床实践中均应用了简单系统模型的方法，从而解决了人体产生的复杂性系统问题。总结中医学在认识人体和处理疾病方面的系统科学方法学特点，以期为中医及中西医结合方法学的发展提供思路。

最后，中医理论研究与建设问题，始终是本领域的重要话题。不少学者或就整体性理论建设，或某一具体领域的理论深化，或者研究方法创新等进行探讨。

李大宁、桑滨生[59]认为中医理论是中医药学术的根本指导思想，也是中医药学术的旗帜和灵魂，中医理论创新需认真遵循中医理论发展的规律。为加强中医理论建设与研究，要进一步统一思想，加强人才队伍建设，抓好中医理论体系研究，以临床实践为基础，并着眼中医药发展的重大理论问题。

刘保延[60]从“回归本源、基于临床和吸纳新知”三个方面，对针灸理论体系的重构思路进行阐述，认为“回归本源”，一则，是对古人发明与发现的传统理论要有敬畏之心；二则，要充分认识和遵循针灸自身发展规律；三则，以古代针灸医家发现并被后世大量实践所证明的针灸知识体系为基础，构建针灸的理论框架。“基于临床”，一则，要以临床疗效为导向；二则，要以临床实践为核心，从中归纳总结、提炼升华产生针灸理论框架中的关键因素。“吸纳新知”，一则，要根据针灸临床实践，利用现代科技理念、方法，从不同角度对针灸的基本科学问题、效应机制、现代刺灸法等进行深入、细化的研究，不断地改进针灸方法，提升其疗效，解决临床问题；二则，要学习《内经》的方法，将多学科的研究成果及时地纳入中医针灸的体系，适时地对国内外针灸机制、生物学基础等基础研究的成果进行总结梳理、细化，并将已经证明的细化认识补充、完善到针灸理论框架与关键因素中去，使传统针灸理论体系在宽度和深度中均得到扩大。

于琦、崔蒙[61]对中医基础理论体系进行知识表示，提出中医基础理论体系是中医药理论体系的重要部分，中医药独特的知识体系因其结构上的弱点以及表述上的问题，制约着中医药知识的管理和共享。采用合理的知识表示方法，将中医基础理论体系层次清晰、概念确切、结构合理、规范地表述出来，有助于实现中医药知识的管理和共享。本体可使知识表示实现三个功能：分类、推理与共享，利用本体语言建立中医药基础理论体系的知识模型，可实现中医药理论的知识表示。

二、现状评述

（一）中医学理论体系研究应持续深入开展

从科学学视角来看，中医学理论的事实陈述作用、实践指导作用和价值呈现作用，需要通过中医学理论体系框架结构与内涵的不断研究、丰富与完善才能更好实现。从框架理论视角来看，通过中医学理论体系框架结构与内涵研究能够厘清其内容的自洽性和秩序性，集中展现中医学的原理、规律与法则，进而有效指导临床诊疗实践，对于全面、系统、深入地“继承、发展、利用”中医药，以及中医药学术的“传承精华、守正创新”，构建中医理论与实践自身价值评判依据，具有重大的意义和切实的理论贡献。当前，中医理论研究迎来了“天时、地利、人和”的大好时机，理论研究指导临床的作用和价值应当进一步凸显。其中，中医历代积累的大量文献、医家临证形成的丰富经验，尤需持续深入发掘、理论整合与提炼，并按照一定结构组织起来，形成系统的知识体系，进而丰富与完善中医学理论体系主要内涵。

中医学理论体系的整体建设和集成创新研究，有利于对中医学理论内涵、科学价值与思维模式的全面、深刻认知，有利于中医学术界树立“文化自觉”与“理论自信”，进而加快中医理论的健康传承和实际运用，推进中医学术自主创新和主体发展。中医学理论体系框架结构与内涵研究，需要从五个方面得以系统加强。第一，持续深化理论起源研究。认清中医理论与中国文化的内在联系，对不同历史时期的自然与社会环境、人类健康与疾病背景，以及中医养生、预防和治疗实践，有比较全面的了解和深刻认识，凸显中医原创思维。第二，深入提炼历代学术积淀。对中医学术源流、经典理论、各家学说进行深入研究，并结合临床实践进行系统总结和提炼升华。第三，综合当代实践创新发展。基于中医基本原理，结合当代养生、预防和治疗实践，运用中医理论思维加以提炼综合，为中医学理论体系注入新的时代内容。第四，梳理阐明中医理论内涵。要通过梳理理论内涵、界定理论范畴、规范概念表述、诠释理论命题等，对中医理论及其在实践运用中的规律进行提炼阐明。第五，丰富完善理论框架结构。立足发展视角，不断深化和提炼总结临床实践经验，促进中医学理论体系的整体框架、内在结构和主要内涵建设，是今后始终要坚持的中医理论研究首要课题。

（二）加强理论研究人才队伍的质量和规模

中医理论研究人才，是未来中医学理论体系建设与发展的战略性资源。长期以来，随着围绕中医药理论的现代科学研究不断发展，利用现代科学技术手段研究中医药已经成为主要研究模式；科学机制、实验技术、动物模型、有效成分等已经成为中医药“现代化”研究的主要对象和目标。与之相应的是，中医药科研队伍在人数上已经呈现出基础实验研究人员远多于传统理论研究人员的分布态势，且由于受到多种外在因素影响和诱导，这种数量上的差距仍在日趋扩大。

应当指出的是，中医理论自身的科学性，必须建立在中医学理论体系内在的理论原创性、逻辑自洽性、表述规范性和实践有效性之上。传统理论研究人员对于传承与发展中医药具有更为重要的推动作用——在准确认知、甄别、讲清楚、说明白中医药学术展脉络、历代中医理论精华，运用原创性话语体系认知与表达生命与疾病、阐释临床疗效、提炼升华当代临床经验等方面，其作用更为主要、更为主导、更为主动。

对于理论研究人员来讲，中医理论素养有广义和狭义之分。狭义的理论素养，是指中医理论文献研究的知识积累和运用能力，即通过学习汲取中医经典与历代各家学说，基于中医学基本原理来认识中医药的历史与现实，分析和解决中医临床实践问题。这也是绝大多数中医理论研究人员应当具备的基本素养。广义的理论素养，是指包括文史哲、天地生等中国传统自然、人文社会科学及相关现代科学在内的，在理论认知、理论思维和理论创新等方面的能力、素质和修养。只有具有广义的理论素养，中医理论研究人员才能实现看待问题的历史广度、现实深度和跨学科的灵活度，才能具备灵感和悟性思维，才有可能在既往研究基础上实现真正意义上的理论超越与创新。从这个意义上来说，中医理论研究不是还原而是重构，不是回顾而是前瞻，不是简单的归纳总结而是自发的创新发展。而上述一切，都需要“以人为本”，即依靠理论研究者的自觉性创造而得以实现。

为此，建议实施“传统中医理论研究人才工程”，面向全国遴选和培养优秀传统理论研究人才，不断增强其人文素养和思辨能力，提升临床实践水平，立足中医学理论体系研究与未来发展的视角，组建一支中医信念坚定、理论素养深厚、专业能力突出，能够讲清楚中医药学术发展历程、原创理论内涵和临床诊治思维的研究人才队伍，在“人”的身上实现中医理论与临床实践高水平融合，确保中医理论传承后继有人；按照中医理论研究人才的专业特点和科教研不同岗位要求，制定成长规范导向、分类评价措施和有效激励机制，创造良好条件和氛围，使优秀中医理论人才静心、专心、耐心从事中医理论研究工作；设立中医学理论体系研究长期资助基金而非短期竞争性科研项目，综合个人兴趣、理论建设与临床需求，资助理论研究人才开展理论传承与实践创新研究，积极鼓励多出原创性精品理论著作。

结 语

中医学理论体系的系统研究，需要围绕中医学理论体系内的重点范畴或关键理论问题，结合临床实践需求不断加以深化；继续在中医学根本属性、整体特点、学科分类、社会功能、发展规律、未来趋势等方面深入探讨，持续在总结古今临床实践经验提炼为创新性理论方面下功夫，从而不断丰富与完善中医学理论体系，更充分地彰显中医药学术的优势、特色及其在当代卫生保健事业中的重要作用。中医学理论体系的系统性研究成果，将在中医理论“传承精华、守正创新”中发挥重要作用；为研究制定中医药学术及事业发展战略、重大科学问题论证，提供全面的理论参考；为我国传统医学知识体系保护、保持中医学系统性和独立性、保持中医理论与临床研究世界领先地位，提供重要理论支撑，具有重大现实意义。

参考文献

[1] 完善中医学理论体系框架，推进中医理论继承与创新——访973项目首席科学家、中国中医科学院中医基础理论研究所所长潘桂娟研究员 [J]. 世界中医药，2014，9（11）：1397-1400.

[2] 陈曦，张宇鹏，于智敏，等. 关于中医学理论体系框架研究的若干思考 [J]. 中国中医基础医学杂志，2013，19（1）：3-5，14.

[3] 潘桂娟. 中医理论建设与研究若干问题的思考 [J]. 中国中医基础医学杂志，2012，18（1）：3-5.

[4] 潘桂娟. 中医学理论体系框架结构研究丛书 [M]. 北京：科学出版社，2022.

[5] 陈曦，张宇鹏. 中医学理论专论集成：中医基础理论 [M]. 北京：科学出版社，2022.

[6] 石岩，傅海燕. 中医学理论专论集成：临床诊治理论 [M]. 北京：科学出版社，2022.

[7] 沈涛，陈曦. 中医学理论专论集成：中药方剂理论 [M]. 北京：科学出版社，2022.

[8] 赵京生. 中医学理论专论集成：针灸理论 [M]. 北京：科学出版社，2022.

[9] 邢玉瑞，卢红蓉. 30种现代疾病中医诊治综论 [M]. 北京：科学出版社，2022.

[10] 潘桂娟. 中医历代名家学术研究集成 [M]. 北京：北京科学技术出版社，2017.

[11] 潘桂娟. 中医历代名家学术研究丛书 [M]. 北京：中国中医药出版社，2017.

[12] 王育林，翟双庆. 黄帝内经素问纂义 [M]. 北京：学苑出版社，2018.

[13] 翟双庆，王育林. 黄帝内经灵枢纂义 [M]. 北京：学苑出版社，2018.

[14] 翟双庆，陈子杰. 难经纂义 [M]. 北京：学苑出版社，2018.

[15] 邢玉瑞. 中医经典词典 [M]. 北京：人民卫生出版社，2016.

[16] 邢玉瑞. 中医基础理论研究丛书 [M]. 北京：中国中医药出版社，2017.

[17] 赵京生. 针灸学基本概念术语通典 [M]. 北京：人民卫生出版社，2014.

[18] 沈涛. 中医肿瘤治法与方剂 [M]. 北京：人民卫生出版社，2017.

[19] 石岩，杨宇峰. 中医内科学术流派及各家学说 [M]. 沈阳：辽宁科学技术出版社，2015.

[20] 翟双庆，陈子杰，王维广. 中医理论发展范式：经典传承式 [N]. 中国中医药报. 2018-03-26.

[21] 陈曦. 与古为新：中医"道统"概念的重申 [J]. 中国中医基础医学杂志，2021，27（9）：1345-1347，1358.

[22] 邢玉瑞. 中国传统思维与中医学术创新 [J]. 中国中医基础医学杂志，2017，23（2）：199-200.

[23] 邢玉瑞. 现代中医理论发展与创新方式 [J]. 中医杂志，2015，56（12）：991-994.

[24] 李永乐，翟双庆. 从体用关系分析《黄帝内经》中五脏理论的框架结构 [J]. 中医

杂志，2019，60（12）：1001-1003.

[25] 钱会南，钱泽南，陈广坤，等.《黄帝内经太素》之理论框架探析 [J]. 世界中医药，2014，9（11）：1408-1412.

[26] 李董男.《时病论》外感时病病因发病认识初探 [J]. 浙江中医药大学学报，2016，40（2）：119-121.

[27] 李宇铭. 张仲景的病因分类思想 [J]. 中国中医基础医学杂志，2015，21（9）：1061-1063.

[28] 王慧如，刘哲，王维广，等. 现代中医诊断理论辨证体系的变迁 [J]. 中国中医基础医学杂志，2018，24（9）：1185-1187，1203.

[29] 王维广，陈子杰，王慧如，等. 现代中医藏象理论结构特点分析 [J]. 中医杂志，2017，58（3）：185-188.

[30] 郑齐. 中医眼科诊疗理论框架的沿革与解析 [J]. 世界中医药，2014，9（11）：1429-1433.

[31] 赵京生. 针灸理论体系构建的早期过程与方法分析 [J]. 中国中医基础医学杂志，2014，20（6）：807-810.

[32] 赵京生. 经脉系统的重构 [J]. 中国针灸，2013，33（12）：1099-1102.

[33] 杜松. 中医诊法之“望神”的理论框架与内涵 [J]. 世界中医药，2014，9（11）：1419-1422.

[34] 闵志强，陈勇，杨敏，等. 应用框架理论研究中药理论框架浅析 [J]. 四川中医，2017，35（10）：36-38.

[35] 文跃强，刘兴隆，贾波，等. 应用框架理论研究方剂的理论框架浅析 [J]. 四川中医，2016，34（3）：29-32.

[36] 陈西平，于海艳，贾波，等. 刍议方剂配伍的概念及其框架 [J]. 环球中医药，2016，9（3）：257-259.

[37] 陈曦. 中医“气化”概念诠释 [J]. 世界中医药，2014，9（11）：1413-1418，1422.

[38] 叶明花，蒋力生. 中医“治未病”意义阐论 [J]. 中医杂志，2017，58（2）：171-173.

[39] 赵京生. 针灸理论体系概念范畴初探 [J]. 世界中医药，2014，9（11）：1405-1407.

[40] 陈勇，闵志强，杨敏，等. 论中药归经之相对性 [J]. 四川中医，2016，34（11）：37-39.

[41] 陈勇，杨敏，闵志强，等. 析中药升降浮沉渊源流变 [J]. 四川中医，2016，34（10）：17-20.

[42] 张仕衡，杨宇峰，石岩. 痹证之病因病机理论框架结构研究 [J]. 辽宁中医药大学学报，2020，22（11）：54-56.

[43] 沙菲，石岩. 消渴治疗的理论框架研究 [J]. 中医学报，2019，34（7）：1375-1379.

[44] 殷芳，杨宇峰，石岩. 糖尿病肾病中医病因病机理论框架结构研究 [J]. 辽宁中医药大学学报，2016，18（11）：53-55.
[45] 石岩，杨宇峰，谷松，等. 构建中医应用理论框架的思路与方法 [J]. 辽宁中医杂志，2015，42（9）：1655-1656.
[46] 谢雁鸣，廖星，黎元元，等. 现代重大疾病中医诊疗理论研究构想 [J]. 中医杂志，2014，55（15）：1261-1264.
[47] 赵京生. 八脉交会穴理论分析 [J]. 中国针灸，2016，36（3）：319-322.
[48] 赵京生. 脏腑背俞穴与十二经脉关系再识 [J]. 中国针灸，2015，35（8）：95-799.
[49] 罗健，邓湘琴. 中国传统文化对中医基础理论体系构建的影响探源 [J]. 湖南中医药大学学报，2021，41（5）：787-791.
[50] 朱叶，王小平.《道德经》的自然观与《黄帝内经》中医理论体系的构建 [J]. 中医杂志，2019，60（18）：1535-1538.
[51] 贾成祥，杨英豪. 阴阳五行学说的集成与中医理论体系的构建 [J]. 中国中医基础医学杂志，2010，16（1）：10-12.
[52] 葛晓舒，易法银. 中国古代哲学思想对中医学理论体系构建的作用与反思 [C]//. 中华中医药学会医古文分会成立 30 周年暨第二十次学术交流会论文集，2011：221-226.
[53] 郑涵，鲁明源. 中医学理论体系中的三分法 [J]. 中医杂志，2020，61（9）：757-761.
[54] 师建平. “医者，意也” 对中医理论体系及临床思维形成的影响 [J]. 中华中医药杂志，2020，35（2）：578-581.
[55] 孟庆岩，相光鑫，颜培正，等. 古天文学对中医学理论体系构建影响 [J]. 辽宁中医药大学学报，2017，19（5）：89-91.
[56] 王德辰. 干支历法对先秦两汉中医理论体系的影响研究 [D]. 北京：北京中医药大学，2019.
[57] 温世伟，贾春华. 基于象隐喻的五行学说及其在中医理论体系中的建构作用 [J]. 中医杂志，2019，60（3）：181-185.
[58] 张鑫. 将复杂性问题简单化——浅探中医理论体系中的系统科学方法 [J]. 中医杂志，2014，55（21）：1805-1809.
[59] 李大宁，桑滨生. 关于加强中医理论建设与研究的探讨 [J]. 中医杂志，2012，53（9）：721-723.
[60] 刘保延. 回归本源、基于临床、吸纳新知完善和重构针灸理论体系的思考 [J]. 中国针灸，2016，36（1）：1.
[61] 于琦，崔蒙. 中医基础理论体系知识表示 [J]. 中国数字医学，2010，5（5）：25-26，29.

专题 2

中医阴阳五行学说研究进展

阴阳学说，是研究阴阳的内涵及其运动变化规律，并用以解释宇宙万物万象的发生、发展和变化的一种古代哲学理论，是古人认识宇宙本原和阐释宇宙变化的一种世界观和方法论。[1]24

五行学说，是研究木、火、土、金、水五行的内涵、特性、归类及生克乘侮规律，并用以阐释宇宙万物的发生、发展、变化及相互关系的一种古代哲学思想，是中国古代系统的宇宙观和方法论。[1]35

一、研究进展

阴阳五行学说的理论研究，主要是指运用文献学、逻辑学、思维科学、发生学、诠释学等方法，对阴阳五行学说所开展的研究。本节主要对近十年（2010—2021）来阴阳五行学说的理论研究进展进行系统梳理与提炼，对中医阴阳五行理论研究进展及评述展开论述。

（一）中医阴阳学说的研究进展

阴阳学说源于中国古代哲学思想，中医学将其应用于生命规律的阐述，并有所发展。国内学者针对阴阳的概念和阴阳学说的哲学内涵、现代科学印证、现代生物学探讨、临床应用等不同方面进行了深入研究，取得了一定的成果。

1. 阴阳的概念研究

（1）阴阳概念的形成与演变研究

学术界一般认为阴阳观念的创生时期为伏羲、尧舜时代，但“阴阳”

一词出现则是在殷周时期。此后，经春秋到战国时代，阴阳观念逐渐发展而演变成一种哲学思想。

阴阳观念来源于原始思维和意识中普遍具有的二分或对立思维与观念，是中国阴阳观念的母体。如吾淳认为，原始人以采集与狩猎活动为主，首先发展起来的是二分思维及差异或类分思维。随着认识的不断加深，思维不断地由自发到自觉，由自在到自为，最终二分性以思维模式的形式固定下来，成为一个思维框架而被人们自觉并自然地使用。研究还对史前对立观念的普遍性，中国原始“阴阳”观念的萌芽、图形，早期概括化形式、昭穆，现实社会结构与制度所提供的证据、符号，后期概括化形式，“阴阳”概念的产生，“阴阳”转化思想的展开，“阴阳”对立作为普遍法则等几个方面与过程进行了详细的阐述。[3]

阴阳概念来源，“阴阳之义配日月”“阳本为雄，阴本为雌”“乾，阳物也；坤，阴物也”。刘长林[4]认为，《素问》第五篇《阴阳应象大论》，集中讲述阴阳概念和阴阳在天、地、人不同领域中的表现，作者以“阴阳应象”名篇点题，意在强调阴阳“有名而无形”（《灵枢·阴阳系日月》），是与“象”相应和的概念，而不是与“体”相应和的概念。同时也告诉我们，阴阳是对某类现象的综合与概括，而不是对某类现象的解析与抽取，简单地说，阴阳表述的是“象”，而不是“抽象”。进而指出阴阳概念的来源有三个方面，“阴阳之义配日月”“阳本为雄，阴本为雌”“乾，阳物也；坤，阴物也”。这三个方面，是阴阳概念的三个主要来源，同时也是阴阳概念的三个主要支柱。这三个方面的排列在一定程度上表现了阴阳概念形成的历史过程和逻辑次序。正如“道路”的“道”被提升为哲学范畴有一定的思维根源，阴阳概念有幸被推入哲学的殿堂，也有其深刻的原因。从字形和字义可以看出，阴阳最初不过表示阳光有无和强弱的状态，而重死重生的思维，将其与昼夜四时联通，视其为生命的本根。生命离不开阳光，生命只有在一阴一阳的节律中才能生存，同时生命也离不开两性，唯两性相合，生命才能代代相续。于是阴阳概念又与男女、雌雄、牡牝建立起联系。昼夜四时是天地间时间周期的最高表现，时间统摄空间，但也离不开空间。为了以阴阳概括和解释万物的生命，就必须将昼夜四时与天地联为一体，将天地纳入到阴阳范畴之中。当阴阳囊括了天地，并将这三个方面综合到一起之时，阴阳就完成了由普通概念向哲学范畴的跃升。

（2）阴阳概念的含义与特征研究

高等中医药院校规划教材对“阴阳”的定义基本一致，但具体表述方面已经纳入了较新的研究成果。2012 年由孙广仁主编的第九版规划教材《中医基础理论》对阴阳概念的定义强调其“一分为二”属性，认为：“阴阳，是中国古代哲学的一对范畴，是对自然界相互关联的某些事物或现象对立双方属性的概括。所谓‘阴阳者，一分为二也’（《类经·阴阳类》）。”[5]2016 年由郑洪新主编的第十版规划教材《中医基础理论》对阴阳概念的定义更加突出了事物、现象的对待与综合作用，如“阴阳，指事物或事物之间相互对立的两种基本属性，既可标示一事物内部相互对立的两个方面，又可标示相互对立的两种事物或现象。关于阴阳基本概念的经典表述，如《素问·阴阳应象大论》说：‘阴阳者，天地之道也，万物之纲纪，变化之父母，生杀之本始，神明之府也。’阴阳作为哲学名词，是一个抽象的概念。阴阳是自然界的法则和规律，世界万物运动变化的纲领和根本，贯穿事物新生消亡的始终，是事物发生、发展和变化的内在动力。”[6]

通过对中医文献中出现的“阴阳”进行考辨，以期进一步明确其含义，也是常见的研究路径之一，然而采用枚举法定义阴阳的含义，难免有挂一漏万之嫌。邢玉瑞[7]比较分析《内经》《难经》《伤寒杂病论》《神农本草经》中所见“阴阳”一词的含义，首次全面系统地梳理了“阴阳”一词在上述四大经典中的全部义项，并以注家释义作为语证。认为阴阳一词，作为中医学的核心概念与范畴，在中医四大经典中出现 306 次，大致可以划分一般语文、哲学与中医学含义三大类。具体诠释为日光的向背、对构成宇宙万物的本元之气的划分、自然界三阴三阳之气、宇宙万物和人体生命活动的普遍规律、宇宙间贯通物质与人事的两大对立面、对人体生命之气的划分、阴经与阳经之气、营卫或气血、行于五脏与阳经的卫气、人体组织结构上两个相互对立或对待的方面、脉象的阴阳划分、病色所见的左右部位、内外之邪、病证的阴阳划分、房事、古书篇名等。

2. 基于传统哲学、科学哲学的阴阳学说研究进展

哲学思维研究一直是中医阴阳学说研究的重要领域，其中，阴阳学说与传统哲学、现代科学哲学，尤其是与系统科学、逻辑学等现代科学领域的哲学内涵的关系研究，是近年来中医阴阳学说研究的热点，备受学者关注。

阴阳学说与“对立统一”规律的比较差异逐渐为学者所重视。阴阳一词，常指代事物及其不同方面的属性的关系及其规律，反映出对待而相成的中国传统哲学思想，与现代辩证法的对立统一规律有多不同。如沈丕安[8]认为，对立制约和斗争是现代的哲学概念，是矛盾论，而不是中医的阴阳论。中医传统的阴阳理论并没有对立制约和斗争的观点。太极之负阴抱阳，既不制约，也不对立斗争。因此，由“一分为二”的阴阳双方有“对立”者，也有不“对立”者，皆用“对立”表述阴阳双方的关系显然不够严谨。故阴阳概念可定义为：阴阳是中国古代哲学的一对范畴，是对自然界相互关联的某些事物、现象及其属性相对待双方的概括。

周桂钿[9]认为，对立统一论与西方的生存竞争、优胜劣汰的传统观念相对应，阴阳论与中国讲中庸、和为贵、和而不同的传统观念相一致。不同文化产生了不同的哲学思想，哲学思想的不同也会创造出不同的文化。换句话说，阴阳与矛盾概念形成的时代及实践基础不同，由此也决定了二者抽象程度的巨大差异。而关于阴阳与对立统一规律的区别与联系，周桂钿认为，阴阳论强调不断协调对应双方的关系，不使矛盾激化，追求的是对应双方的和谐关系，即阴阳平衡。对立统一论认为矛盾双方对立的关系，始终处于斗争状态中，斗争是不可避免的，对立双方通过斗争达到转化，转化才能促进事物的变化、发展。它追求的是不平衡、转化，有很强的变革性。相比之下，阴阳论比较趋向于保守、稳定。另外，阴阳论认为对应双方不会发生转化。如丈夫为阳，妻子为阴。对立统一论认为矛盾双方在一定条件下会产生转化，一旦转化，双方的地位、性质、作用也都有所改变。阴阳论认为阴与阳的结合会产生一种新东西，这种东西叫作“和”。“和”是最利于事物的条件。对立统一论认为对立双方不能调和，也不能融合，更不能合成什么新东西。

邢玉瑞等[10]通过对阴阳概念的古代表述、现代定义存在问题的系统梳理，考虑到阴阳概念具有实体、关系、属性的多义性，在对阴阳对待与矛盾对立概念辨析的基础上，提出阴阳是中国古代哲学的一对范畴，是对自然界相互关联的某些事物、现象及其属性相对待双方的概括。阴阳与矛盾存在着形成的时代及实践基础、象与实体对象、属性规定、和谐与斗争关系、具体概念与哲学范畴以及运动形式和结果等诸多方面的差异。在医学领域，阴阳很多情况下是指一种对偶、对举、区分的关系，而不是排斥、斗争。通过比较发现，阴阳概念虽然具有一定局限性，但不意味着可以抛弃这一理论，用矛盾的对立统一规律取而代之[11]。

阴阳学说在中医学理论形成中具有重要的作用。如廖育群[12]认为，在阴阳的概念中既包含有以阴阳二气的融合构成宇宙万物之本体的一面，亦有注重阴阳不同属性特征之“象”学的一面。前者在医学理论中表现为对于生命形成、禀赋厚薄、情志形体特征等的解说；后者则可具体地指导诊断与治疗——阴阳的辨识是辨证施治的核心。

金可等[13]基于系统科学的层面来梳理中医理论的认识论基础，明确了阴阳与系统的关系，找到构成中医理论系统的本质三要素：阴、阳、神。在此基础上，进一步探讨了阴阳二气的消长运动规律，由此定义了基于阴阳的稳定性概念，并得到相应的系统稳定性条件。

林龙等[14]认为中医阴阳学说的思想内核与机体的调节控制系统之间有诸多相通的契合点。中医阴阳学说是机体在生理病理中广泛存在的各种控制、调节以及系统整体状态回归运动中的作用机制的哲学概括，具有坚实的科学基础。

阴阳学说的逻辑学特点，也是本领域的研究焦点之一。如孙可兴等[15]认为阴阳理论是《内经》重要的理论基础与思维方法，其理论建构过程中应用了分类、归纳、推类、比较以及分析与综合等多种逻辑方法，呈现出逻辑思维与辩证思维融贯并存的方法论特征。并认为《内经》逻辑方法的理论缺陷有基于取象思维的经验直观性；基于探查因果联系的理论复杂性；推理结论的或然性；阴阳概念与矛盾范畴相比，尽管都反映事物的对立统一关系，但却存在着诸多差别；没有建立起一个严密的具备从概念到判断再到推理的理论医学的逻辑体系。从逻辑的视角出发对阴阳学说进行深入解读，不仅有助于深入理解其理论本质，为传统中医理论研究与发展提供重要的学理依据，而且还可以从文本意义上为中国逻辑史研究增添思维素材。

黄建华[16]提出中医学阴阳五行理论可分为相互关联的三类成分：类比、公理及直接指向经验现象的科学命题。对类比用法常出现的逻辑混淆做了一些澄清，指出阴阳五行理论中部分命题陈述了在中医学中占公理地位的基本原理，如“组成系统的事物常可分为两个方面，它们既相互对立拮抗，又相互转化，维持动态平衡”“组成系统的事物之间具有普遍联系，常表现为转化、促进、拮抗或抑制”。这类命题绝对不是逻辑命题，它们的成立必须依赖于经验事实，它们断言涵盖范围广泛的涉及关系的命题，与科学研究的常见对象——具体的物质不同，无具体形质可见，它们的可能性乃是在不同的背景条件中，借助有具体形质可见的事物的运动来显示。阴阳五行学说中包含的公理，能为中医所有的经验现象提供解释、应用的结构框架。中医临床治疗疾病时使用的阴阳，如证候学中使用的阴阳，专指经验现象的共相，是科学研究的真正命题。

3. 阴阳学说的现代科学研究进展

阴阳学说的现代科学诠释研究是近年来中医阴阳学说研究的一个重要领域。其中，阴阳学说的数学、物理学、天体物理学等现代科学内涵的关系研究是近年来中医阴阳学说研究的热点，备受学者关注。

（1）阴阳学说的数学内涵研究

通过数学方法对阴阳的内涵进行研究，大体有周期性规律研究和基于数字增减变化的分析研究两个方面。前者如蒋筱等[17]认为，人体系统的节律性或周期性变化统称为人体生物钟。根据周期长短的不同可以将人体生物钟分为日钟、周钟、月钟、年钟、多年钟等，而中医基础理论中的阴阳变化仍然遵循这一规律，中医人体阴阳特征函数也应该描述这一规律性变化。“阴平阳秘”概括了生命最佳状态的特征，是阴阳运动稳定有序的反映。倘若人体阴阳失调，生理过程必然失常，出现各种病理体征。用复数的虚部与实部对应中医理论中的阴阳，用三角函数的周期性来描述阴阳的周期性变化，可以使中医的阴阳理论的表达方式系统化、数量化。

后者如王正山等[18]认为，事物的属性可分为两类，数值大者为阳的属性可称为阳属性，数值大者为阴的属性可称为阴属性。阳虚指的是阳属性值的偏小状态，阳实指的是阳属性值的偏大状态；阴虚指的是阴属性值的偏小状态，阴实指的是阴属性值的偏大状态。王正山等[19]又对阴阳的数学特征进行了研究，设事物A具有n个相对独立的属性，因为每个属性有3种状态（阴、中、阳），则事物A的阴阳虚实状态有3种，其中有且只有一种状态是正常态。阴阳虚实的程度可以用绝对偏移量或相对偏移量来表示，具体又可以分为4种情况。同时他认为阴阳是一种特殊的二元关系，具有反自反性、反对称性和可传递性。中医学广泛利用阴阳作为说理工具，经常以中值、均值或者对立属性作为默认参考，以具体属性值偏离默认参考的程度来论其阴阳虚实。

（2）阴阳学说的物理学内涵研究

阴阳学说的理论内涵与现代物理学的某些理论有部分相似性，现代学者也从类比的思路出发，对阴阳的含义、运动现象和基本规律等进行了初步探讨。如倪祥惠[20]认为物质和功能是统一的、不可分的，物质及其功能就组成了客观世界并表现出所谓的"象"。确定事物阴阳属性的"象"是以物质为基础的，由此，应从物质层面看待事物阴阳属性。物质的根本属性是运动，运动的剧烈程度决定了其阴阳属性。也就是说物质表现出"象"的"阴""阳"属性是由运动的相对程度的不同决定的。阴阳诸属性中最根本的是相对的运动与静止，即依据运动的剧烈程度（或者表达的能量或者容易被转移的能量的高低）划分的，其运动剧烈（表达的能量或者容易被转移的能量高）的属阳，反之属阴；其他的属性均是这一根本属性的延伸和细化。

韩金祥[21]通过分析比较中医理论和量子理论的哲学思想渊源、研究对象、理论的核心内容等，提示中医理论和量子理论或者受中国古代哲学思想的影响产生发展或者与中国古代哲学思想相通；中医理论的研究对象"气"与量子理论的研究对象量子，在性质特征方面具有可通约性；中医理论和量子理论都以整体观为基础，且其整体观都包括天、地、人，特别是人的精神；阴阳学说与量子理论的互补原理在本质上具有可通约性。因此中医理论哲学观和量子理论科学哲学观具有可通约性。

刘艳丽等[22]通过对阴阳的起源与发展过程进行分析，提出阴阳的科学内涵，即阴阳是事物的对立统一属性，阴阳即量子物理学的互补原理。"互补原理"是玻尔的基本观点，阴阳学说是中国古代哲学思想最为重要的组成部分。"互补原理"认为事物内部存在着两个对立又互补的两个方面，应该用符合各个对立面运动规律的方法分别观察它们的运动，然后进行两个方面的互补描述，以得到对该事物全面、客观的认识，这种观点在中医理论的阴阳学说中有着类似的理解与阐述。用现代科学来阐释相当于物理学中的对称、量子物理学中的互补。

也有部分学者对阴阳起源的天体物理原理进行推测。如王位庆[23]认为，古人不用细致的数据亦认识到地球和万物的内在周行力量，又难见其明显之动，故用天地、日月、昼夜等指象来阐发。他将地球和万物的自转公转定为阴阳之源、阴阳之本、阴阳本身，不仅把阴阳的概念清晰地落到实处，而且符合诸子百家的阴阳定义和实际。

张冬青等[24]认为，太阳地球能量关系是阴阳学说的主体思想，提出太阳照射是阴阳含义的起源，恒星太阳为阳，行星地球为阴，为宇宙间的阴阳；阴阳学说与日地关系密切，地球绕太阳公转及地球自转，太阳照射与否产生了地球自身的阴阳；阴阳对立、互根互藏、交感自和、消长转化的现代科学含义可以用原始星云、角动量、热辐射等概念阐释，由此说明了地球表面及大气层能量的运动变化规律及其对地球生态的影响；阴阳区别产生生态学特征差异，人体阴阳学说是指生命能量代谢的规律。

（3）阴阳学说的现代生物学研究进展

用现代生物学的理念，如细胞结构、DNA 结构、生物活性物质等现代生物学方面来阐释阴阳学说的科学内涵也是近年来的重点之一。现代研究将其与阴阳学说中的相关内容进行整合对比，但这些成果大都有简单比附之嫌。具体还有待在准确理解阴阳学说内涵的前提下，再进一步深入尝试讨论。如田进文、籍涛、郭妍等[25-27]发表系列文章，以细胞的阴阳对立统一、互根互用及消长变化为主线，论述了细胞的阴阳交感合和、细胞基本结构演化中的阴阳规律、细胞的阴阳离合等，以此论证了细胞具有阴阳属性。

韦云等[28]从阴阳理论解读细胞自噬，认为生理状态下自噬可以通过及时降解并清除细胞内废旧的代谢产物（阴）来产生新的可供机体利用的能量物质（阳），阴阳相互为用、相互制约，呈现一个动态平衡和发展的过程，保证细胞的正常功能。细胞自噬以其特异的清除和代谢途径与中医阴阳理论的相互为用、相互制约有着相似的内涵，并试从中医阴阳理论探讨了细胞自噬与阿尔茨海默病（AD）之间的相互关系。

温泉等[29]用阴阳理论来分析和认识细胞的生命规律，细胞的生命活动符合中医阴阳学说的运行规律，存在阴阳的对立、互根、消长和转化等变化；可以将中医阴阳理论与理、法、方、药等原则用于细胞疾病的诊断与治疗。对细胞进行中医研究不仅可以扩充中医基础理论的基本内涵，也会指导细胞生物学的现代研究，还可拓展中医临床治疗的方法及提高临床疗效。

李白雪[30]认为，非编码 RNA（ncRNA）在自身生成过程、基因表达调控作用途径等诸多方面既相互区别对立，又相互联系依存，使得基因表达调控研究逐渐从单个基因的线式调控拓展为多基因的网络式调控，与中医“阴阳理论”及“整体观”有着同一性，体现了阴阳相互对立、相互矛盾的属性。

赵东峰等[31]从成骨细胞和破骨细胞来源的同一性，其间存在的生、克、制、化关系，用阴阳理论来解释骨稳态。

张旸[32]分析了胃肠激素的阴阳属性，认为阳性作用类激素有胃动素、胃泌素、P 物质，阴性作用类激素有血管活性肠肽、胰高血糖素、胆囊收缩素、生长抑素。并探讨了胃肠激素的阴阳属性与脾胃病分型关系。

陈蓉、余文静等[33]通过检测血液中重要的两对氧化还原对——谷胱甘肽氧化型 / 还原型（GSSG/GSH）和辅酶Ⅱ（coenzyme Ⅱ）氧化型 / 还原型（NADP+/NADPH）水平，探讨氧化还原态与中医阴阳平衡之间的关系，认为机体氧化还原态平衡可能是人体阴阳平衡的客观反映。

4. 阴阳学说的应用研究进展

阴阳与脏腑表里的关系、阴阳学说与睡眠关系、阴阳学说与中药药性及方剂配伍关系研究，取得了一定的成果。

通过脏腑的阴阳表里关系，探讨临床诊治疾病的规律，是阴阳学说临床运用的重要方面之一。莫芳芳等[34]认为，“肺与大肠相表里”理论最早源自《内经》，是基于经络理论的肺与大肠互为表里。表里内涵不仅包括位置的内外，还包括以表知里之意，在外可见者为表，从表可测知的在内者为里。因此，肺与大肠孰表孰里要根据具体情况而定，表里是相对的。从阴阳学说分析认为，肺与大肠表里的确定与不同情况下的阴阳属性相关，属阳者为表，属阴者为里。阴阳的对立统一关系也可用于解释肺与大肠的表里相合关系，即肺与大肠存在着阴阳、表里、藏泻、通守的对立统一关系。而一旦这种对立统一的关系被破坏，则可导致肺与大肠的表里失合，出现肺肠疾病，而“肺病治肠、肠病治肺、肺肠同治”的治疗过程也是恢复肺与大肠之间的对立统一关系，重塑人体阴平阳秘健康状态的过程。

阴阳之间的相互转化关系，能够为临床睡眠障碍的治疗，提供理论启发。如李璟怡等[35]认为，中医关于睡眠与觉醒机制的阴阳寤寐学说是在阴阳学说的基础上提出，得到了历代医家的不断补充完善和发展。睡眠（寐）与觉醒（寤）是人体内阴阳矛盾运动产生的一种主动过程，与自然界阴阳变化的过程相一致。寤寐交替、梦境均受到阴阳变化的调节。阴阳失调是寤寐失常主要病理基础，阳盛阴虚易失眠，则寤多寐少；阴盛阳虚易困倦，则寐多寤少。阴阳相合，寤寐调适；阴阳失调，寤寐失常。阴阳寤寐学说源远流长，体现着中医整体观念、辨证论治的思想精髓，植根于阴阳学说，是阴阳学说的拓展和细化。它对于指导临床睡眠障碍的辨证施治具有深远意义。

唐娜娜等[36]基于中医阴阳寤寐学说，通过信息采集、建立档案 - 体质辨识、状态评估 - 中医干预、特色治疗 - 效果评价、优化方案的模式，探索适合我国国情的失眠症中医健康管理模式，以期实现自然环境、社会环境、个体精神等和谐融合的健康状态。

张娅等[37]采用临床流行病学调查方法对 704 例原发性失眠患者的社会人口学特征、社会及躯体疾病等因素进行调查，运用神经心理学量表进行评估，同时观察各项睡眠参数。研究认为原发性失眠患者阳证居多，以肝郁化火证和阴虚火旺证多见。阳证患者年龄较大，男性、独身比例较高，体育锻炼强度较小，胆固醇摄入量低，缺乏社会支持与联系以及兴趣爱好，总体睡眠质量差，主要表现为睡眠时间短、觉醒次数多以及睡眠效率低下。

阴阳学说指导中药药性阐释及方剂配伍关系的研究，也是阴阳学说运用的重要方面之一。裴强伟等[38]认为方剂的阴阳配伍规律体现出中医辨证思维，论述了阴阳配伍的概念、内涵及意义，阴阳配伍能够很好地解释方剂的配伍机制并指导临床的遣方用药思路。

吴凤烨等[39]研究认为，中药挥发油作为中药的一大类活性物质，其应用应以药性理论为指导原则。基于“辛能开腠理”和“辛通四气”等药性理论认识，提出应用“气味同阳”中药挥发油作为治疗寒证外用制剂透皮吸收促进剂，可以发挥中药挥发油“药辅合一”的作用。

金丽等[40]认为在中医方剂中，基于中药性味、归经、七情和合等原则，采用具有或相互促进，或相反相成等作用的一组“三足鼎立”的药物，或为主药或为次药地融入方剂，或单独成方的一种方药模式，谓之角药。角药在“阴阳和”生理与“阴阳错”病理的状态医学中，较之“药对”更具圆机活法，昭示了阴阳学说除对立统一之外的深层次的生命含蕴。

毛丹丹等[41]对阴阳燥湿论进行了全面的总结与进一步研究。其中方剂作为从中医辨证到施治的重要环节，除寒热、补泻、升降之外，亦存在阴阳燥润（湿）配伍特点。为了更好地平衡人体的阴阳燥湿，发挥方剂增效减毒作用，根据组方药物不同的燥润特性采取燥润相兼、燥以济润、润以济燥 3 种不同配伍方式，来治疗临床诸症，是方剂中阴阳燥湿观的体现。

（二）中医五行学说的研究进展

五行学说源于中国古代哲学思想，中医学将其应用于生命规律的阐述，并有所发展。近十年来，国内学者对五行学说进行了广泛而深入的研究，从文化背景、文字学、哲学、逻辑学、数学、物理学、生物学、数字科学、传统中医药学等各个方面进行了深入研究。

1. 五行的发生学研究

学者从古代宗教信仰、图腾样式、卦爻符号、时空关系等方面，讨论了五行学说的起源，并未有太多创见。

刘长林[42]提出“三源三段说”，其认为五行学说由三个方面的理论发展而成——四时说、五方说、五材说，其发展经历了三个阶段——西周和西周以前为准备阶段，春秋至战国为建成阶段，秦汉及其以后为进一步发展和广泛应用阶段。三个阶段相互交错。

胡伟希[43]通过字形考察，基于“五”字的本义，认为原初“五”之“×”的基本型在原始社会应用普遍，以此为字形甚至意义的要素，组成了占卜之“爻”，蕴含阴阳大义以及原始的八卦图形。最早成型的数字

“五”是对原始“五”的借用，原始“五”字的象征性意义不断潜在影响它被借用成的那个数字的含义，以至于最后原始“五”字与后被借用为数字的“五”，在意义混同不分的状况下，广泛渗透于文化、宗教象征物，甚至于哲学概念之中。

胡化凯[44]认为，古人偏爱“五”数，为五行学说得以流行的重要基础。春秋末期及战国时期的文献中，有大量以“五”字组成的专有词语，每个词语都表示由五个基元代表的一类事物，涵盖了自然现象及社会活动各方面内容。这种文化现象具有鲜明的时代特征，表明先民们对数字“五”的偏爱或崇尚，称为“尚五”观念，其中也包含了对“五行”的一定认识。这是五行说得以产生的重要文化基础。

贺娟[45]提出“阶段互补”的说法，即五行的概念源自对构成世界的五种基本物质的概括，形成于夏商之际；而五行的相生相胜源自古人对中原地区五时气象特征的抽象，形成于春秋末期。五材、五时观互相补充共同形成秦汉之后的五行学说。

陈吉全[46]考察了五行学说的源流，也认为其两个主要源头是五方说和五材说，在五方说基础上古人初步形成了时空配位图式，在五材说基础上形成了注重物质功能和特性的原始五行说。

吾淳[47]认为，五行概念的产生实际是以五方观念作为基础。五行观念既有原始思维所延续的图式或法则意义，包含了这一时期对天体运行规律所取得的重大认识（五星），又掺杂了新的时期人们对于事物功用价值及其属性的理解（五材）。其中五方是过渡与引子；五星即“五行”提供了语词外壳；五材则提供了内涵，并以此为基础逐渐生发出属性与本原的意义。终于，大约在西周末年至春秋中叶，五行概念产生了。五行说的核心内容乃在于宇宙图式问题，即宇宙的结构、框架、模型，也就是如何把世界安排进一个图式之中，而这在很大程度上乃是原始思维的遗存。

彭鑫等[48]研究发现《内经》五行理论分为两种五行体系，即方位五行理论和生克五行理论。对方位五行理论的渊源及演化过程，以上古殷商以前的五方时空观为萌芽，经河图五行生成数成形，经《管子》《吕氏春秋》的发展完善，之后经《淮南子》提出医学五行五脏配属，最终被引入到《内经》中。

贾春华等[49]从认知科学的角度对五行学说的发生学进行了研究，并基于五行学说、具身认知研究领域现状提出研究五行学说的策略与方案。

2. 五行与脏腑配属关系研究

五行与五脏的配属关系经历了复杂的演变过程，近年来研究者对此问题进行了一定研究，但亦新见不多。

如从古今文差异角度来看，五行学说的体系构成内容有所不同。周琦[50]认为，《内经》与经书一样经历过秦书同文与汉代文字隶变的过程，其五行理论受到当时今文五行配属的影响，因而具有非今文五行配属的痕迹。从今古文两种不同的治学态度出发，审视杨上善《太素》注与王冰《素问》注语之不同，可见两种不同的学术风格同样也渗透进后世医家对于《内经》的注疏、发微之中，从而在潜移默化中，影响着中医学术，渐至形成有类于今文经学与古文经学的两种不同治学态度。

又有学者从取象比类的视角对五行与物体的配属加以研究。如王正山等[51]对骨的五行配属研究认为，中医所谓“肾主骨”，主要是从气化层面，讲的是“用”。而从“体”的角度来看，骨色白、坚凝、质重；五行之中，金最坚固，密度最高，其色白。二者非常相像。正因为这个原因，古代文献中还存在着“骨象金”之说。“骨象金”说有助于更好地理解接骨方中广泛使用金石药的原因。

3. 五行学说的哲学理论研究进展

研究者从五行的两种模式、五行关系等诸多方面进行了研究，取得了一定研究研究成果。

（1）五行模式研究

多种五行模式的系统整合，根据条件而使用，是合理运用五行学说指导实践的重要前提。

贺娟[52]认为“五行”的概念源自对构成世界的五种基本物质的认识。五行说的基本内容包括三个方面：一是以木、火、土、金、水为核心的五大分类体系；二是五行的相生相克，源自对五时的气象特征的抽象；三是五行以“土”为贵的思想，源自五材五行观。完整的五行思想，是五材、五时两种观点的融合，单用其中的任何一种观点，都无法对五行学说做出完美解释。

高博等[53]对五行系统的三维模式进行了细致的分析和探讨，认为两种五行模式在三维空间中可以取得统一。所谓的“生克模式”和“中土模式”，都可以看作这个三维模式在二维平面中的映像，因为观察的角度不同，而出现了不同的形态。

彭鑫等[54、55]对方位五行理论在中医学中的发展与应用展开了系统研究，认为《伤寒杂病论》、道家丹道学说对方位五行理论皆有应用和发挥，后世医家在五行方位理论的基础上，结合中医学原理，创立了水火理论、脏腑气机升降理论和脾胃学说。金元时代的医家李东垣立足于“脾居中央，调控四旁”之说，详细阐述了脾胃升降理论，认为脾升胃降带动相应的肝肺心肾脏腑气机运行，由此创立了脾胃学说。李东垣之后清代医家黄元御所著《四圣心源》更加有力地阐述了土居中央，斡旋气机，调控其他四行的机制，脾胃学说和脏腑气机升降理论所根植的是方位五行理论。

邢玉瑞等[56]研究认为，五行学说作为中医理论建构的重要模式，促进了中医理论的形成。然而，五行模式存在着难以克服的逻辑缺陷，主要表现为五行归类的比附性、四时与五行配属的难以调和性、五行平权与五脏主次有别的差异性、五行作用的单向性与五脏关系的复杂性矛盾等，不仅难以满足中医临床诊治中的整体性、复杂性和辨证性思维的需要，而且在一定程度上也阻碍了中医学术的发展。因此，对于五行模式的应用、研究，要有清醒、正确的态度，要充分认识其局限性，根据实践活动的实际情况，不断加以修订、完善，也可尝试借用现代数学、数理逻辑等方法加以阐释或改造，以促进中医学术的发展。

（2）五行生克关系研究

木、火、土、金、水之间具有“对等”的递相资生又间相克制的关系。

靳九成等[57]提出五行常生、常克模式未阐明五行与阴阳的关系、五行的本质及其何以“行”。通过对五脏关系分析认为，五行常生、常克模式只能概括与阴阳消长演化方向相一致的5个相邻相生关系，不能全面解释五脏正常生理功能间的10对互生关系，不能解释病理情况下出现的常生两脏间互生、互克现象，也不能解释病理情况下出现的常克两脏间反克关系。依七曜阴阳，天人合一，首次建立起五行（脏）生克的新模式：两行（脏）间存在互生、互克关系，其中与阴阳周期性消长演化方向一致的邻位相生，称为常生，与阴阳周期性消长演化方向一致的隔位相克，称为常克；五行（脏）间存在 10 对互生、10 对互克关系。

刘润兰[58]对“亢害承制”调控机制的源流及其发展演变研究认为，“亢害承制”来自《内经》运气学说，是建立在天人相应整体观基础之上的自然调控机制，原指五运六气变化过程中出现太过、不及时所表现出来的一种内在调控，后世医家将这种自然现象与人体生理病理相联系，用以解释人体的生命活动规律。历代医家对亢害承制调控机制的研究始于王冰，发展于刘完素，完善于王履，成熟于张景岳。理论发展过程经历了自然承制说、胜己之化说、协调统一说、以子救母说、气化自然说、资其化源说到生克制化说。亢害承制思想以阴阳五行学说为核心，广泛涵盖中医生理、病理领域，主张由相互制约、相互为用的途径达到机体有序稳定的健康状态。

王正山等[59]对五行生克内涵的分析认为，相生相克的含义各有两个层面，相生一是时间、空间和属性上的相续，二是促进作用。相克一是时间、空间和属性上的相离和对待，二是抑制作用。其中第一层含义是本质的、绝对的，第二层含义则是派生的、相对的。鲁明源[60]对五行生克构式的相关研究进行了系统梳理，提出其演变经历了从单相生克说 - 五行的一元平面构式，到辩证的双相生克说——五行的二元平面构式、三维守恒说——五行的三元平面构式，再到动态开放的多维立体说——五行的多元立体构式的过程，从而构建了以土为中心的立体五行生克模式，这不仅可以深化对五行关系的理解，更重要的是可以使五行学说更好地解释复杂多变的临床现象，在很大程度上克服了所谓五行学说的局限性问题。

4. 五行学说的现代科学研究进展

基于物理、数学模型研究，其目的在于找到五行学说的数理依据和演化规律。如梁栋[61]从超弦理论看中医阴阳五行的科学意义，提出物质是波动的结果，波动有五种特定的频度不断地重复即是五行。波动有两种基本的趋势：聚合与发散，这就是阴阳。

许巴莱等[62]提出用现代术语重新定义五行为五种“同时代表运算子与运算元”的函数运算关系，再用“三元逻辑运算式”来表达五行既是运算元又是运算子的自组织机制。如此建立脏腑经络相关学说的可运算模式具有可行性，其结果可应用于实验设计与临床分析。

张启明[63]依据中医五行的生克关系建立数学模型，基于新陈代谢的统计数据，数值仿真五脏供能物质和能流的季节性变化，并与中国气候的变化规律做了比较，认为中医认识的人体结构是以供能物质和能流为实体媒介的五脏生克关系结构。这种结构使得供能物质和能流的变化与中国气候的季节性变化有同样的动力学特征，对供能物质和能流的定量检测可能是揭示生命、健康和疾病机制的新方法。

何远奎等[64]在中医人体阴阳特征函数的基础上结合中医五行学说，从数学定量的角度来研究五行学说，建立了中医五行学说的数学模型，并提出了用数学模型中的各种不同的数量关系来描述中医诊断人体“已病”“未病”的状态。

基于系统科学理念的五行学说研究，重点在于讨论五行的本质和五行之间的关系。如陈吉全[65]对五行学说属性与本质探析认为五行不是一个构成论概念，其本质是五种事物的“象”，是对五种事物性质、功能、时空状态、彼此之间关系的综合反映。

房庆祥等[66]研究中医五行学说思维模型，根据五行系统的特点，结合线性系统控制理论，通过把五行矩阵对角化，得到五行系统可镇定的充要条件和状态观测器存在的充要条件，并给出具体的求解算法。

5. 五行学说的临床研究进展

学者主要从五行学说（反映为五脏相关理论）与临床证候、脏腑辨证、情志疾病等诸多方面进行了研究。

李国斌[67]对258例运动神经元病住院患者的中医临床证候进行研究，采用流行病学，非线性主成分分析、结构方程模型等多元统计方法探讨中医五脏之间的相互关系，结果提示：两脏之间以心和肾、脾和肺的联系最为紧密；三脏之间以肺肾心、脾肺肾、肾心肺、脾肾心、心肺肾、肝脾肺、肾心脾、肝脾肾、心脾肺的相关性最为密切。涉及四脏、五脏间的相关性极小的原因可能与本病自身特点有关。另外，从方程的通径系数符号中可以看出，水生木、木生火、火生土、土生金四种五行关系得到了验证。提示了五行学说的局限性，同时也体现了五脏学说的联系性和整体观。

刘佳[68]从肠道味觉受体角度对“脾在味为甘”理论内涵的进行临床

及实验研究，结果发现健脾法可以明显缓解功能性腹泻患者临床症状，改善患者大便性状、减少排便次数等主要临床症状。健脾法可影响肠道甜味觉受体及关键信号分子表达并干预 TlRs-Gαgust/PKCβ2 味觉通路的转导。脾虚证的发生机制与肠道甜味觉受体及关键信号分子表达异常有关。健脾法通过影响肠道甜味受体及其信号分子表达，干预味觉通路转导，恢复脾主运化功能，与中医“脾在味为甘”的理论一致。

李丽娟等[69]通过对中医五脏相关理论内涵的分析及对常用中医理论数字化数据挖掘技术的对比，认为中医五脏相关理论的数据挖掘技术可选择处理不确定性信息的常用数学方法，即粗糙集和关联规则。数据挖掘方法中的粗糙集和关联规则不需先验知识，可以直接从数据中挖掘规则，有效处理不完整数据，符合五脏相关理论的特点和要求。以此建立五脏相关的数学模型，模拟中医专家的诊断过程，具有一定的可行性。

刘毅等[70]运用五行制化理论探讨原发性肝癌肺转移的治法，认为佐金平木、抑木扶土等指导中医动态疗法与现代医学相结合扶正祛邪，标本兼治，以期调整原发性肝癌肺转移赖以生存的微环境，改善患者的症状、提高生活质量、延长生存期，为其临床治疗提供思路与方法。

饶媛等[71]探讨重症肌无力病变过程中五脏的病变规律及西医 Osserman 分型与五脏病变的相关性。通过制定重症肌无力疾病五脏相关临床信息采集表，收集四诊信息，确定重症肌无力临床症状五脏辨证归属，建立重症肌无力医案数据库，运用 SQL Server 数据挖掘软件，采用贝叶斯算法进行数据分析。发现重症肌无力Ⅰ型以脾受累为主，可累及肝；Ⅱ-A 型以脾受累为主，可累及肾；Ⅱ-B 型以脾肾受累为主，可累及肺；Ⅲ型以脾肺肾受累为主，可累及心；Ⅳ型以脾肺肾受累为主，可累及心。该研究认为，重症肌无力以脾病为主，脾病可以传及四脏；同样，四脏有病亦可传及脾脏，从而形成多脏同病的局面，其五脏相关病机模式有脾肝同病、脾肾同病、脾肾肝同病、脾肾肺同病、脾肾肺心同病、脾肾肺心肝同病；临床上病情越重，涉及病变的脏腑越多。

邢玉瑞[72]对五行模式对中医情志理论建构的影响进行了研究，认为五行模式是中医情志理论中最重要的模式，贯穿于中医情志理论的建构及研究之中。该模式一方面促进了理论的系统化，另一方面又会使所建构的理论僵化，脱离临床实际，从而限制理论的发展。同时模式推演的结论还有待实践的检验，且情志本身的复杂性决定其不可能形成一种情志对应于单一一脏的模式。因此，在中医情志理论的构建及研究中，对五行模式的应用必须有清醒的认识。

黄小梅等[73]对肝探析五行生克理论与抑郁症病机及治疗的相关性进行了研究，认为抑郁症与中医情志病相类似，主要表现为心情低落、睡眠障碍等，它的发生与肝之本脏功能失调及他脏气血阴阳失衡有关。治疗时要以肝为中心，结合五行生克理论，在调肝基础上养心、健脾、宣肺、补肾，疗效显著。从五行生克制化理论进行探讨有助于拓展中医药治疗抑郁症的思路。

二、现状评述

（一）进一步深化中医阴阳五行理论的内涵研究

本类研究主要采用文献考证方法，大都依靠学者思维推理，但多数研究创新性不高，部分概念含义还存在分歧。因阴阳五行是中医学理论中的最基本的哲学方法论和说理工具，对阴阳五行的基本含义误读误解，往往会造成中医基础理论体系的底层逻辑缺失，进而在很大程度上阻碍中医基础理论其他领域研究的进展。因中医基本概念具有多样性、传承性、演化性、多层性及思辨性，其中某些概念含义见仁见智，未来需要在充分理解传统文献的基础上，适当结合系统科学、科学哲学等多学科研究进展，开展理论内涵的深化研究。同时，应加强中医阴阳五行学说在具体应用情境下的诠释研究，提升临床医生运用阴阳五行理论解决具体临床问题的实践能力。

（二）进一步优化中医阴阳五行理论的现代研究思路

回顾近十年来的研究，大多数研究者将中医学中医阴阳五行理论与现代医学、现代生物学、现代物理学和数学等相关学科及相应的技术理论相类比，以此来阐释所谓中医阴阳五行理论的内涵。如从天体物理、现代物理、数学等现代科学角度对度中医阴阳五行理论进行解读，则只是将现代科学某些概念与中医阴阳五行理论的概念进行较为浅显的理论对比；又从细胞生物学、分子生物学等角度解读中医阴阳五行理论，则只是将细胞的某种特征和基因的表达的某些特定蛋白的功能与中医阴阳五行理论的某些内涵进行关联，以上研究思路及结论，对阐释中医阴阳五行理论科学内涵的价值，尚有待商榷。对阴阳五行的现代科学诠释，涉及中医学本身与其他学科之间的关联、解释与创新，犹如“我注六经”与“六经注我”、“易科学”与“科学易”等，学术界更加期待的是阴阳五行思想指导下的中医学术创新。

应用现代科技手段，对阴阳五行的研究有很多流于形式。中医学与现代科学认识和解读生命的角度不同，其根源在于东西方科学范式及表达方式的差异。因此，需要避免现代唯科学论思潮、还原式思维用于诠释和解读中医阴阳五行理论。采用现代科学研究的方法，讨论中医阴阳五行学说的研究思路需要进一步加以改进，使之更加贴合中医学的理论特点和基本原理。

积极从现代科学的角度对中医阴阳五行理论进行研究，诠释其科学内涵，对中医学与其他学科交流非常重要。因此，在对中医阴阳五行理论进行现代科学研究之前，应当对中医学与现代科学进行深入细致对比，找出二者之间在认识论和方法论的具体差异，在合乎中医思维的前提下，将其相关研究内容转换为现代普世化自然科学体系研究可以理解和操作的方法、数据、指标等，合理应用现代科学技术成果对阴阳五行理论进行研究。

（三）进一步强化中医阴阳五行理论临床研究的实用性

阴阳五行学说的应用研究，主要集中在阴阳与脏腑表里的关系、阴阳学说与睡眠的关系、阴阳学说与中药药性及方剂配伍的关系、五行学说与脏腑辨证等诸多方面。其中，基于阴阳五行学说开展慢性阻塞性肺疾病、心力衰竭、重症肌无力、运动神经元病、原发性肝癌肺转移等临床研究，虽然取得一定研究成果，但其中理论论述和验证较多，而实际疗效的阐述及实用性研究较少，有的研究还停留在阴阳五行模型的建立和假说的提出上，这与临床实际应用和提高疗效距离较远，各种假说的临床价值仍值得进一步探讨。

中医阴阳五行理论的研究，要更加密切地与临床实践相结合，从临床中发现问题，基于该学说解决问题。尽可能避免对于单纯的理论模型的探讨和基于个别案例或主观想象的假说类研究，这一类为创新而“创新”的研究，临床实用价值不大。此外，要尽量把哲学思维与临床应用相结合，不断总结阶段性经验，将理论具体化为临床可用的原则、方法、技术、思路等，产出新的理论成果。临床问题的解决和中医理论的完善优化能够相辅相成，交互递进，中医理论方能用来指导临床实践。因此，我们需要将中医阴阳五行的研究重点回归到临床实践中来，强化研究其解决临床实际问题的作用。

结语

纵观近十年来研究者们对中医阴阳五行学说的研究，从文化背景、文字学、哲学、逻辑学、数学、物理学、生物学、数字科学、临床医学各个层面，对中医阴阳五行理论的基本概念、哲学思维、现代科学印证、现代生物学探讨、临床应用五个方面进行了深入研究，取得了一定的成果，明确了对阴阳五行学说的概念内涵，梳理了阴阳五行学说的现代科研思路，在此基础上提出了新假说和新理论。未来我们应积极抓住发展机遇，发挥中医特色优势，面对理论和临床中出现的新问题、新疾病，利用好现代科技及生物学、医学等领域的最新研究成果，勇于探索新的技术和方法，总结经验并将之升华为切实可用的新的理论成果，使中医阴阳五行学说更好地指导临床、服务临床。此外，中医阴阳五行理论作为中医的核心理论，与中国传统文化一脉相承，可以借此机会开展相关学科的研究和工作，助力中华优秀传统文化及中医药文化的传承和弘扬。

参考文献

[1] 郑洪新. 中医基础理论 [M]. 北京：中国中医药出版社，2016.
[2] 印会河，童瑶. 中医基础理论 [M]. 2 版. 北京：人民卫生出版社，2011：70.

[3] 吾淳. 中国哲学的起源——前诸子时期观念、概念、思想发生发展与成型的历史 [M]. 上海：上海人民出版社，2010：159-176.

[4] 刘长林. 中国象科学观——易、道与兵、医（上册）[M]. 北京：社会科学文献出版社. 2008：360-367.

[5] 孙广仁，郑洪新. 中医基础理论 [M]. 北京：中国中医药出版社，2012：29.

[6] 郑洪新. 中医基础理论 [M]. 北京：中国中医药出版社，2016：24.

[7] 邢玉瑞. 中医经典词语“阴阳”诠释 [J]. 陕西中医学院学报，2011，34（3）：3-5.

[8] 沈丕安. 中医阴阳学说的再认识（三）[N]. 上海中医药报，2012-12-07（9）.

[9] 周桂钿. 十五堂中国哲学课 [M]. 北京：北京师范大学出版社，2013：76-77.

[10] 邢玉瑞，王小平. 中医学阴阳概念定义研究 [J]. 陕西中医药大学学报，2016，39（2）：6-8.

[11] 邢玉瑞，王小平. 阴阳等于唯物辩证法之矛盾吗 [J]. 陕西中医药大学学报，2016，39（3）：5-9.

[12] 廖育群. 重构秦汉医学图像 [M]. 上海：上海交通大学出版社，2012：276.

[13] 金可. 浅谈阴阳系统论（上）——中医理论之认识论 [J]. 求医问药，2012（1）：158-159.

[14] 林龙，蔡小华. 现代医学视角下的中医阴阳学说 [J]. 亚太传统医药，2012，8（10）：209-210.

[15] 孙可兴，张晓芒. 略论《黄帝内经》阴阳理论的逻辑思维方法 [J]. 河南师范大学学报（哲学社会科学版），2014，41（5）：44-49.

[16] 黄建华. 中医阴阳五行理论中诸命题的性质 [J]. 南京中医药大学学报（社会科学版），2015，16（1）：5-10.

[17] 蒋筱，何远奎，罗淑娟，等. 中医人体阴阳特征函数模型 [J]. 时珍国医国药，2011，（12）：3015-3016.

[18] 王正山，张其成. 论中医阴阳虚实的含义及其量度 [J]. 云南中医学院学报，2014，37（3）：15-18.

[19] 王正山，张其成. 论阴阳的本质及数学特性 [J]. 中国中医基础医学杂志，2015，21（2）：123-125.

[20] 倪祥惠. 阴阳学说的物理学基础 [J]. 辽宁中医药大学学报，2010，12（10）：65-66.

[21] 韩金祥. 论中医理论与量子理论科学哲学观的可通约性 [J]. 南京中医药大学学报（社会科学版），2011，12（3）：160-164.

[22] 刘艳丽，韩金祥. 阴阳五行的科学内涵 [J]. 中华中医药学刊，2014，32（3）：68-71.

[23] 王位庆. 论阴阳五行的科学基础 [J]. 中华中医药学刊，2012，30（3）：638-641.

[24] 张冬青，周瑛. 论太阳地球能量关系是阴阳学说的主体思想 [J]. 中国中医药现代远程教育，2011，9（1）：171-173.
[25] 田进文，郭妍. 论细胞的阴阳交感合和 [J]. 山东中医药大学学报，2012，36（2）：91-94.
[26] 田进文，籍涛，郭妍. 论细胞基本结构演化中的阴阳规律 [J]. 山东中医药大学学报，2012，36（4）：275-278.
[27] 郭妍，籍涛，田进文. 论细胞的阴阳离合 [J]. 山东中医药大学学报，2012，36（5）：377-379.
[28] 韦云，刘剑刚，李浩，等. 从中医阴阳理论探讨神经细胞自噬现象对阿尔茨海默病的影响 [J]. 中医杂志，2013，54（13）：1085-1087.
[29] 温泉，黎晖，田瑞敏，等，细胞之阴阳理论 [J]. 中医杂志，2014，55（13）：1081-1087.
[30] 李白雪. 非编码 RNA 调控与中医阴阳理论 [J]. 重庆医学，2014，43（5）：613-614.
[31] 赵东峰，邢秋娟，王晶，等. 骨稳态中成骨细胞与破骨细胞的阴阳属性 [J]. 上海中医药杂志，2015，49（4）：5-10.
[32] 张旸. 胃肠激素的阴阳属性与脾胃病分型关系 [J]. 内蒙古中医药，2014（9）：136-137.
[33] 陈蓉，余文静. 中医阴阳平衡与氧化还原态平衡的关系及评价 [J]. 云南中医中药杂志，2012，33（1）：6-9.
[34] 莫芳芳，李鸿涛，王柳青，等. 从阴阳相关论“肺与大肠相表里”[J]. 中华中医药杂志，2011，26（5）：1022-1025.
[35] 李璟怡，黄俊山，张娅，等. 中医阴阳寤寐学说探析 [J]. 中医杂志，2014，55（1）：86-88.
[36] 唐娜娜，王秀峰，余建玮，等. 基于阴阳寤寐学说的失眠症中医健康管理模式探索 [J]. 中华中医药杂志，2017，32（9）：4076-4079.
[37] 张娅，黄俊山，吴松鹰，等. 基于中医阴阳寤寐学说的原发性失眠阴证 / 阳证临床辨识系统初探 [J]. 中医杂志，2016，57（20）：1754-1758.
[38] 裴强伟，宋小莉，夏蕾，等. 试论中医方剂阴阳配伍 [J]. 中医杂志，2012，53（17）：1523-1524.
[39] 吴凤烨，冯晗，文勇坤，等. 基于阴阳药性的中药挥发油作用特点分析及应用展望 [J]. 南京中医药大学学报，2019，35（1）：111-115.
[40] 金丽. 中医方剂角药与阴阳学说 [J]. 中医杂志，2013，54（8）：715-717.
[41] 毛丹丹，周奕，刘时觉. 试论方剂中的阴阳燥湿观 [J]. 中华中医药杂志，2012，27（6）：1499-1500.
[42] 刘长林. 中国象科学观——易、道与兵、医（下册）[M]. 北京：社会科学文献出版社. 2008：626-630.

[43] 胡伟希，余佳. “五”即“五行”——论原始“五”字包含的宗教文化与哲学意蕴 [J]. 文史哲，2011（1）：38-46.

[44] 胡化凯. 中国古代科学思想二十讲 [M]. 合肥：中国科学技术大学出版社，2013：54-59.

[45] 贺娟. 论五行学说的起源和形成 [J] 北京中医药大学学报，2011，34（7）：437-440，447.

[46] 陈吉全.《黄帝内经》五行学说源流及应用的研究 [D]. 广州：广州中医药大学，2011.

[47] 吾淳. 中国哲学起源的知识线索——从远古到老子：自然观念及哲学的发展与成型 [M]. 上海：上海人民出版社，2014：149，166-167.

[48] 彭鑫，刘洋.《黄帝内经》中方位五行理论的渊源研究 [J]. 中国中医基础医学杂志，2015，21（12）：1481-1483.

[49] 贾春华. 具身心智视域下的中医五行概念隐喻的认知心理语言逻辑研究方案 [J]. 世界中医药，2013，8（1）：91-95.

[50] 周琦. 今古文经学对《内经》学术传承的影响 [D]. 北京：中国中医科学院，2010.

[51] 王正山，张其成. 从象数思维论肾主骨、骨象金及其临床意义 [J]. 吉林中医药，2014，34（1）：1-4.

[52] 贺娟. 论五行学说的起源和形成 [J]. 北京中医药大学学报，2011，34（7）：437-439，447.

[53] 高博，崔蒙. 五行系统的三维模式探讨 [J]. 中华中医药杂志，2011，26（9）：1914-1916.

[54] 彭鑫，刘洋.《黄帝内经》中方位五行理论的渊源研究 [J]. 中国中医基础医学杂志，2015，21（12）：1481-1482，1489.

[55] 彭鑫，刘洋.《黄帝内经》方位五行理论在中医学中的发展与应用 [J]. 中国中医基础医学杂志，2016，22（12）：1583-1586.

[56] 邢玉瑞，胡勇，何伟. 中医五行模式的逻辑缺陷探讨 [J]. 中医杂志，2019，60（20）：1711-1714，1727.

[57] 靳九成，郑陶，黄建平，等. 五行生克新模式探讨 [J]. 中华中医药杂志，2012，27（8）：1998-2003.

[58] 刘润兰，陶功定. “亢害承制”调控机制的源流及其发展演变 [J]. 中国中医基础医学杂志，2014，20（7）：868-871.

[59] 王正山，张其成. 五行生克内涵辨析 [J]. 天津中医药大学学报，2014，33（5）：257-260.

[60] 鲁明源. 关于五行生克构式的现代争鸣 [J]. 陕西中医学院学报，2015，38（2）：8-12.

[61] 梁栋. 从超弦理论看中医阴阳五行的科学意义 [J]. 亚太传统医药，2015，11（11）：72-73.

[62] 许巴莱，沈雪勇. 中医五行的系统模型、运算与临床思路 [J]. 中国中医药科技，2011，18（3）：221-223.

[63] 张启明，王永炎. 中医五脏供能物质和能流变化的动力学特征 [J]. 自然杂志，2010，32（1）：26-32.

[64] 何远奎，蒋筱. 中医五行特征系统模型研究 [J]. 时珍国医国药，2015，26（4）：947-948.

[65] 陈吉全. 中医五行学说属性与本质探析 [J]. 中医研究，2014，27（2）：10-12.

[66] 房庆祥，王巍. 中医五行学说思维模型研究 [J]. 大学数学，2011，27（6）：100-104.

[67] 李国斌. 基于结构方程模型的运动神经元病五脏相关性研究 [D]. 广州：广州中医药大学，2011.

[68] 刘佳. 基于肠道味觉受体探讨“脾在味为甘”理论内涵的临床及实验研究 [D]. 广州：广州中医药大学，2014.

[69] 李丽娟，刘凤斌，侯政昆. 基于数据挖掘的中医五脏相关理论研究思路 [J]. 广州中医药大学学报，2015，32（1）：160-162.

[70] 刘毅，沈涛，祝捷，等. 基于五行制化理论的原发性肝癌肺转移治法探讨 [J]. 云南中医中药杂志，2015，36（4）：17-18.

[71] 饶媛，岳明明，刘小斌. 基于数据挖掘技术的重症肌无力疾病五脏相关性研究 [J]. 新中医，2016，48（12）：165-168.

[72] 邢玉瑞. 五行模式对中医情志理论建构的影响 [J]. 中医杂志，2014，55（20）：1795-1796.

[73] 黄小梅，梁爽，周波. 从肝探析五行生克理论与抑郁症病机及治疗的相关性 [J]. 江西中医药，2021，52（5）：7-9.

| 专题 3 |

中医藏象学说研究进展

藏象学说是在中国古代哲学思想指导下，在历代医家长期生活、医疗实践以及对人体解剖认识的基础上逐渐形成的理论，主要研究人体脏腑生理功能、病理变化规律及相互关系，旨在通过人体外部的征象来探索内脏活动规律，进而有效地指导养生防病、疾病诊治与康复，是中医基础理论体系的核心，是临床各科辨证论治的理论基础。[1]

一、研究进展

中医藏象学说的理论研究，主要是指运用文献学、逻辑学、思维科学、发生学、诠释学等方法，对中医藏象学说开展的研究，也有不少专家学者结合现代中医临床与实验研究方法开展中医藏象学说的研究工作。本专题主要分为藏象学说的概论研究、脏腑理论研究和脏腑相关理论研究等部分，对近十年来藏象学说及相关研究进行概要总结。

（一）藏象学说的概论性研究

主要涉及藏象概念、形成过程、思维方法及多学科诠释等。

1. 藏象概念研究

藏象，又称脏象，如《中医大辞典》即以“脏象”为正词条[2]，亦有专家学者主张以“脏腑”代称。在目前可考的文献中，“藏象”一词，首见于《素问・六节藏象论》，而现代“藏象”概念的定型大致始于 20 世纪 50 年代，主要归功于中医高等教育教材的编写，也有不少学者对藏象概念、演变和思维基础进行探讨。

如王琦等编写的《中医藏象学》认为藏象是指内在脏器的生理活动及病理变化反映于人体外部的征象[3]。郑洪新主编的《中医基础理论》亦认为藏象学说是研究人体脏腑生理功能、病理变化规律及相互关系的学说[4]。王键主编的《中医基础理论》则认为藏象是藏于体内的内脏及其表现于外的生理病理现象，以及与自然界相应的事物和现象[5]。邢玉瑞[6]认为藏象是人体内脏及其表现于外的生理、病理征象，以及与自然界相通应的事物和现象。郭蕾[7]认为藏象概念的内涵包括有形之器与无形之器，外延涉及形象、表象、征象、意象、气候、物候等，与现代解剖学、生理学、病理学相关内容小部分交叉而大部分迥异，其中关于器的部分可被现代科学手段方法所验证和认识，而关于气的部分是中医意象思维方式下的独创内容。王维广[8]认为藏象概念内涵沿革分为宋以前、宋元明清和民国以后三个主要阶段，宋以前医家对"象"概念阐述不清，模糊了象概念在理论结构中的空间位置，而宋元明清时期医家对"体"概念阐述不清，模糊了"体"概念在理论结构中的空间位置，这都成为概念结构发生转变的关键；认为藏象概念是以"象思维"为主导，以用象、器象、应象为主要节点构建的，用以概括脏腑及相关结构的生理结构和生理功能的概念。

2. 藏象学说的发生学研究

藏象学说的发生学研究，即探索中医藏象学说的发生发展演变过程、规律及其影响因素等，近年来相关研究取得不少成果。如陈小平等[9]认为，中国传统文化思想对藏象理论有重要影响，特别是两汉经学和宋明理学是藏象理论形成和发展的文化基础和依据。张宇鹏[10]亦认为，秦汉时期易学对中医藏象学理论体系的形成具有不可替代的作用，促成五行藏象理论体系；而宋明理学对金元医家和明代温补学派都具有较大影响，促进了命门学说等藏象理论模型的发展成熟，出现太极阴阳藏象理论体系，现代中医藏象学则同时受到这两种理论体系的影响。贾成祥[11]认为藏象学说是以外应自然现象来联系构建内在脏腑功能系统的学说，源于《周易》的意象思维是其构建的文化根源。孙相如、何清湖等[12-16]则对中医藏象理论形成的文化基础进行系列研究，认为秦汉时期的象数思维、气一元论、五行学说、阴阳学说、官制文化等对藏象理论的形成有重要影响。

此外，在藏象学术传承研究方面，研究者主要围绕经典和代表性医家著作展开。如刘珍珠等[17]探讨《内经》中的脏腑配属模式，认为脏腑配属存在多种常规模式和特殊模式，存在理论不断完善发展的痕迹，也促成了后世医学流派的创立与发展。何慧玲等[18]对《欧希范五脏图》与《存真环中图》的传承关系进行研究，认为后者是对前者的继承与发展，而且《存真环中图》是宋以后许多医籍脏腑图及十二经脉图的主要蓝本，并对日本汉医的脏腑经脉学说产生重要影响。姚蕙莹[19]对《辅行诀五脏用药法要》中五脏辨治规律进行研究，认为《辅行诀》中五脏辨治理论以《内经》《难经》的“藏象”思维为根基，以五行学说为框架，引入了哲学“体 - 用 - 化”模型。任北大等[20]则对《医学启源》与《中藏经》关于脏腑辨证理论体系的内涵差异进行研究，认为两书在脏腑辨证体系框架建立方面一脉相承，《医学启源》的用词和辨证分类更为准确全面。刘芸等[21]认为张元素进一步将脏腑辨证理论系统化并补充相关脏腑用药心得，使藏象理论的临床运用进入新的阶段，形成了以研究脏腑辨证为核心的易水学派。

3. 藏象学说的思维特点研究

藏象学说作为中医学的重要理论，具有独特的思维特点。王永炎院士曾提出，中医对脏腑的认识有以象为素、内实外虚、动态时空、多维界面的特征。郭霞珍[22]认为，藏象学说的形成与天人相应整体论思想的影响是分不开的，研究机体在四季中的正常生理变化规律对探讨中医藏象理论具有重要意义。郑洪新[23]认为藏象学说的主要特点是五脏功能系统观和五脏阴阳时空观。

象思维与藏象学的关系是近年研究热点。马振等[24]基于“道 - 形 - 器”哲学观认为中医藏象观是哲学观在医学方面的体现。刘玮等[25-26]认为“脏腑”是古人通过解剖认识、根据“人形”的“十象”显现的信息而列别和论理出来的理论，再通过针刺疗效验证定论，以脏与象的对应关系，系统完成了生理学说、病理学说、观察诊断学说、治疗学说的医学理论体系。赵磊等[27]认为在中医经典象思维语境下，凡纳入藏象学说的脏腑，其形态解剖属性随之消失，而赋予象属性，而对《中医基础理论》教材对脏腑属性具有形态解剖和象思维的双重认可提出批评。李洪海等[28-30]基于《周易》象数思维进行卦象 - 藏象理论研究，基于易象思维探析八卦 - 脏腑体系的对应关系到各脏腑具体的功能，并探究十二辟卦、时间节律和藏象之间的联系，探寻脏腑应时调摄之法。

中国传统哲学的“体用”二分思维，也是解析藏象学说理论内涵的思路之一。如邓海林[31]从“形气神三位一体”出发，探析《内经》中的五脏功能，提出中医五脏的“体”由形脏、气脏和神脏三部分构成，中医五脏的功能是在“气”背景下，形脏、气脏和神脏的整体功能。毕伟博等[32]对藏象学说的基本思想方法进行探讨，提出了阴阳藏象之本体论、全息感应等假说。刘文平等[33]从体用观解析五脏“以藏为本、以通为用”的学术观点，认为五脏所藏精气为体，血肉五脏、经络腑腧、四肢百骸为用，以藏为本体，以通为表现。

此外，贾春华团队[34-35]通过整理总结脏腑图及相关古代典籍，认为脏腑君臣关系包含“上尊下卑”的方位隐喻内涵，脏腑表里配属关系由“远疏近亲”“表贱里贵”以及位置相似映射等方位隐喻构建形成，揭示概念隐喻在中医藏象学说中具有基础性和普遍性。

以上研究对中医藏象学说的思维特点均进行了积极探讨，但需要注意的是，在研究中要避免“脱实入虚”。中医藏象学说的形成，绝非仅建构于哲学层面，更重要的是蕴含着古今医家临床实践探索的宝贵经验和理论精华。

4. 藏象学说的现代理论构建与应用研究

藏象学说的现代理论构建与应用是研究热点，涉及人体疾病诊断、治疗、护理和健康养生等多方面。

吴承玉团队[36-41]致力于藏象辨证体系的构建，主张在认识辨证思维的原理、基本规律和辨证实质的基础上，构建以五脏系统为核心的藏象辨证体系，指出藏象辨证体系的构建思路与方法：以文献研究为基础，以专家征询为依据，以临床流行病学和循证医学研究为重要手段，遵循“以象测藏、从症辨证”的原则，综合运用多种研究方法，揭示中医辨证的基本规律和基本原理，获取与识别病位、病性特征，把握临床基础证与复合证。并在此体系原则指导下，对心系、肝系、脾系、肺系、肾系藏象病位与病性特征展开系列研究。

符美虹等[42]基于藏象学说与现代生物物理指标，探究建立可实现疲劳早期检测及诊断的中西医结合方法和模型，建立“藏象 - 生理指标 - 疲劳评价”的疲劳监控、评价模式。李闪闪等 [43] 从化疗药药物毒性的外在征象着手，由象及藏，系统归纳了各类常见化疗药药物毒性的脏腑特点，为临床运用中医药治疗化疗药物毒性提供新的治疗思路和方法。姚琼等 [44] 基于藏象理论进行中医药防治新型冠状病毒肺炎要点分析，并依据运气学说归纳防治新型冠状病毒肺炎简易操作手册。陈胡蓉等 [45] 以五脏为空间维度构建消渴治疗框架。程娜 [46] 基于中医藏象理论对健身气功六字诀养生效果开展实验研究，结果表明“嘘呵呼呬吹嘻”分别与肝经、心经、脾经、肺经、肾经、三焦经的气血变化相关。

5. 藏象学说的分析评价研究

邢玉瑞 [47-48] 对 1949 年以来的藏象学说研究进行评述，分为理论研究进展、临床与实验研究进展两个部分，认为当前中医藏象学说的研究做了大量科学诠释性工作，但创新性成果较少，存在一些脱离原有理论语境的诠释失误和中西医概念混淆的问题。李永乐等 [49] 认为近年来的中医五脏理论文献研究在深层次理性提炼与概括、内在固有规律总结、最新研究成果纳入现行中医理论体系框架等方面存在不足，需要进一步提升。雷文婷等 [50] 认为藏象学说要不断开展深层次研究，使中医宏观辨证与西医微观研究相结合，并运用现代化科技成果，创新藏象学说，使之融会贯通，实现藏象学说的跨越式发展。

（二）心藏象理论的研究进展

1. 心藏象相关概念研究

齐元玲 [51] 认为心藏象理论的形成，深受中国古代文明起源影响，在中国古代解剖学与经验医学的广泛观察与应验中完成了对心主血脉、主神明的构建，而心藏象之“象”的建立广泛应用象思维，形成心之象。认为心藏象理论的形成有医学本身的发生学背景，更有其文化的、中医学独有的发生学演变过程，“天人合一”是其发生学最深刻的理论源头。赵正泰等 [52] 从心与火的关系出发，通过“燃料”与心、“热量”与心及“光明”与心等方面分析火对心藏象形成的影响。王肖阳等 [53] 基于元整体观，从形质、文化、藏象、情志、五行、经络六个方面解析《内经》中“心”的相关内容，认为《内经》以形质之心为基础，是在藏象、五行和经络的联系下形成的元整体，并由此建立了心的生理和病理基础。

此外，张金玺[54]对心气、心阴、心阳进行探讨，认为“气分为三”，即广义脏气分为脏阴、脏阳和脏气（狭义），具体到心脏，心气具有推动和固摄作用，心阳温煦、兴奋激发并参与心气的推动作用，心阴凉润、宁静增强并参与心气的固摄作用，共同协调平衡，保证心脏功能的正常。吕艳[55]对心阳和肾阳进行辨析，认为心阳为全身阳气之主，肾阳为阳气之根，心阳对肾阳有统帅、温煦作用，肾阳对心阳有化生资助作用。关于神与心神的概念，卢健棋等[56]认为神是人体基本生命活动和五脏活动的表现，与心脑密切相关，心为神志的正常提供物质基础，脑是神志的起源。章增加[57]认为心神为狭义之神，是五神之一，是人的主观能动性的自觉意识，在神志活动中发挥主宰作用。

2. 心的生理功能与特性研究

在心的生理功能研究中，心主神明和心脑相关的问题引发较大的争鸣。

由于现代医学认为脑是精神、意识和思维活动的器官，故中医学出现了“心主神明”和“脑主神明”的争论。主张“心主神明”者，认为争论的关键在于对心藏象概念的界定，不能将中医学“心”的概念与西医“心脏”的概念完全等同，也不应把心所主的神明狭隘地解释为精神意识思维活动，中医藏象之“心”包括“血肉之心”和“神明之心”，神明之心涵盖了解剖学上部分脑的功能。齐元玲等[58]认为心主神明理论的形成以解剖物质结构为基础，在“授命于天”基础上借鉴封建官制制度，与中国古代哲学相结合，形成医学的藏神概念，是中医学整体观念在藏象理论形成过程中的应用。唐思诗[59]则认为五神皆为心神之运用，是生命活动的最高调控体系，通过气化活动来体现生命活动。又有学者结合现代科学研究成果进行诠释，如罗川晋等[60]从心脏内分泌物质、情绪障碍与冠心病的相关性、实验研究等方面对“心主神明”的科学内涵予以诠释。张晓梅等[61]则从肠道微环境的角度，认为肠道菌群代谢物可能是与“心主神明”密切相关的物质基础。

主张“脑主神明”者，则强调要明确脑的作用，脑主神明，心主血脉；脑应为独立之脏等。如曲丽芳等[62]认为“府精神明”是李时珍“脑为元神之府”和现代脑主神明说之源。陈星[63]认为脑主神明体现在主宰生命活动、主管精神活动、主感觉运动等方面。郑玉娇等[64]认为督脉、足太阳、足阳明、足厥阴和足少阴经都直接或间接与脑沟通，构成经络-肾-髓-脑-神之网络，确立了脑主神明的合理性。郑敏麟[65]从宏观（解剖学）与微观（细胞学）层次探讨心的藏象实质，认为“神明之心”即是解剖学的脑，“血脉之心”即是解剖学的心脏，中医心的微观形态学实质应是离子通道。而程梦慧等[66]则围绕心与脑的生理、病理及脏腑之间的相互关系，研究二者发挥其功能特点的物质基础，以“此心非彼心”立论，提出“脑为君主之官，为五脏六腑之大主”的观点。

也有学者主张心脑共主神明说。肖倩[67]认为“心脑共主神明”是在中国古代人文背景、解剖和临床经验总结基础上产生的，心脑分工，共司神明，人体之神以脑-心为轴，元神与识神为人体之神的指导性分类方法。陈思馨等[68]认为心脑共主神明而有所不同，心所主神明偏向于感情及长期建立起来的爱好习惯性神明，脑所主神明偏向于思维、记忆等后天学习性神明，二者各司其职又互相影响。

此外，也有不少学者对心主血脉理论开展研究，如高兰辙等[69]认为心、血、脉是一个解剖和功能都不可分割的整体，同时，心、血、脉不完全等同于解剖之心、血液和血管，心主血脉不等同于血液循环。李晓[70]认为营卫和调是“心主血脉”和“心主神志”的前提，在治疗心血管疾病中，除滋阴养阴、温阳补气外，还应调和营卫。赵坤等[71]基于《内经》形气观探讨心与血脉的关系，认为二者皆为解剖实体，皆为天地火气化生，心与血脉的关系是心所储藏的“太阳”“火气”对血脉具有化生和充养的作用，是形和气的作用。李晓亮[72]则基于心主血脉理论，认为动脉硬化性闭塞症（ASO）病变在脉管，其根本在五脏之心，要从心论治，并通过实验结果说明养心通脉汤能起到调节血管内皮紊乱、抑制血管平滑肌细胞增殖、抗炎、降脂等作用以防止 ASO，为从心论治 ASO 提供了科学依据，并认为心脏分泌的 BNP 是心主血脉的一种物质基础。

心的生理特性主要有心为阳脏、主通明、心气（心火）宜降、心气下行等观点。王琦等[73]认为心主通明的内涵是心脉以通畅为本，心神以清明为要。王颖晓等[74]强调，心气下行的特性主要涉及心肾相交，心气下行于肾，助肾阳而制约肾阴，肾之阴气则在肾阳作用下，上升至心，以助心阴而制约心阳，心肾气机升降协调，达到心肾相交的生理状态。

此外，吴欣等[75]则基于《内经》对心的经脉脏腑相关进行研究，从正经、经别、络脉、现代研究等角度论证关于心的经脉脏腑相关，认为开展心的经脉脏腑相关研究可进一步丰富以心为靶向器官的相关理论。李晓芸等[76]从功能互用制约、物质互相化生、物质功能互根互用三个方面探析心肾相交的实质，认为其内涵包括心肾阴阳之间的互相济助、制约，心血肾精的同源互化以及心神肾精的互相为用。

3. 心与形窍志液时的关系研究

一般认为心开窍于舌，但《素问·金匮真言论》又言“南方赤色，入通于心，开窍于耳”,《素问·解精微论》又有“夫心者，五脏之专精也，目者，其窍也”的说法。因此，不少现代学者就心的开窍问题进行探讨。

孙欣等[77]认为《内经》是不同时期众多医家医论的汇集，故对同一问题常有不同论述，认为《内经》中“心开窍于舌”者，因心与舌经络相通，心主藏神以助舌言；“心开窍于耳”者，因心与耳经络相通，心主血脉以使耳聪；“心开窍于目”者，因心与目经络相通，而心主血脉、藏神志，故神精则目炬。张帆[78]、郑贤辉等[79]则认为“心开窍于耳”理论切合临床实际，具有重要的指导意义，也为临证开辟一条新的辨证思路。李涵等[80]则结合乐论，从文化与中医两个方面解读心与耳的关系，并从心肾两个角度探讨，认为心肾开窍于耳，乃道与器的不同。

“心在液为汗”的理论强调了心在人体水液代谢过程中的调节作用，陈宝贵总结心绞痛、心肌梗死、心力衰竭、心源性休克等四种心血管系统急症发作“病汗”特点，具有临床参考价值[81]。

亦有不少学者对“心气通于夏”的机理进行探究。如罗颂明[82]认为“心气”在夏季达到顶峰，心病发于夏季而重于冬季。杨阳等[83]则认为“心应夏”的本质为心是机体在夏季起主要调节作用的时间调节系统，主要通过加强对血脉的调控，从而加强机体与外界环境的气化沟通，引入负熵以维持机体的有序性。常瑞华等[84]通过实验研究探讨心应夏理论与褪黑素的关联性，结果表明，松果腺摘除手术组大鼠的血清褪黑素和血浆心房钠尿肽均低于正常对照组，心气虚组大鼠的血清褪黑素和血浆心房钠尿肽亦低于正常对照组，心脏M受体表达水平下降，认为手术组大鼠褪黑素下降可能影响其血浆心房钠尿肽水平，心房钠尿肽可能参与了褪黑素对心血管系统的调控过程；心气虚证大鼠血清褪黑素降低，应夏的能力下降。

（三）肝藏象理论的研究进展

1. 肝藏象相关概念研究

在肝藏象相关概念研究中，专家学者对“肝者，罢极之本”“肝生于左”“肝为将军之官”等颇为关注。

关于“肝者，罢极之本”的讨论主要围绕在对“罢极”两字的解读。“肝为罢极之本”出自《素问·六节藏象论》，后人对此多有探讨，近年亦有学者再阐发。如周瑾等[85]认为“罢极”是一种“阴阳消长运动交替调节的状态”，“肝为罢极之本”解释为肝是调节机体阴阳消长、交感和合以达到动态平衡的功能阀，是维持全身各脏腑生理功能处于正常秩序的活力源泉，是机体在生理病理状态下阴阳达到协调平衡状态的内在根据。张娟等[86]提出“罢极之本”是对肝“藏血”与“疏泄”功能的高度概括，其功能作用体现在形、神两个方面。因此，肝不仅是耐受形体运动疲劳的根本，也是耐受精神疲劳的根本，从而为临床从肝论治慢性疲劳综合征提供理论基础。邢玉瑞[86]概括现代对“罢极”的诠释为运动说、疏泄说、刚柔说、调节说、功能总括说、将军之官说、目功能说7类，并指出部分诠释存在脱离原文语境和中西医概念混淆的误区，认为“罢极”解读为“调节”较为合理，即肝为调节人体生命活动的根本。

《素问·刺禁论》言：“脏有要害，不可不察，肝生于左，肺藏于右，心部于表，肾治于里，脾为之使，胃为之市。”医界对“肝生于左”说的争论尤为热烈。有从解剖部位进行解读者，如王孝康等[87]认为“肝生于左”是指肝位于膈下，“肺藏于右”是肺位于膈上。刘三海等[88]则从血液循环系统角度认为“肝生于左”说明肝病多见于人体左侧部位，“肺藏于右”说明肺病多表现在右侧部位，此说有过度诠释之嫌。刘文志等[89]则从中西医学比较的角度出发，认为临床上应知中西医之肝的本质差异，不可简单类比，需知其联系，科学结合。

有从脏腑气化功能角度阐释者，如李志轩等[90]认为肝生于左可助肺气之降，是对肝脏生理特性的概括，也是“四时五脏阴阳”的一种体现。金栋[91]认为“肝左肺右”是根据象思维理念和中国古代哲学思想推演而来的，肝主升发、条达、舒畅，以升为顺，春季应之，方位在东，故说“肝生于左”；肺主肃降、收敛、肃杀，以降为和，秋季应之，方位在西，故说“肺藏于右”。杨晨鑫等[92]、周赛男等[93]亦认为“肝生于左，肺藏于右”理论可溯源至《周易》的阴阳之道，有助于指导中医法象用药。邢玉瑞[94]则认为“肝左肺右”之争是《素问·刺禁论》的作者误将实体脏器的部位视作五行五脏功能模型，而古今医家在经典崇拜的思想影响下未能指明，并进一步强调对经典的研究，既要敬畏经典，又要有质疑批判的理性精神。

也有学者对“肝生于左”的相关理论源流开展研究，张宇鹏[95]认为“肝左肺右”理论对朱丹溪“心肺之阳降，肝肾之阴升”、张景岳脏腑脏气分离论、叶天士“肝升于左，肺降于右”等学说均有影响，到清代发展为脏腑阴阳升降学说的重要组成部分。

此外，陈红梅[96]对肝气、肝气虚进行理论溯源与集成研究，认为肝气为生理概念，肝气虚为病机概念，肝气虚病机理论客观存在。高冬梅等[97]依据肝脏象现代研究系列重要发现，创建“现代中医肝脏象理论”，实现肝脏象理论的“本质阐明”，为中医药现代化提供理论支撑与研究向导。

2. 肝的生理功能与特性研究

肝的生理功能研究主要涉及肝主藏血、主疏泄。北京中医药大学王庆国担任首席科学家开展“基于‘肝藏血主疏泄’的脏象理论研究”的973计划中医理论基础研究专项于2016年通过科技部验收。该项目研究认为肝主疏泄功能中肝气保障全身气机畅达而不郁滞的作用，与应激条件下的机体调控能力相关，体现在1个中枢（情感中枢）3个轴（脑-血管轴、脑-肠轴、脑-性腺轴）的特定功能区域、特异性传导通路和特征性指标；肝主藏血与人体血量调节、血质调控密切相关；疏泄是外在调控，藏血是内在物质基础，二者有共同的中枢和相关的特异性指标；阐释肝藏血主疏泄在神经-内分泌-免疫网络中特异的功能区域、传导通路以及特异的反应状态，揭示了肝藏血主疏泄的基本科学内涵。2018年，北京中医药大学王伟、王庆国团队开展的“肝主疏泄”的理论源流与现代科学内涵的研究项目，获得了 2018 年度国家科学技术进步奖二等奖。

在肝主藏血方面，邢金丽等[98]认为“肝藏血”含义和功能至清代已较明确，但其机理和病理机制阐释尚不详尽，肝主疏泄通过调畅心神和疏泄血液对肝藏血进行调节，现代肝脏解剖结构及化学组成特点是支持肝藏血的重要科学依据。现代医学认为，肝是合成凝血因子和机体所需营养物质的重要脏器之一，是体内最大的“加工厂”，因此，肝不仅是“藏血之脏”，更是“气血化生之所”。肝脏血流量相当于人体总血量的 14%，接受 25% 的心输出量，当肝脏交感神经兴奋时可引起微循环血管网的强烈收缩，从而调节机体血容量[99]。张浩[100]则从促红细胞生成素（EPO）信号通路途径探讨“肝藏血，主疏泄”的分子机制，认为 EPO 既与血液生成、调节相关，又兼具抗抑郁等作用，成为中医“肝藏血，主疏泄”的可靠依据。也有学者从生物节律角度阐发，如杨阳等[101]认为“肝藏血，主疏泄”会随着五季阴阳的消长而呈现应时而变的调控功能，如同生物钟一样，有着各自的峰谷，有规律、周而复始的遵循 S 曲线的变化。陈晓玉等[102]则基于“肝藏血”阐释妇女围绝经期高血压的昼夜节律失常，并以养血调肝为主要治法探讨围绝经期高血压治疗的时间特点。

还有不少学者对肝主疏泄理论的发生、功能概括和现代诠释等进行研究。霍磊等[103]认为从《内经》“土疏泄”到朱丹溪“肝司疏泄”、喻嘉言“肝喜疏泄”、陈梦雷“肝主疏泄”及至第 3 版中医基础理论教材明确将“肝主疏泄”作为肝的核心功能，其内涵不断完善扩展，最终形成了以“疏泄气机”为核心的“肝主疏泄”完整内容。陈攀等[104]从情志病与心理应激性疾病的共同性出发，将肝主疏泄功能与心理应激性海马损伤相联系，并指出海马可能是疏肝解郁方药作用的主要靶区之一。周江霞[105]认为细胞自噬与肝主疏泄具有相似的内涵，慢性心理应激损伤的发病机制与肝的疏泄功能失常密切相关，以慢性心理应激损伤为切入点，从细胞自噬的角度探讨肝主疏泄的功能实质，对于深入挖掘中医学肝脏象理论的内涵具有重要意义。于晓强等[106]综述肝主疏泄的现代研究，认为肝失疏泄的病理变化主要表现为自主神经功能紊乱、神经 - 内分泌 - 免疫系统平衡失调、血液流变学改变等。高冬梅[107]以肝疏泄失常典型情志病证经前期综合征（PMS）肝气逆、肝气郁两证为切入点，研究肝主疏泄调畅情志的中枢调控机制。赵昌林[108]认为肝主疏泄是调控人体正常免疫功能活动的核心，是维持人体正常免疫功能的基础。调节性T细胞是肝主疏泄在免疫功能方面的生物学基础。李倩[109]发现经前焦虑症肝气郁证发病与E_2、P、$GABA_AR4\alpha$蛋白和mRNA表达增高，NE、5-HT、ALLO、GABA含量降低密切相关，这些指标可能是经前焦虑症发病的关键生物标记物；肝疏泄失常与上述指标异常存在高度相关性，其深层机制可能以ALLO和$GABA_AR4\alpha$亚基基因及蛋白表达变化为关键。阎晶璐等[110]通过实验研究认为肝藏血功能异常与肝脏和脑部血流动力学改变密切相关，血清及脑部主要蛋白标志物含量变化与肝藏血主疏泄理论具有相关性。

肝的生理特性是肝主升发，喜条达而恶抑郁，体阴用阳等。现代学者多结合气机升降理论、时间医学、临床病证诊治等予以展开探讨。如于宁等[111]认为“肝主升发”可用“肝主生发”替代，认为《黄帝内经》中“肝主生发”的内涵更为广阔，更加适合描述肝复杂的生理特性，认为“生”除了有“升”向上位移之意外，还有生机化育之意。李瀚旻团队[112]长期研究中医药调控肝再生的理论基础及治疗策略，提出“肝藏象肝脏中心说”，以肝脏为主体开展肝藏象研究工作，完善“肝主生发”的肝藏象理论体系，取得中医药调控肝再生，防治肝脏及其相关病证的基础与临床应用成果。

在肝体阴用阳研究方面，不少学者对其临床应用价值予以发挥，如祝建材[113]认为肝病治疗中既要重视其“刚”与气，又不能忽略其“柔”与血，体用兼顾，为肝病的基本治疗原则；何流等[114]提出临床中要虚实兼顾，温清并施，酸甘辛苦并用，若肝用太过，治疗以酸泻甘缓为主，佐以辛凉辛润；若肝用不及，治疗以辛苦温为主，佐以酸甘滋阴养血。

3. 肝与形窍志液时的关系研究

冯文林等[115]认为“肝主筋”不仅仅主管连接和附着骨组织的肌腱和韧带，而且也能维持胃肠弹性的组织以及脏腑间的连接组织。邓雅芳等[116]认为肝开窍于目的含义在于肝脏气血阴阳通过经络上达于目以荣养，同时通过目的病理改变可推测肝脏气血阴阳的变化，肝 - 经络 - 目系成为一个统一的整体。段成颖等[117]亦认为目与肝脏之间通过经络保持密切联系，现代医学通过研究维生素 A、肝细胞生长因子、肝脏的糖脂代谢、肝脏的矿物质代谢等可以很好地解释“肝开窍于目”理论。张玮琼等 [118] 探讨“肝开窍于目”理论在内障眼病的应用，认为内障眼病无论是脏腑内损、气血不足、真元耗伤的虚证，还是风热攻目、痰湿内蕴、气郁血滞的实证，都离不开肝气的疏泄、肝阴的滋养和肝血的充盈。朱震坤 [119] 采用丹栀逍遥散加味对肝郁气滞型视神经萎缩患者进行治疗和临床研究，认为基于“肝开窍于目”理论并运用丹栀逍遥散加味治疗肝郁气滞型视神经萎缩具有较好的临床效果。

在肝藏魂理论研究方面，赵汉青等 [120] 认为中医理论“魂”的发展是文化背景下“魂”的去神秘化过程，其发生轨迹是阴阳五行理论引入中医理论所起的介质作用。杨健 [121] 认为魂的内涵是阳神、主外、主动，是精神活动的核心，具有体现人的生命活动、主宰人的睡眠与梦境、调节人的情志等功能，并结合历代医籍，阐释魂与精神情志类疾病的密切关系。

张和韡 [122] 认为“肝应春，主疏泄、调节情志”的调节机制可能是通过松果腺 - 褪黑素的季节性分泌影响 HPA 轴和海马神经递质的季节性改变而实现的，韩琦 [123] 基于实验认为“肝主疏泄、调节情志，应时而变”的微观机制可能与松果腺 -MT- 海马 MTR 以及 Gs/Gi-cAMP-PKA-CREB 信号通路相关。陈玉萍等 [124-125] 认为肝是机体应时而变在春季起主要调节作用的时间调节系统，春季肝的疏泄功能增强，处于主导地位，而肝的藏血功能相对较弱，并通过实验观察认为，下丘脑褪黑素合成限速酶 AANAT mRNA 表达存在着季节性的变化规律，可能是“肝应春”调控机制之一。吴菁等 [126] 通过观察春秋两季大鼠海马、额叶中 5- 羟色胺（5-HT）含量的变化规律，发现春季组海马中 5-HT 含量低于秋季组，有显著性差异（$P<0.01$），春季组额叶中 5-HT 含量与秋季组比较无显著差异，认为海马中 5-HT 含量存在着季节变化规律，可能是“肝应春”的调控机制之一。袁卫玲等 [127] 认为，“五脏应时”是对人体应时而变的整体内分泌免疫调节机制的概括，人体可能存在一条以肝脏为中心的调节链，肝脏调节能力可能是过敏性疾患季节性发作的重要病理生理学基础。高丽波 [128] 认为肝应春与精神分裂症的发病存在一定联系，春季气候不稳定、气压较低，人体情绪易波动，造成精神分裂症新发和复发率较高。

（四）脾藏象理论的研究进展

1. 脾藏象相关概念研究

中医脾实质研究是近年研究的一个热点。有学者认为脾包括消化系统主要机能，还涉及自主神经、代谢、免疫等综合性功能系统。也有不少学者认为脾主要指胰、脾两脏。贺娟[129]认为《内经》之“脾”系解剖学之胰腺，《内经》脏腑系统是实证认识基础上，以关系为主，形成哲学化的医学理论。潘芳等[130]亦认为胰腺归属中医学脾的范畴，参与脾主运化、升清、主四肢肌肉等功能。赖敏等[131]认为脾的解剖实体包括现代解剖的脾脏和胰腺，以支撑其生理功能，脾胃的地位经历了由胃重脾轻到胃轻脾重的改变，脾的解剖实体也从胃下之胰腺变为胃左上之脾脏。徐杨等[132]则认为现代解剖意义上的肝脏可归属于中医脾脏，主要依据为：①代谢、分泌胆汁、解毒排泄的功能与脾脏的主运化功能相一致；②造血功能与脾脏生血功能相一致；③能解毒的性质与脾主升清的特性相符；④肝脏产热现象诠释《难经》“脾裹血，温五脏”之说。高晓宇等[133]认为脾藏象是一个功能网络，是集中枢神经系统 / 肠神经系统主导的神经 - 内分泌 - 免疫网络整体调控下，生物力学、生物膜、线粒体对物质转运、能量转换和信号转导的整合效应。不同于传统系统论实行自上而下的集中控制，脾藏象系统是自发实行由下而上的分散协调，也是“渐进分异”与“渐进中心化”的结合。

在脾藏象相关概念研究中，有关脾阴的研究得到广泛关注。黄一卓[134]认为脾阴为脾胃运化水谷精微化生的营血、津液、脂膏之类的精微物质，也有学者认为脾阴为脾之阴液（阴津、阴精），与脾阳相对，是脾阳的物质基础，也有认为脾阴是脾的形质、血液、津液等物质。关于“脾为后天之本”的讨论中，郭文茜等[135]从人体肠道菌群探讨“脾为后天之本”的科学内涵，认为肠道菌群所居的肠道，属于中医学广义的脾胃范畴，其发挥诸如营养物质吸收、免疫功能调节、能量代谢调控等多方面调控作用，分别与脾胃学说的脾主化生气血、脾为之卫、脾主运化等概念契合。

此外，陈智慧等[136]认为中医藏象理论具有复杂性思维特点，需将系统论、控制论、诠释学等方法共同引入到中医脾藏象理论的研究中，指导中医脾藏象理论系统研究，解决中医藏象理论的复杂性问题。袁东超等[137-138]则基于中医术语学和知识本体研究方法，依托中医基础理论，确立《内经》脾藏象理论的语义关系和语义类型。武丽霞[139]整理《内经》中脾脏系统疾病 57 种，认为部分疾病如脾瘅、脾风疝、脾胀、脾痹等，与现代医学概念上的脾病具有明显差异。

2. 脾的生理功能与特性研究

在脾的生理功能与特性研究方面，脾主运化、主统血成为研究热点。辽宁中医药大学杨关林担任首席科学家开展"'脾主运化、统血'等脾藏象理论研究"973 计划中医理论基础研究专项。该研究系统诠释"脾主运化、统血"等脾藏象理论知识体系的基本概念、基本原理和基本规律，重点从脑 - 肠轴、线粒体角度进行脾藏象理论研究，论证血管及相关系统因子是脾主统血的重要物质基础，认为线粒体能量代谢是脾主统血藏象理论的核心，部分构建了现代知识背景下的脾藏象理论知识体系和框架结构，并重点以"脾失健运"所致功能性胃肠疾病、"脾虚生痰"所致冠心病心绞痛、"脾不统血"所致血小板减少性紫癜等相关疾病为示范性研究，揭示"从脾论治"临床疗效产生的内在规律，揭示"脾主运化、统血"等脾藏象理论的作用规律。

在脾主运化理论的发展与演变方面，杨关林等[140-141]探讨脾主运化理论源流演变，认为《内经》提出脾胃受纳和腐化水谷、输布津液，形成基本理论框架；东汉至隋唐时期，以脾胃消磨水谷为理论核心发展外延；宋金元时期提出胃受水谷，脾主运化，创立脾胃学说；明清时期提出脾统四脏，为五脏之本，为后天之本，理法方药不断完善，最终形成完整的脾主运化理论。李朝[142]认为在哲学（阴阳、五行、气）、文化（天文地理、气象历法、农学）、实践（医学实践和生活实践）等关键影响因素综合影响下，形成了脾主运化理论。王启航等[143]认为"脾主运化"最初含义是指脾发挥辅助胃消化吸收饮食物的作用，至汉末由张仲景具象化为"脾主消磨"，至宋代严用和提出脾主运化理论，将整个胃肠道的功能统归于脾，至明代张景岳系统论述"脾主运化，脾运胃纳"，使"脾主运化"成为主流认识，其演变趋势是脾功能的扩大，脾解剖学基础的模糊，不仅反映了藏象理论的迁延，也深刻影响了临床治法。唐元瑜等[144]从中医脾的实体解剖研究认为中医对脾的实体解剖认识经历了从“脾胰一体”到“脾即胰”的演变，脾主运化中的“运”指脾升清散精、布散精微的功能，“化”为主司气化和助胃腑消化。

宋小莉[145]认为脾主运化的科学内涵是以物质转运及转化关键蛋白为核心的动态复杂调控系统。赵巍等[146]认为脾藏象理论本质涵盖了NEI网络，从整体-器官-组织-细胞-线粒体水平可解释脾藏象理论的基本科学内涵。马祥雪等[147]认为脑肠互动可以作为“脾主运化”实质的切入点。吕林等[148-149]认为脾主运化、主统血功能是在细胞内质网功能正常的基础上发挥作用，脾虚的本质是因为发生了内质网应激，内质网功能受到影响，各种人体所需的蛋白质分泌不足，并认为离子通道功能与脾主运化水液的联系最大。邵铁娟等[150]认为肠道菌群平衡是脾主运化的主要生理功能，贾连群等[151]亦认为肠道微生物稳态是脾主运化功能正常的重要体现。成西等[152]认为水孔蛋白与脾主运化密切相关，可作为反映脾主运化功能的客观指标之一。孙保国等[153-154]认为脾主运化功能可能与小肠吸收转运功能及定位于小肠的oatp4al有着密切关系，并发现脾虚状态下，大鼠的马兜铃酸-Ⅰ代谢差异与肺、肝、胃、小肠组织oatp2al表达改变有关，提示肝、胃、小肠在脾主运化中发挥重要作用，肺发挥协调作用。

3. 脾与形窍志液时的关系研究

脾与形窍志液时的关系研究主要涉及脾主肌肉、脾开窍于口、在液为涎、脾应时研讨等。

关于脾主肌肉、脾开窍于口的研究，孙玉信[155]认为脾主肌肉包括现代解剖的肌肉层和脂肪层，以及横膈、网膜等。戴娜等也持相似观点。也有不少学者从线粒体功能角度阐发脾主肌肉的科学内涵[156]。肖微等[157]基于红外热成像技术研究发现脾阳虚者中焦和口唇的温度都较脾功能正常者低。

有关“脾应时”的说法较多，王彩霞等[158]指出《内经》包括“脾不主时”“脾主四时”“脾主长夏”“脾主立秋至秋分四十五日”“脾应三月、四月”等，其中“脾主长夏说”影响最广。史佳岐[159]亦认为《内经》中脾与岁时的对应关系分为脾不主时、脾主长夏、脾主三月四月、脾主立秋和秋分之间四种，后两种在后世逐渐淡出视野，脾不主时又包括脾主四时和脾主四时后十八日，脾主四时内涵体现出脾具有长养、调和万物的“象”；脾主四时后十八日是指脾具有转化万物属性特点的“象”；“脾主长夏”则是脾正确应象之后的发展。赵东峰[160]认为脾主长夏是天干五行相生的逻辑，脾不主时是地支脾土居于四脏之末五行的逻辑。都国文等[161]认为“脾应长夏”的本质是脾胃功能协同合作的自稳时间调控系统，平时呈现“脾虚胃强”的生理状态，在长夏季湿邪盛的气候状态下多发表实里虚的相关性疾病。

（五）肺藏象理论的研究进展

1. 肺藏象相关概念研究

学者对肺阳、肺血概念有所探讨。邵雨萌[162]认为汉及汉以前为肺阳理论初始阶段，唐宋元时期认识肺阳存在，明代的认识逐渐增多，清代逐渐透彻，近现代呈现百家争鸣状态。常兴等[163]从“五脏一体观”角度，探讨分析了肺阳与其他脏腑阳气的联系，对“肺阳”和“五脏阴阳”等相关概念内涵和理论体系构建进行探讨。一般认为，肺阳少提的原因有：肺喜润恶燥，阴虚多见，阳虚少见；或临床中可以肺气代替肺阳；又肺气主降，而阳主升；又脾肺皆为太阴，脾土生肺金，脾阳可概言肺阳[6]226-227。

临床观察发现肺病累及血分者常见，故学者对肺与血的关系探讨颇多。肺血少提的原因可能有：肺主气功能的影响；肺的解剖特征也表明肺脏血少，其脏器颜色偏淡[6]229-230。田梅等[164]认为临床肺血虚证和肺血瘀证并不少见，认为肺脏在血液生成和运行中有重要作用，肺脏不仅是气脏，也是血脏。

此外，丁元庆等[165]结合新型冠状病毒肺炎的相关内容阐释肺藏象，提出肺受邪、肺生邪、肺藏邪、肺散邪、肺祛邪、肺能制邪等观点，认为扶正保肺是治疗包括新型冠状病毒肺炎在内的肺系病证之总则。

2. 肺的生理功能研究

肺的生理功能主要包括肺主气、肺主宣发肃降、肺朝百脉、通调水道、主治节等，现代理论研究均有涉及。

颜培正等[166]通过肺气的概念和功能作用，探讨细胞自噬过程中信息传递、表达受肺气虚影响的机制。陈柏君等[167]从黏膜免疫角度诠释肺主气功能，从胚胎学理论阐述肺与皮肤均由外胚层发育而来，说明肺与皮毛在胚胎学上的联系，为黏膜免疫与“肺主卫气”提供实质依据。

一般认为，宣发肃降是肺的基本生理功能，而非生理特性，对肃降的解释，认为肃是清肃、洁净，降是下降。白钢[168]认为肺主宣发的内涵与肾上腺素受体调控的交感神经节后纤维所支配的效应器官生理功能吻合，而“宣肺解表”药中存在与肾上腺素受体信号转导相关的药效物质，认为肾上腺素受体与“开宣肺气而通调水道”关系密切。

对“肺主通调水道”的研究，尹硕淼等[169]认为现代医学对肺脏参与人体水液转运的认识与中医学所阐述的“肺主行水”“通调水道”等论述不谋而合。认为肺水转运蛋白是中医“肺主行水”理论的一大佐证。王振亦等[170]通过观察哮喘模型小鼠呼吸功能改变、慢性阻塞性肺疾病（COPD）模型呼吸大鼠功能改变及正压扩肺家兔肺通气活动改变，探讨观察“肺主呼吸”对“通调水道”的影响，获得“肺主呼吸”对“通调水道”的影响实验依据，为进一步深入探讨“肺主通调水道”相关分子信号的调控途径，揭示其现代生物学机制奠定了基础。

关于“肺朝百脉”的探讨概括起来有三个要点：肺助心行血，肺通百脉，肺调节气血运行的规律[6]246-250。张积思等[171]提出“肺朝百脉”中“朝”字应通“潮”，为潮汐之意，阐释为肺使血液如潮汐般涌入百脉之中。陈馨浓等[172]认为“肺朝百脉”理论是对肺与血、脉相互作用的高度概括，现代研究发现，肺与心血管关系密切，临床多种肺疾病可诱发缺血性心脏病。肺损伤可以诱导中医血、脉功能异常，即“肺伤”易致“心伤”，从侧面佐证了中医“肺朝百脉”理论的科学内涵。

关于“肺主治节”的研究主要集中在含义探讨，张星[173]认为“肺主治节”为肺通过自身生理功能与特性，协调人体生命活动，调节气血津液、五脏六腑、形体官窍、经络情志，使其达到有序和谐的状态。张少巍等[174]则认为“治节”中“节”或可理解为“关节”，主要包括骨之“关节”、经脉之“关节”及自然之“关节”，肺主“治节”即肺对“关节”进行“节制、督导”，使各关节、脏腑安定有序。方莉[175]研究慢性阻塞性肺疾病（COPD）“肺朝百脉主治节”功能失司与肺血管重构之间的关系，探讨中药复方干预慢性阻塞性肺疾病肺血管重构的起效途径和作用靶点。邢玉瑞等[176]认为现代学者对肺主治节的诠释可概括为治理调节说、生命节律说、功能节律综合说、生理秩序说、肺主治理关节说五种，认为肺主治节是指肺通过宗气参与人体呼吸、心跳、脉搏以及气行节律的调节，现代教材将“治节”理解为治理调节，是对肺功能的高度概括，是现代语境下的一种发挥。将肺主治节功能扩大到对全身功能、节律的治理调节，或天人和谐有序等，有过度诠释之嫌。

3. 肺与形窍志液时的关系研究

邢玉瑞[6]271-274认为肺合皮毛的现代科学诠释包括生物进化说、免疫协同说、结构相似说等。张雨璇等[177]基于红外热成像技术对“肺开窍于鼻”理论进行临床观察，发现风热犯肺证观察组肺区及鼻窍温度升高，红外热图显示热偏离，验证了中医藏窍理论中“肺开窍于鼻”的正确性。刘妍彤等[178]从经脉络属、生理功能、病理状态等方面阐述肺鼻关系，提出支气管哮喘为“肺鼻理论”中的特异性疾病，特禀质为“肺鼻理论”下的肺系疾病中的易感体质。

魏小东等[179]认为肺藏魄的机理是肺为气之本，魄之处，气血盛则魄神旺，魄神旺则魄的活动功能正常而安卧；若肺不藏魄则肺魄不入于舍，在不寐病中会出现以夜寐轻浅、易寤或频寤等为主症之不寐，治疗要以辨证施治辅以安肺魄为法。张伟等[180]对“肺在志为忧”进行阐释，肺主气，悲则气消，易于伤肺，而肺气虚时耐受性差则更易悲忧；悲忧日久耗气伤阴，出现感冒干咳、气短咯血、音哑等肺系疾病，甚则“肺痨”，肺主皮毛、肺开窍于鼻、在液为涕等在“悲忧伤肺”中都有所体现。马淑然等[181]通过观察肺组织褪黑素受体的季节性变化以揭示“肺应秋”的调控机制，通过大鼠动物实验发现“肺应秋”免疫调控机制与肺组织褪黑素受体的季节性变化有关，松果腺在“肺应秋”免疫调控过程中起着重要的高位调节作用。

（六）肾藏象理论的研究进展

关于肾藏象的研究一直是藏象研究的热点。如沈自尹等自 20 世纪 50 年代始，持续数十年研究，提出中医肾与下丘脑 - 垂体 - 靶腺轴相关的观点。专家学者们采用多种方法和技术手段开展多层次多系统深入研究，涉及肾藏象的发生学研究、肾与其他脏腑官窍的关系、相关疾病的研究等多方面。

1. 肾藏象相关概念研究

中医学肾的概念与现代医学肾脏概念既有相通之处，又有自身特点。中医学的肾主水功能与西医肾脏的泌尿功能相似，其他如主藏精、主生长发育与生殖、主纳气等与形态学的肾脏基本无关，这些功能实际是中医整体观察思维的结果。关于中医肾精、肾气、肾阴、肾阳的概念，明显是源于中国古代哲学并加以改造的，但其概念界定及关系认识，目前尚无定论，争议的焦点在于肾气、肾阴、肾阳是物质还是功能的表现。如郑洪新等[182]持肾精、气、阴、阳物质论，张磊等[183]认为肾精、气为物质，肾阴、阳为功能。

肾为“先天之本”，其中关于天癸的本质研究成为热点，主要包括物质论、非物质论和物质功能统一论，围绕天癸与肾精、肾气、脑、玄府的关系而阐发。郑洪新等[184]将肾藏象理论总结为7个系统结构：肾-精系统、肾-脑系统、肾-髓系统、肾-骨系统、肾-元气系统、肾-津液系统、肾-天癸-冲任系统。黄建波[185]认为可以从中华传统文化发展、中医肾藏象学说发展、“先天之本”具有相对性、孕育子代生长发育、临床实践有效性、肾在五脏六腑的重要性以及中医生命观等角度创新发展“肾为先天之本”理论体系。

在肾藏象学术源流研究方面，赖敏等[186]认为古代医家基于肾与膀胱解剖结构的关系以及从自然界水循环向人体水代谢的隐喻映射，构建了肾主水和气化的功能，逐渐形成中医肾藏象学说。王剑男[187]认为《内经》中虽有对肾藏精、肾气的论述，但并未提及肾精、肾阴和肾阳的相关内容；《内经》中与肾脏相关的病名较现今繁杂，部分病名已较少使用，部分病名被划为不同系统范畴。谷建军团队[188-189]认为两汉隋唐时期是肾藏象理论形成和发展的关键期，肾藏象理论从初具理论及辨证论治体系，过渡到重视治法方药及临证发展；宋以后，肾藏象体系中，肾脏逐步被命门所取代，认为命门太极本体论体系的建构，阐明了心肾相交为生命运动的基本机制，是藏象理论体系哲学化的关键转折。郝雅楠[190]认为明清时期肾系理论有很大发展，各医家提出诸多新观点，如对于肾命的位置、功能有了新认识，对肾与五脏的关系有了更深层研究，通过肾与天癸、肾与冲任、肾与心脑、肾与胞宫的论述而更加明确了肾对生殖的主导作用。

2. 肾的生理功能与特性研究

对肾的生理功能研究主要集中在肾藏精、主水、主纳气等方面，在肾藏精方面研究尤其深入，涉及理论内涵、功能阐发、现代科学诠释等。由上海中医药大学王拥军担任首席科学家开展“基于‘肾藏精’的脏象理论基础研究”973计划中医理论基础研究专项。该项目提出中医“肾藏精”的现代生物学基础是各种干细胞及其微环境生物功能（沉默与唤醒、增殖与分化）与信息（细胞信号传导）的总和体现，探讨了“肾精”编号与NEIC-Me、干细胞生物学功能改变的相关性，认为补肾填精中药可能调控干细胞相关基因的表达变化，从而影响干细胞的生物学作用，展示了从肾论治肾精亏虚型慢性病具有共性调节规律。

郑洪新等[191]提出肾藏精藏象理论是3个层次结构，即道、象、器形成的概念体系。吕爱平等[192]则强调了肾藏精“形神合一”的内涵。王长江等[193-194]则基于Klotho基因抗衰老和氧化的生物学效应对肾藏精的科学内涵进行探讨。陈立等[195]则从骨形态发生蛋白-7的分泌途径和生物学功能探讨肾藏精理论的物质基础。也有学者对肾藏精与DNA、与干细胞及其微环境、与NEI网络、与维生素D的关系进行探讨。

对“肾主水”的功能，李锋等[196]认为其含义包括人体水之范畴、功能、输布、排泄和通路五个方面，并认为水通道蛋白与肾主水的关系密切。朱国双[197]则对成纤维细胞生长因子与肾主水的关联性进行理论探讨。成西等[198]认为肾主水存在季节节律性，对人体水液代谢进行调控。

在“肾主纳气”研究方面，李文等[199]认为春秋战国时期是该理论萌芽阶段，汉代开创补肾纳气法治疗喘证之先河，宋代明确提出“肾不纳气”，明清时期理论走向成熟。范锐等[200]认为缺氧和肾不纳气是慢性阻塞性肺疾病（COPD）合并肺动脉高压进程中两种相互耦联的病理状态。按病变累及的病位分三期论治，单纯COPD期肺气虚耗，气失所主，治疗当以补肺益气；COPD合并肺动脉高压期母病及子，肺肾两虚，治疗当以温肾助阳；右心衰竭期相火失位，君火不明，治疗当以振奋心阳。张孟子等[201]认为维生素D与肾藏精主纳气之间可能存在一定关联，调节维生素

D 轴可以作为治疗肾不纳气的新思路。

对肾的生理特性研究，主要围绕肾主封藏（蛰）展开，学者对其特点、结构学基础、基本原理等进行探讨。如郑洪新[202]认为“肾主蛰藏”的基本原理包括四个方面，即：四时五脏阴阳的取象比类、肾之精气宜封藏闭藏、肾之相火潜藏守位和肾主纳气、固胎、主水、主二便等。

3. 肾与形窍志液时的关系研究

关于肾与形窍志液时的关系研究，主要涉及肾主骨生髓化血、其华在发、肾开窍于耳及二阴、肾脑相关及“肾应冬”等问题。

有关“肾主骨生髓化血”的研究，主要结合肾脏内分泌、骨代谢、骨相关疾病、脑相关疾病展开，特别在骨质疏松症、阿尔茨海默病相关方面研究较多，如邵向阳等[203]认为，骨髓间充质干细胞（BMSCs）的增殖能力及多向分化潜能，与肾藏象的生理病理变化有相似之处。现代研究表明补肾中药能促进 BMSCs 增殖并诱导其定向分化为成骨细胞、神经细胞、生殖细胞，认为这有助于揭示“肾藏象理论”的物质基础和科学内涵。吴佳莹等[204]基于骨质疏松症探讨“肾主骨”的性别差异，认为男女不同的生理特点、生长发育进程、生殖机能及病理特点等，造成男女在骨质疏松症的发病时间、发病率和程度上均存在明显区别。陈薇等[205]基于“肾生髓”理论对肾精与脑认知功能的关系进行探讨。路艳等[206]认为肾精充足对造血干细胞的分化能力、增殖及增殖潜能有促进作用。

有关“肾其华在发”理论，王林群[207]认为其内涵包括六个方面：毛发长脱与肾气关系密切、肾精化生元气激发毛发生长、毛发变化存在肾气女七男八的盛衰节律性、肾藏精为生理基础、精血同源以濡养毛发、肾-脊髓-脑髓-头发形成一条通路。对“肾开窍于耳”理论，黄树明等[208]结合近年来关于中医学“肾”的对应于现代生理学的下丘脑-垂体-性腺轴以及下丘脑-垂体-肾上腺轴和下丘脑-垂体-甲状腺轴等内分泌功能的研究成果，认为基于内分泌功能对听觉的调节来探索“肾开窍于耳”理论的机制，可以为探索益肾法治疗听觉系统疾病的机制以及其理论的现代科学实质提供线索。

关于“肾应冬”的本质，刘淼[209]通过动物实验研究“肾应冬”的生物学机制，证实生物钟基因 per1、per2 具有一定的季节节律性，并且参与

了下丘脑 - 垂体 - 肾上腺轴对机体的调控过程；认为“肾应冬”生理机制与下丘脑 - 垂体 - 肾上腺轴褪黑素的变化，G 蛋白介导和第三信使 c-fos、c-jun 参与的细胞信号传导系统密切相关。韩俊阁等[210]亦通过动物实验观察冬夏季节下丘脑 - 垂体 - 肾上腺轴（HPA 轴）中激素及其受体的变化，发现 HPA 轴的机能冬季显著高于夏季，从生物学角度探讨了“肾通于冬气”的可能机制。

4. 命门研究

命门学说是明清时期中医理论发展的重要内容，其发展阶段大致可分为：战国秦汉魏晋时期已具雏形，之后不断传承；至金元时期中医学派发展，为命门学说的应用和拓展创造了重要条件；明清时期，随着宋明理学的影响，温补学派的崛起，命门学说成为研究热点。

关于命门的具体概念，部分学者认同命门与肾同为一体，但大多数学者认为命门不同于肾，存在独特的定位与功能表现，开展了命门的实质研究、功能研究、命门与肾的关系研究等，提出命门是“第六脏”、先天之本、命门统五脏、命门为脑等观点。如师双斌[211]认为命门为性命之门，与肾关系密切，为藏精之所、元气之根，调控机体各脏腑功能活动和全身阴阳；齐城成等[212]认为命门是人体第六脏，与三焦成阴阳表里的对应关系；李德帅等[213]认为命门并非左肾或者右肾，而应当是一个独立的重要脏腑，统管人体一身之阴，是元阴元阳生化之地，是人体的藏精之腑，是阴阳转化的枢纽之一。命门腑的经脉为任脉，从现代解剖学角度来看，命门腑应当归结于垂体 - 甲状腺 - 肾上腺 - 性腺轴这个分泌系统。林明欣[214]基于对《外经微言》的解读，对命门学说的理论研究及临床应用进行了系统阐发，得出结论：“命门为五脏之主”“命门为十二经之主”“命门为‘生命之门’”“命门学说是中医学传承、创新、发展的‘命门’”。席崇程[215]结合知识图谱与定性定量研究方法，研究明代温补学派肾命学说的核心组成、基本框架和临床应用等，并基于名老中医治疗腰痛的辨治特色，探讨明代温补学派肾命学说的临床应用等。

（七）六腑与奇恒之腑的研究进展

中医藏象研究以五脏为核心，六腑与奇恒之腑作为五脏的从属和补充，相关研究多在五脏研究中涉及，加之六腑的形体结构与现代解剖实体器官基本相符，故研究较少，故本节内容总括十余年来六腑与奇恒之腑的研究进展，予以简要阐述。

1. 脑的理论研究

在脑理论研究方面，现代学者基于前人“心主神明”的理论，积极开展“脑主神明”的探索。20 世纪 80 年代以来，以王永炎、任继学等为代表的学者团队开展中医脑病研究工作，形成大量研究成果。2007 年，王永炎和张伯礼主编的《中医脑病学》由人民卫生出版社出版，王琦认为该书推进了中医学科分化与构建、推动了中医脑病治疗学的丰富与提高。特别是近十余年来，中医脑病学科快速发展，在脑病的诊断、治疗、科研和新理论构建上都做出重要贡献。如 2018 年，林亚明等主编出版《中医脑病学》教材，2020 年，周德生等开展的“脑藏象理论构建及中风病的辨治应用”研究获湖南省科技进步奖二等奖等。

狄舒男等[216]认为中医藏象理论体系对脑的独立生理、病理描述较少，影响了临床诊疗效果，通过溯源《内经》，分析了中医脑的相关理论形成背景，初步归纳总结脑的生理病理。周德生等[217]基于中医基础理论的逻辑框架，利用分形理论，将脑藏象理论分为脑髓脑室 - 脑脏腑系统、脑脉脑络 - 脑经脉系统、官窍神窍 - 脑窍系统、脑气脑血脑脊液 - 脑精气系统等方面，认为脑的功能相互区别又相互关联，从整体观和分形观角度阐释脑功能的复杂性和实用性。此外，有许多学者对脑与心的相关性进行探讨。

2. 胆的理论研究

现代学者对胆的理论研究主要涉及胆的功能讨论，如对胆汁的生成、贮藏和排泄功能、胆主决断功能的阐释。特别对“凡十一脏取决于胆”的讨论见仁见智，邢玉瑞[6]353-357认为可总结为错简说、字误说、维持原文说等 3 类。刘绪银[218]从历代医家论述、胆的生理功能与胆为中正之官三个方面对“凡十一脏取决于胆”的内涵进行阐述，认为诸多脏腑疑难杂病均可从胆论治，如肝病泻胆、利胆和胃、心病治胆、利胆宣肺、利胆护肾、利胆畅腑等。

于东林等[219]认为中医较早认识到胆腑具有贮存和排泄胆汁的功能，

并提出胆中所藏的“精汁”是胆主决断的物质基础，但认识到胆具有消化功能较晚，应该是在清末民初之后受西医学的启发而得出的结论。

在胆主决断理论渊源方面，乔思雨等[220]认为胆储存、分泌、排泄胆汁，并决定胆汁存泻的时机和多少是“胆主决断”的实质。这种决断的表现形式包括调节五脏六腑的藏泻满实、调节饮食物的化生代谢、调节气机、调畅气血等，胆的解剖特点、脏腑归属及藏泻并兼的功能特性是胆主决断的生理基础。

许睿[221]对《内经》胆腑理论进行研究，认为六腑之胆以胆囊为原型，奇恒之胆则源于对男性生殖器官的观察；提出六腑之胆主藏泄胆汁，奇恒之胆主藏精种子，认为奇恒之胆的功能演化为少阳春升之胆，具有枢转阳气、主决断的功能，以此阐释“凡十一脏取决于胆”“胆主决断”等理论，其观点具有一定新意，但尚待商榷。高斐宏等[222]认为《内经》对于胆的性质功能有十一脏说、十二脏说、五脏六腑说、奇恒之腑说，同时对与胆腑和胆经相关的病症、代表性症状予以总结。邢亦谦等[223]认为《内经》中奇恒之腑之“胆”，是古人对人体之胰最早的描述。并认为胰的内、外分泌部分别行使着中医“肾”和“脾”的功能，分属于两大脏腑体系。

3. 胃的理论研究

在中医胃相关理论研究中，对“胃气”的讨论较多。方春平等[224]认为胃气内涵有四：脾胃功能在脉象上的反映、胃中水谷精微、胃主通降、受纳腐熟水谷。陈文林[225]认为胃气包含一身之气、胃腑功能、气机升降、脉气盛衰、舌苔有无、面色善恶、病理变化、药物煎服八个方面。

此外，学者对胃阴的概念讨论也较多，如曹刘等[226]认为胃阴学说发源于《黄帝内经》与仲景，继承于河间学派，先导于明代诸医家，并最终发扬于清代叶天士等医家，作为脾阳学说的对立统一面，具有独立的理论体系、辨证准则和治疗方法，补充和完善了中医脾胃理论。冯雨露[227]认为胃阴一指胃腑本身的组织，二指胃气中起到帮助胃腑和降及濡润作用的功能部分，认为胃腑自身的生理特性和胃阴理论的历史发展原因导致了人们对胃阴理论的理解偏颇和临床应用限制。周向阳等[228]认为胃阴和脾阴的构成和生理功能均不同，脾阴主升，胃阴主降，脾阴主营血，胃阴主津液，当定位分治脾阴虚和胃阴虚。

4. 膀胱的理论研究

现代学者对膀胱藏象的研究，主要集中在膀胱主津液、气化功能。郑敏麟等[229]认为中医膀胱是水液代谢的一个中心环节，其功能与整个泌尿系统相当。对膀胱贮排津液的机理不少学者也结合肾阳气化、脾气转输、三焦气化、膀胱经脉阳气等进行阐发。如章增加[230]基于“卫出于下焦”的认识，认为膀胱所藏津液，赖巨阳蒸化，故膀胱“巨阳”为卫气、尿蒸化的动力。赵建生[231]认为膀胱“藏津液”功能可理解为肾脏系统在中医“膀胱”水平以上对水分的充分吸收过程，而所谓“传化”功能，则是在“膀胱”水平以下的储尿和排尿于体外的过程。现代解剖学所指认的肾脏，对中医的膀胱功能而言，是一个重要的“气化器官”。

5. 三焦的理论研究

现代学者对三焦的研究主要涉及三焦源流、形质和现代科学诠释等。

“三焦”一词出自《内经》，多指六腑中的“三焦腑”，又有分为上中下三焦等，历代医家对三焦的形态和功能的认识不一，至今尚难达到统一认识。对三焦的形质解释主要有两种：“有形”“无形”。对“有形”三焦，现代学者有通道说、胰腺中心说、膜腠三焦说、循环结构说、淋巴系统说、神经系统说等；“无形”三焦说包括内分泌系统说、三焦受体说、水液气化通道说、以肺脾肾为中心的三焦气化系统说、以心肝肾为中心的三焦相火系统说等[6]372-382。孟晓辉等[232]认为在《黄帝内经》中作为六腑之一的“三焦”和书中的“上焦、中焦、下焦”之间并没有从属关系，认为《黄帝内经》中“上焦、中焦、下焦”乃是胃火腐熟水谷之后生化成的三种物质，自《难经》开始，才将“上焦、中焦、下焦”从属于“三焦”，视为六腑之一的“三焦”的3个部分。田合禄[233]认为《内经》三焦说的内涵有腑三焦、部位三焦及手足三焦之分。认为三焦有形有名，本于脾胃，位于肌肉，三焦腑是有形的腠理，具备能藏能泻的腑功能；部位三焦统一于胃，实为一个三焦；三焦相火根于胃脘，主一身之阳气，相火主腐熟水谷生化营卫气血；三焦出上为上焦，名手三焦，主心肺；出下为下焦，名足三焦，主肾膀胱的气化，排泄二便，传导糟粕，涉及小肠、大肠、膀胱及肾。刘彧杉等[234]通过三焦膜性管道理论分析认为，三焦为涵盖各类脏腑器官体腔的包膜及淋巴间质组织，具有运行水液元气、调畅气机气化、化生护卫精微等作用。

6. 小肠的理论研究

在现代藏象理论研究中，多将小肠与心藏象一起探讨，单独论述小肠藏象的报道少见。刘巨海等[235]系统梳理中医小肠藏象理论，认为小肠形态描述和内景图谱变化并非明显。小肠功能中，化物功能转移至脾；泌别清浊功能内涵发生转变；心与小肠主血的认识出现迁移；疝气、关格等小肠疾病归于他脏；"小肠代心受邪说"未得到充分发展，小肠藏象理论呈现出逐步发展、变化、扬弃的态势。

7. 女子胞的理论研究

在女子胞理论研究方面，有学者对其概念进行发挥，如袁霞[236]认为"女子胞"当释为"女胞与子胞"为妥，可将"女子胞"理解为男性及女性生殖器官。亦有学者结合妇科临床探讨，如郁悦等[237]认为子宫腺肌病病变部位在女子胞，女子胞藏精、主生殖，是冲、任、督脉的起源，且与三脉关系密切，临床中以调补冲任、振奋督阳等方法治疗子宫腺肌病常可取效，恢复女子胞的藏泻功能成为治疗的目的与前提。

（八）脏腑关系的理论研究

中医脏腑关系理论是现代中医藏象理论研究的热点，以邓铁涛提出的"五脏相关学说"、高思华主持的 973 计划项目"'肺与大肠相表里'的脏腑相关理论的应用基础研究"等为代表。本部分主要从脏 - 腑相关、脏 - 脏相关和腑 - 腑相关三个方面进行综述，择要分类总结如下。

1. 脏 - 腑相关理论研究

（1）心与小肠相表里的研究

关于心与小肠相表里的研究，不少学者从"肠 - 心轴""脑 - 肠轴"、肠道微生态、肠道菌群等角度予以阐发。如陈建飞等[238]基于"肠 - 心轴"诠释"心与小肠相表里"理论，以心与小肠在结构、生理、病理联系为基础，以高血压病、心力衰竭和冠心病三种常见心血管疾病为例，详细阐述了肠道微生态对心血管疾病发生和进展的影响。徐天成等[239]认为"心与小肠相表里"是中医理论对神智与胃肠道联系的高度概括，小肠主水液吸收，心主神明，心与小肠联系的内容与中医的脑、肾等密切相关，而又与 HPA 轴、脑 - 肠轴等现代医学理论契合。王世荣等[240]亦认为“心与小肠相表里”与“脑 - 肠轴”理论相通，脑与肠道菌群是相关的，同时阐述了脑对肠道菌群的调控和肠道菌群对中枢神经系统疾病的发生、发展的影响。郭宗耀等[241]对“心与小肠相表里”理论的源流与发展进行探索，认为中医藏象理论的“心与小肠”与现代解剖学的“心与小肠”不等同，并从文字起源、经络基础、生理基础、病理基础、临床运用及现代研究方面阐释该理论。刘声等[242-243]则认为小肠上端的 H.D 细胞能分泌血管活性肽，而血管活性肽可增强心肌收缩力，对行冠状动脉、肝动脉有强烈的扩张和降血压作用，另外，循环血量的改变能影响小肠吸收、分泌和运动，而小肠分泌的激素也能影响心脏；他们发现胚胎发育早期，“心”与“肾”实质细胞在基因表达水平存在明显相似性，且主要体现在形态发育上，认为“心与小肠相表里”更有可能与心肾相关。毛迎迎[244]从“心与小肠相表里”理论探讨脑衰老及补肾健脾开心法延缓脑衰老的机理，认为衰老是脑 - 肠相关功能衰退并表现为神志影响的综合进程，并通过动物实验方法探讨补肾健脾开心法改善脑衰老相关炎症的有效性及其作用机制。吴生兵等[245]则通过电针心经观察心肌缺血大鼠小肠肠道菌群的变化，从电针实验角度探讨了心与小肠相表里的理论，认为肠道菌群可能参与了电针心经改善心肌缺血效应。

（2）肺与大肠相表里研究

在脏腑相关的理论研究中，肺与大肠相表里的研究是近十年来的一大热点，曾得到多个国家自然科学基金、国家重点基础研究发展计划项目的支持。北京中医药大学高思华担任首席科学家开展“‘肺与大肠相表里’脏腑相关理论的应用基础研究”973 计划中医理论基础研究专项，该项目从多角度对“肺与大肠相表里”理论的科学内涵、生物学基础和相关机制等进行诠释阐发，认为“肺与大肠相表里”应理解为“肺与大肠互为表里”，发现肺与大肠在组织发生学，及胚胎期早期的增殖与凋亡、黏膜免疫、平滑肌功能及水通道的功能上，存在发育及相应功能的某种同步性；发现阻断腹腔淋巴回流能减少腹腔感染大鼠肺组织中性粒细胞浸润和 TNF-α 释放，从而减轻肺损伤；发现生大黄或芒硝刺激大肠，可特异性调节肺脏中神经肽 SP、VIP 及其受体的分泌，有助于提高肺系疾病的治疗效果；并基于临床研究阐明严重腹腔感染与急性肺损害、溃疡性结肠炎与肺功能异常的相关性。

在现代科学诠释方面，不少学者从形态结构相关、生理功能相关、黏膜免疫相关、神经免疫相关等角度进行阐发。如田甜等[246]认为肺与大肠相表里的内涵有四：经脉络属是其关系基础，升降相因是关系核心，病理相传是关系表征，肺肠同治是其应用，并认为肺、大肠、皮毛的物质统一体是一个“全息界面”，三者功能相关性变现为“卫气”的卫外功能，与公共黏膜免疫有相似性。李立华等[247]认为“肺与大肠相表里”虽然主要是功能间的相互联属，但可能与其原始同源性相关，肺与回肠、结肠在胚胎组织发生上存在时相上的同步性，肺与大肠在胚胎发育过程中就具有黏膜免疫相关性的物质基础，二者具有生理机能相关性。刘声等[248-249]研究发现，在胚胎发育 3 个时期，肺与肠基因表达均存在不同程度的相似性，早期二者相似基因表达主要体现在上皮细胞形态发育上；中晚期则主要在于二者功能上。王宪正等[250]认为“肺与大肠相表里”理论研究主要涉及经脉络属、阴阳学说及藏象理论；临床研究方面主要用于指导药物治疗，包括肺病治肠及肠病治肺，针灸治疗应用较少；实验研究主要从实体结构、黏膜免疫、肠道菌群等方面，近年来有“肠 - 肺轴”的提法。

（3）脾胃气化理论研究

张小萍基于临床提出“脾胃气化学说”，阐述脾胃气机升降出入、纳化、燥湿等，并重视脾胃气化学说与肠道菌群失调疾病之间的联系，结合传统中药人中黄与现代粪菌移植的临床应用，认为中医以脾胃气化指导治疗肠道菌群失调疾病，在调理机体免疫功能、肠道菌群平衡方面，有独特的优势，深入研究肠道菌群与脾胃气化间的关系，可为治疗相关疾病拓展思路[251-252]。曾英坚等[253]基于中医脾胃气化理论治疗难治免疫性血小板减少症，疗效得到显著提高。刘頔[254]基于“阳道实，阴道虚”理论对脾胃气化进行研究，构建脾胃虚实气化“内循环”和三阴三阳“气化层”的脾胃气化模式，从脾胃阳道实阴道虚气化理论解读《伤寒论》的三阴三阳理论。

（4）“肝与大肠相通”理论研究

关于“肝与大肠相通”理论研究较具特色，结合现代医学的肝 - 肠轴相关理论从微观角度进一步丰富完善了其理论内涵。如毛艾琪等[255]基于“肝与大肠别通”理论，认为肝与大肠生理上都与水谷精微的运化输布、气机升降、腑气传导等功能相关，足厥阴肝经与手阳明大肠经之间存在间接联系；现代西医提出“肠 - 肝轴”“肝肠循环”等概念，为“肝与大肠别通”理论提供解剖生理、微观生物学上的解释。王朝军等[256]认为“肝与大肠相通”的核心内容包含三焦别通关联、开阖枢气化相通、肝寄腑于大肠、大肠兼具金土双重属性、肝与大肠的功能影响五个层面。姜惠中等[257]以“肝与大肠相通”为基础，分析肝肠之间的病理生理联系，提出在结直肠癌肝转移的发病机制中，五行关系是传变的关键，经络系统是转移的重要途径。陈果等[258]认为将“肝 - 肠轴”和“脑 - 肠轴”学说联系而成“肝 - 脑 - 肠轴”，延伸两种学说的覆盖范围，可以将脑、肝、肠从病理生理上有机地结合起来，为相关疾病提供新的干预手段和治疗措施。李洪海等[259]认为肠道菌群属中医学“虫”的范畴，肝气对肠道菌群具有始动疏调的作用。因此从调肝角度出发，或可为临床上因肠道菌群失调所引发的病证提供新的治疗思路。

（5）心脑相关性研究

心与脑的相关性无论是在理论还是临床上，均受到越来越多学者的重视，取得了较多进展。上文已对中医脑病的理论研究、心主神明与脑主神明等内容有所介绍，亦有不少学者基于“心脑共主神明”说等提出“心脑相关”“心脑同治”，为心源性脑栓塞[260]、睡眠障碍[261]、阿尔茨海默病[262]、冠心病[263]等神经系统疾病、精神疾病和心脑血管相关疾病的防治提供理论指导。

2. 脏 - 脏相关理论研究

关于脏 - 脏相关理论的研究较丰富，但多侧重于治则治法范畴，本篇仅择要介绍。

（1）“五脏相关”理论研究

邓铁涛于1961年首次提出“五脏相关”的构想，经过数十年的研究发展，于2005年，由广州中医药大学牵头，邓铁涛担任首席科学家，开展“中医基础理论的整理与创新研究”973计划中医理论基础研究专项。许多专家学者在此基础上开展五脏相关理论研究工作，如朱向东等开展的

“基于‘五脏相关’不同治法治疗溃疡性结肠炎的疗效机制及应用研究”获 2018 年度甘肃省科技进步奖二等奖，刘淑荣等开展的“基于整体观 - 五脏相关理论强心康颗粒治疗慢性心衰系列研究及应用”获 2019 年度吉林省科技进步奖二等奖等，五脏相关理论体系得到了不断完善，在临床实践中也发挥了积极作用。

（2）心脾相关理论研究

对于心脾相关理论的研究，李朝[264]分别从心脾相关的理论渊源、生理基础、直接作用机制、间接作用机制、生理体现等方面探讨心脾相关的理论内涵。吕萍等[265]基于中医脏腑生成说，阐发心是随脾生成后而衍生出来，心是充实与完善了脾的功能；并从神明为五脏所主探讨其源本，认为中医脏腑的核心是在脾，并非在心，脾与心是呈主从关系。展现心脾气血互济、神意相承的密切相关及其临床运用意义。

（3）心肾相交理论研究

陈伟等[266]认为“心肾相交”的物质基础可能与 vitamin D-FGF23-Klotho 轴、RAS、维生素 D 轴功能有关。林飞等[267]认为，中医补肾法在治疗冠心病、心律失常、慢性心力衰竭等疾患中优势更明显。黄梅花等[268]提出蛋白尿是心血管疾病发生的早期预测因子，冠心病常是蛋白尿患者的并发症，“心肾相交”“水火既济”，心肾功能才能协调，故肾病可及心，肾心同病，蛋白尿与冠心病存在内在关系，降低蛋白尿具有保护心血管的作用。

（4）肝肾同源理论研究

刘玉莲等[269]对“肝肾同源”理论研究图谱进行可视化分析，认为当前主要的研究方向和趋势是“名医经验”，直观展示了该领域的研究历程、研究热点及发展趋势。胡哲恺等[270]认为肝与心为母子之脏，结合现代医学理论探讨甲亢并发快速性心律失常，可以心肝同治原则作为辨治思路。

（5）心肝同调理论研究

李志强等[271]基于疾病的发生、发展及演变规律，从心肝阴阳相关、五行共济、经脉络属、气血互调、七情相系等理论出发，系统探讨了冠心病合并抑郁由肝失疏泄、心脉不畅到心肝互损、情志异常的病机演变过程，提出行气解郁、益气活血、心肝同调是冠心病合并抑郁的基本治法。刘环宇等[272]探讨中医“肝主疏泄”理论与快速性心律失常的相关性及发生机制，认为肝与心在情志上密切相关，通过动物实验研究发现大鼠心律失常时血浆神经肽 Y（NPY）有明显升高，ECG 观察证实肝主疏泄调解易激惹情志与快速性心律失常发病有直接相关性，NPY 在快速性心律失常发作致心脏损害过程中起重要作用。

（6）肝肺气交理论研究

魏雅川等[273-274]认为中医理论所主张的“左肝右肺”之说强调了“肝肺气交”的重要性，通过超弦理论可以更清楚地理解中医肝肺气交理论，可更清晰地阐述目前医学中单靠解剖无法回答的难题，并基于长期临床实践提出寻常型银屑病具有以“热”与“风”为始动因素，以肝肺气交失常为核心病机的疾病动态发展规律，通过构建中医肝肺气交理论，对银屑病、特应性皮炎、红斑狼疮、系统性硬皮病等自身免疫性疾病进行相应诊疗，取得满意疗效。

3. 腑 - 腑相关理论研究

对腑 - 腑相关的理论研究目前较少。刘亚楠[275]认为，胃、小肠、大肠三者共同构成了肠胃的整体结构，肠胃内、外气化是一个完整、统一的过程；其中胃在肠胃内气化中发挥主导力量，脾在肠胃外气化中占据主导地位，整个过程以五脏为核心，由脾胃发挥决定性作用；饮食入肠胃消化、吸收、排浊输出的过程，主要由肠胃内气化承担；肠胃外气化中肠胃的气化功能为生命提供营养之源头，为五脏系统的生理功能提供物质能量来源，从而达到“气归于权衡”“合于四时五脏阴阳”的整体生命要求及“天人合一”的要求。

4. 其他脏腑关系理论研究

在脏腑关系理论研究中，一些学者结合现代解剖学知识进展拓展创新。如王磊等[276]基于中医耳与脑、脏腑与脑、耳与脏腑之间的联系，结合体表刺激耳迷走神经 - 孤束核 - 默认网络脑效应机制研究，将传统针灸与现代医学相融合，提出“耳脑脏腑”相关理论。文愈龙等[277]以“脏腑 - 膜原（玄府）- 眼目”气血输布轴理论勾连五轮八廓学说、肝窍学说及玄府学说，分析脏腑精气化生，上注荣润眼目的气血生成转化输布过程，简述五脏系统气血生成与眼目气血灌注之间存在的物质联系。特别是近年来，玄府相关理论研究受到关注，如余海龙等[278]认为玄府作为中医在人体结构认识上最细微的单位，与机体精、气、血、津液、神运行息息相关，不少现代疾病可通过开玄府论治，并概括出玄府 - 气液理论、玄府 - 脉络理论、玄府 - 天癸理论等相关理论；王明杰等[279]主编《玄府学说》，从玄府学说的形成与发展、基本内容、开玄府方药、治法举要及临床各科应用研究等方面构建玄府学说体系。此外，如娄文凤等[280]探讨甲状腺与肾的关系亦具有新意，认为从“象”而论，两者在解剖位置、形态、结构上具有诸多共同点，且循经相连，络属足少阴肾经；生理上，两者均有促进机体生长发育、生殖的功能，参与机体的水液代谢和阴阳平衡的调节；病理上，肾虚损的病理表现与甲状腺功能减退症、甲状腺功能亢进症等疾病表现类似。

二、现状评述

（一）进一步加强藏象理论的概念研究

概念研究历来是藏象理论研究的重点，在近十年的研究中也占据了相当的比例。然而当前的一部分藏象理论概念研究仅停留在文献考证或个人主观想象推理的阶段，或老生常谈、了无新意，或标新立异、华而不实，或望文生义、混淆概念，比如邢玉瑞通过总结发现现代对肺主治节的诠释有治理调节说、生命节律说、功能节律综合说、生理秩序说、肺主治理关节说等 5 种，对“罢极”的诠释更有运动说、疏泄说、刚柔说、调节说、功能总括说、将军之官说、目功能说等 7 种之多，认为其中部分诠释存在脱离原文语境和中西医概念混淆的误区，部分诠释则有过度诠释之嫌，笔者在研究中深有同感，一些藏象概念相关的研究成果虽已面世，但很难取得学界的认同与共识，对藏象理论的传承发展也没有积极助益。藏象理论部分概念的众说纷纭和尚无定论，在很大程度上已经比较严重地影响了相关研究的深层次推进。

有鉴于此，对于今后藏象理论概念的研究，需要从两个方面进一步加强：一方面是在宏观层面上，要进一步重视和加强藏象学说概念体系框架结构的研究，在对古今中医文献系统研究的基础上，建立结构合理、层次清晰、概念准确、表述规范的体系框架，重视相关权威专家和机构的重要研究成果，进一步推进和完善学界共识，以从整体上加强对藏象理论相关概念的准确理解与把握。另一方面，针对藏象理论的每一个具体概念而言，要以坚实的文献研究为基础，运用多种方法等，进行“名”与“实”的严谨考证，考镜源流，准确把握每一个概念的内涵和外延。同时，在对传承传统理论、遵循学科内在规律的基础上，应适当加强对现实问题的关注，注重开展具体情境下的诠释工作，更多地发掘其解决现实问题的价值与意义。

（二）进一步探讨藏象理论的研究方法

藏象理论研究历来都是中医科研的重点方向，成果众多。然而对于藏象理论研究方法的选择，则鲜有深入的思考与探讨，其中一些研究方法亦尚有商榷的余地。

首先存在较多问题的是对现代医学理论与成果的简单拼接套用。比如直接把中医的“肝藏象”“肾藏象”与现代解剖学上的“肝脏”“肾脏”等同，把现代医学对“肝脏”“肾脏”的研究成果直接嫁接在“肝藏象”“肾藏象”的生理功能和特性上，产生的研究成果很难纳入中医学理论体系中。中西医学分属不同的理论体系，有不同的科学范式，其各自的理论虽然可以指向同一经验事实，但并不等于可以混淆二者的本质差别。在一些中医研究中，存在过度追逐西医研究热点的情况，这样的研究实际上是比较短视的，很难继续深入，也很难产生具有原创性的研究成果。更有价值的做法是从现代医学成果中汲取灵感而加深我们对中医藏象理论的理解，更加客观、严谨地在中医理论指导下，在临床实践中实现理论创新。

另一类常见的问题，是过度运用不符合科学思维的传统方法。比如一些学者喜欢从周易卦象出发开展藏象理论研究，这一方法在中医学发展史中确实起到了启发灵感的促进作用，但以之运用于现代科研，尚需要更多更坚实的文献支持和实践基础，需要注意避免玄学化，敢于去伪存真，否则，得出的研究结论也很难令人信服。还有一些研究，则存在过度诠释之嫌，存在扩大藏象理论整体或局部范畴的情况，泛化了藏象理论的内涵。

值得强调的是，不少具有亮点的研究成果都是建立在科研团队长期持续研究的基础上的，如北京中医药大学基础理论团队长期深耕于“五脏应时”的相关研究，广州中医药大学邓铁涛团队长期对“五脏相关”的探索等，都体现了中医理论研究学科团队建设的重要性。由此可见，只有具备科学严谨的研究方法，研究人员和团队持续向正确的研究方向开展科研工作，才能获得更加有价值的成果。

（三）进一步拓展藏象理论的现代研究思路

近年来，在藏象理论研究方面提出的新观点虽然比较多，但整体而言，从论证的严谨性与理论的实用性而言，相关创新水平还需进一步提升。比如“肝主疏泄”的现代诠释涉及促红细胞生成素（EPO）信号通路、调节性 T 细胞、心理应激性海马损伤、细胞自噬、自主神经功能紊乱、神经 - 内分泌 - 免疫系统平衡失调、血液流变学改变、ALLO 和 $GABA_AR4\alpha$ 亚基基因及蛋白表达变化等，较前人研究都有不少创新，但大部分观点尚停留在假说或猜想的层次，缺乏更高水平的论据和转化应用。

临床实践能力的提升是中医学术不断传承发展的原动力。当代对藏象理论的研究，一方面应紧密地与临床实践相结合，进一步加强对现实问题的关注，注重以提升临床实践能力为目标开展研究工作；另一方面，则要尽量避免单纯从推理而来的主观想象结论，不能将中医理论研究建构在虚化的框架上。然而，当前的一部分藏象理论创新成果，尚存在一些主观推测与过度诠释之嫌，论证过程也有待进一步加强，亦未经过临床实践的检验。这一类创新成果被一些专家学者视为是“为创新而创新”，脱离了理论的临床实用价值，也就很难对中医理论的未来发展产生助益。因此，我们提倡当代对于藏象理论的创新应在传承中医原创理论精华基础上的守正创新，注重回归临床实践，以解决临床存在的现实问题为导向，开展更多更有意义的研究工作。

结　语

中医藏象学说作为中医基础理论的核心与基石，其理论发展至今，已形成一个相对完整而成熟的体系，不仅仅对人体结构及其生理现象做出一定的说明，同时也体现了中医对人类生命与健康观念的认知，并隐含了对人体健康标准的界定。在未来的研究中，可重点着眼于以下五个方面。

第一，注重中医藏象理论概念的统一规范。今后对中医藏象理论的概念范畴应进行更详实规范的“名”“实”考证，在对古今中医原始文献系统研究的基础上，重视相关权威专家和机构的重要研究成果，形成更科学权威的统一界定的概念，进一步细化、丰富，明确概念内涵外延，构建更加严谨完善的中医理论体系框架，让相关研究在同一概念语境下开展研究，才能更容易产生新的成果，更好地促进中医药的发展。在传承研究方面，我们要对既有藏象理论进行系统的诠释，包括藏象基本概念研究、理论体系框架结构研究、思维方式研究、发生学研究、学术源流研究，以及在一定程度上的中西医学比较研究等，以期加深我们对藏象理论的理解与认知，进而为中医理论与临床在当代的创新打下坚实的基础。

第二，注重加强结合临床实际问题。自《内经》以降，每一次藏象学领域出现的理论创新都是针对临床实践中遇到的重大理论问题，都必然伴随着临床实践的重大突破，意味着中医学理论体系的重大进步。在新的历史发展阶段，我们更应积极抓住发展机遇，敢于面对临床出现的新疾病、新问题，探索新方法，总结新规律，以防病治病为中心，使中医藏象理论更好地指导临床、服务临床。

第三，注重合理结合现代科学技术成果。树立与时俱进、勇于争先的意识，积极利用现代科学技术成果，为中医藏象理论的传承发展服务是一条必由之路。面对现代科学技术成果，当代中医藏象理论研究的发展要更加开放包容，但我们在结合现代科学技术成果的过程中，要植根于中医原有的特色优势，遵循科学技术的一般规律和科学范式，不能简单、僵化地套用现代科学技术成果，而要积极汲取其中的营养，有机结合多学科新知识和新成果，进行科学严谨的论证和实践应用探索，来更好地传承中医藏象理论精华，守正创新。

第四，注重现代社会的健康需求。中医藏象理论的科学普及和文化传播尚任重道远。中医药学要注重和积极解决现代社会人群的健康需求，才能获得更好的发展。相关专家学者应进一步重视现代社会的健康需求，重视相关研究的社会效益和价值，更好地为人民群众服务。

第五，注重加强藏象理论学科团队的建设。在未来的中医藏象理论研究中，需进一步契合国家政策要求，遵循学科发展路径，进一步整合资源优势，凝聚团队力量，积极开展多学科、多中心的科研合作，做大做强中医藏象理论学科团队，在相关科学问题研究中，进一步聚焦方向，坚持深耕细作，才能获得更多更有价值的研究成果。

参考文献

[1] 印会河，童瑶. 中医基础理论 [M]. 2 版. 北京：人民卫生出版社，2011：70.

[2] 李经纬，余瀛鳌，蔡景峰，等. 中医大辞典 [M]. 北京：人民卫生出版社，2006.

[3] 王琦，吴承玉. 中医藏象学 [M]. 北京：人民卫生出版社，2012：2-3.

[4] 郑洪新. 中医基础理论 [M]. 北京：中国中医药出版社，2019：39.

[5] 王键. 中医基础理论 [M]. 北京：中国中医药出版社，2016：39.

[6] 邢玉瑞. 中医藏象学说的理论研究进展 [M]. 北京：中国中医药出版社，2021.

[7] 郭蕾. 藏象概念、科学性与真理性诠释 [J]. 山东中医药大学学报，2017，41（2）：102-104.

[8] 王维广. 中医藏象概念研究及新方法的探索性应用 [D]. 北京：北京中医药大学，2018.

[9] 陈小平，孙相如，何清湖. 中国传统文化思想对中医藏象理论的影响 [J]. 中医药文化，2014，9（5）：4-6.

[10] 张宇鹏. 藏象新论——中医藏象学的核心观念与理论范式研究 [M]. 北京：中国中医药出版社，2014.

[11] 贾成祥. 中医藏象学说的文化根源 [J]. 中医学报，2019，34（3）：453-456.

[12] 孙相如，何清湖，陈小平，等. 先秦、两汉时期象数思维的文化渊源及其对藏象理论的影响 [J]. 中医杂志，2016，57（23）：1981-1984.

[13] 何清湖，孙相如，陈小平，等. “气一元论”学说对藏象理论形成的影响 [J]. 中医杂志，2015，56（17）：1445-1448.

[14] 何清湖，孙相如，陈小平，等. 先秦两汉时期五行学说对中医藏象理论形成的影响 [J]. 中医杂志，2015，56（23）：1981-1984.

[15] 孙相如，何清湖，陈小平，等. 先秦两汉时期阴阳学说的形成发展及其对藏象理论的影响 [J]. 中华中医药杂志，2017，32（8）：3367-3370.

[16] 孙相如，何清湖，陈小平，等. 先秦两汉时期“官制文化”的渊源及其对藏象理

论形成所带来的影响 [J]. 中华中医药杂志，2016，31（5）：1761-1763.
[17] 刘珍珠，陈子杰，黄薰莹，等.《黄帝内经》脏腑配属模式探讨 [J]. 中医杂志，2020，61（6）：471-474.
[18] 何慧玲，肖永芝. 宋代脏腑、经脉学说在中日两国的传承 [J]. 世界中医药，2020，15（14）：2178-2183.
[19] 姚蕙莹.《辅行诀五脏用药法要》中五脏辨治规律研究 [D]. 兰州：甘肃中医药大学，2021.
[20] 任北大，熊益亮，钮月盈，等. 探析《医学启源》和《中藏经》中脏腑辨证理论之差异 [J]. 环球中医药，2020，13（1）：35-39.
[21] 刘芸，孙相如，何清湖，等. 解析张元素的藏象观特点及其文化背景 [J]. 中医文献杂志，2020，38（4）：7-10，14.
[22] 郭霞珍. 对中医学藏象理论研究的思考 [J]. 北京中医药大学学报，2008（8）：512-514.
[23] 郑洪新. 中医基础理论 [M]. 北京：中国中医药出版社，2019：41-42.
[24] 马振，赵凰宏，徐江雁. 基于“道 - 形 - 器”的《黄帝内经》藏象观研究 [J]. 中华中医药杂志，2020，35（9）：4576-4578.
[25] 刘玮.《黄帝内经》中的“脏”“象”与脏象学说 [J]. 中华中医药杂志，2020，35（6）：2710-2714.
[26] 王轩，郑允彬，刘玮.《黄帝内经》脏象学说之形象学说浅解 [J]. 中华中医药杂志，2021，36（4）：2238-2240.
[27] 赵磊，刘淑荣，翟颖，等. 中医学脏腑双重属性与逻辑悖论 [J]. 世界科学技术——中医药现代化，2020，22（5）：1392-1396.
[28] 李洪海，韩琦，马月香. 基于易象思维探析八卦——脏腑体系 [J]. 北京中医药大学学报，2021，44（7）：585-590.
[29] 李洪海，李晓，马月香. 基于辟卦的时间节律——脏腑体系谈脏腑应时调摄 [J]. 中华中医药杂志，2021，36（7）：4348-4352.
[30] 李洪海. 基于《周易》象数思维的卦象——藏象理论研究 [D]. 济南：山东中医药大学，2021.
[31] 邓海林. 从形气神三位一体探析《黄帝内经》的五脏功能 [D]. 南昌：江西中医药大学，2021.
[32] 毕伟博，姜旻. 论阴阳藏象学说的基本思想方法 [J]. 中华中医药杂志，2021，36（10）：5777-5781.
[33] 刘文平，夏梦幻，王晔，等. 从体用观解析五脏“以藏为本、以通为用”[J]. 中国中医基础医学杂志，2021，27（7）：1052-1055，1061.
[34] 赖敏. 来自脏腑图的隐喻 [D]. 北京：北京中医药大学，2021.

[35] 宋秋梦. 脏腑与官职映射的隐喻分析与中西医对应句子的 ERP 比较研究 [D]. 北京：北京中医药大学，2021.

[36] 吴承玉，骆文斌，孙鹏程，等. 藏象辨证体系的理论构建研究 [J]. 南京中医药大学学报，2021，37（2）：175-178.

[37] 吴承玉，丁以艳，李支龙，等. 心系藏象病位与病性特征研究 [J]. 南京中医药大学学报，2021，37（2）：179-182.

[38] 徐征，孙鹏程，张蕾，等. 肺系藏象病位与病性特征研究 [J]. 南京中医药大学学报，2021，37（2）：183-185.

[39] 胥波，章莹，徐涛，等. 脾系藏象病位与病性特征研究 [J]. 南京中医药大学学报，2021，37（2）：186-189.

[40] 史话跃，吴承玉，吴承艳，等. 肝系藏象病位与病性特征研究 [J]. 南京中医药大学学报，2021，37（2）：190-193.

[41] 谷鑫，沈卫星，吴承玉，等. 肾系藏象病位与病性特征研究 [J]. 南京中医药大学学报，2021，37（2）：194-197.

[42] 符美虹，王军良，徐莞菁，等. “基于中医藏象理论的疲劳检测与评估系统”临床应用研究 [J]. 中医药信息，2021，38（10）：1-8.

[43] 李闪闪，魏丹丹，蒋士卿. 基于藏象理论探讨化疗药的药物毒性 [J]. 中国实验方剂学杂志，2021，27（5）：198-205.

[44] 姚琼，叶太生，张莹雯，等. 基于藏象及运气学说防治新型冠状病毒肺炎要诀探析 [J]. 时珍国医国药，2021，32（2）：414-416.

[45] 陈胡蓉，杨宇峰，董世彦，等. 基于中医脏象理论构建消渴治疗框架 [J]. 中国实验方剂学杂志，2020，26（11）：200-205.

[46] 程娜. 基于中医藏象理论对健身气功·六字诀养生效果的实验研究 [D]. 南昌：江西中医药大学，2021.

[47] 邢玉瑞. 中医藏象学说的理论研究进展 [M]. 北京：中国中医药出版社，2021：1-26.

[48] 邢玉瑞. 中医藏象学说的临床与实验研究进展 [M]. 北京：中国中医药出版社，2021：1-26.

[49] 李永乐，翟双庆. 中医五脏理论文献研究的现状与展望 [J]. 世界科学技术——中医药现代化，2020，22（4）：1299-1306.

[50] 雷文婷，师建梅，刘琪. 藏象学说发展的探讨与意义 [J]. 山西中医学院学报，2018，19（4）：5-7.

[51] 齐元玲. 心藏象理论发生学研究 [D]. 济南：山东中医药大学，2021.

[52] 赵正泰，马月香. 象思维视域下“心与火”关系分析 [J]. 中华中医药杂志，2020，35（2）：786-788.

[53] 王肖阳，张芯. 元整体观视域下《黄帝内经》的“心”内涵探析 [J]. 中华中医药杂志，2021，36（9）：5229-5233.

[54] 张金玺. 广义“脏气”的“气分为三”假说及其相关问题研究 [D]. 武汉：湖北中医药大学，2014.

[55] 吕艳. 心阳与肾阳的理论与文献研究 [D]. 北京：北京中医药大学，2016.

[56] 卢健棋，韩景波. 对中医“神”的浅识 [J]. 环球中医药，2012，5（9）：673-674.

[57] 章增加. 论“心神”为狭义之神——兼与七版教材《中医基础理论》商榷 [J]. 中医药通报，2011，10（1）：26-27.

[58] 齐元玲，张庆祥. 发生学视阈下心主神明理论的成因探析 [J]. 北京中医药大学学报，2020，43（6）：475-481.

[59] 唐思诗. 中医五神理论溯源及运用阐发 [D]. 广州：广州中医药大学，2020.

[60] 罗川晋，黄进，方俊峰，等. 再论“心主神明”经典立论 [J]. 中西医结合心脑血管病杂志，2018，16（9）：1297-1299.

[61] 张晓梅，刘天浩，卫娜，等. 基于肠道微环境探讨“心主神明”的内涵与外延 [J]. 中医杂志，2017，58（19）：1629-1632.

[62] 曲丽芳，蔡晶，冯蓓蕾. 府精神明与脑主神明 [J]. 辽宁中医药大学学报，2015，17（2）：15-16.

[63] 陈星. 脑主神明及其现代诠释 [J]. 陕西中医药大学学报，2016，39（6）：17-19.

[64] 郑玉娇，许安萍. 论“脑主神明”与经络的相关性 [J]. 世界中西医结合杂志，2017，12（5）：725-728.

[65] 郑敏麟，阮杏林. 论心藏象的宏观与微观实质 [J]. 湖南中医药大学学报，2022，42（3）：492-497.

[66] 程梦慧，许棋，李晓亮，等. 从“此心非彼心”论“脑为君主之官” [J]. 湖南中医杂志，2021，37（10）：121-123，131.

[67] 肖倩. 从“心脑共主神明”论老年失眠症的病因病机 [D]. 杭州：浙江中医药大学，2016.

[68] 陈思馨，纪立金.“心神”与“脑神”之辨析 [J]. 时珍国医国药，2019，30（1）：151-152.

[69] 高兰辙，孙文奇，陈海铭. 心主血脉 [J]. 实用中医内科杂志，2013，27（18）：9-11.

[70] 李晓. 从营卫和调论述当今心血管疾病难点的防治 [J]. 中华中医药杂志，2018，33（3）：824-828.

[71] 赵坤，李成卫，王庆国. 基于《黄帝内经》形气观分析心与血脉的关系 [J]. 中医杂志，2018，59（5）：361-364.

[72] 李晓亮. 基于“心主血脉”从心论治肢体动脉硬化闭塞症的理论与实验研究 [D].

济南：山东中医药大学，2013.
[73] 王琦，吴承玉. 中医藏象学 [M]. 北京：人民卫生出版社，2012.
[74] 王颖晓，李其忠. 中医论心生理特性的发生学探析 [J]. 辽宁中医杂志，2014，41（9）：1848-1849.
[75] 吴欣，朱超，左海燕，等. 基于《黄帝内经》关于心的经脉脏腑相关研究 [J]. 辽宁中医药大学学报，2020，22（3）：97-100.
[76] 李晓芸，杨柏灿. 心肾相交实质探析 [J]. 上海中医药杂志，2014，48（9）：31-34.
[77] 孙欣，任红艳.《黄帝内经》论心之开窍 [J]. 中国中医基础医学杂志，2018，24（7）：873-874.
[78] 张帆. "心开窍于耳" 探析 [J]. 国医论坛，2016，31（5）：16-17.
[79] 郑贤辉，施倩，刘启鸿，等. "心开窍于耳" 之刍议 [J]. 陕西中医药大学学报，2017，40（4）：15-17.
[80] 李涵，修宗昌. 从乐论心开窍于耳 [J]. 中国中医基础医学杂志，2016，22（5）：628-629.
[81] 寇子祥. 陈宝贵教授 "汗为心之液" 新解及辨治体会 [J]. 天津中医药，2017，34（6）：364-366.
[82] 罗颂明. 基于 "心应夏" 理论探讨气温骤变对胸痹发病影响理论及实验研究 [D]. 北京：北京中医药大学，2012.
[83] 杨阳，马淑然，张明泉，等. 中医 "心应夏" 理论内涵探讨 [J]. 中医杂志，2012，53（18）：1534-1537.
[84] 常瑞华，梁红娟，王艳，等. 心应夏理论与褪黑素关系初探 [J]. 辽宁中医杂志，2013，40（7）：1354-1356.
[85] 周瑾，郭朋，田园硕，等. "肝为罢极之本" 刍议 [J]. 中医学报，2021，36（4）：713-716.
[86] 张娟，王小平. "肝者，罢极之本" 新解 [J]. 山东中医药大学学报，2021，45（4）：444-448.
[87] 王孝康，王峰. 试析《黄帝内经》"肝生于左，肺藏于右" [J]. 河南中医，2016，36（7）：1126-1128.
[88] 刘三海，张剑平. "肝生于左，肺藏于右" 新解 [J]. 中国肝脏病杂志（电子版），2014，6（4）：99-100.
[89] 刘文志，陈斌，曾汝芝. 源于 "肝生于左" 探讨肝的中西医比较 [J]. 中医药临床杂志，2019，31（11）：2008-2011.
[90] 李志轩，崔家康，李宁，等.《黄帝内经》"肝生于左" 浅析 [J]. 中医学报，2014，29（10）：1452-1453.
[91] 金栋，李冬梅，杜宝良. 亦谈 "肝生于左，肺藏于右" 暨 "左升右降" [J]. 四川中

医，2012，30（8）：37-38.
[92] 杨晨鑫，赖晓琴，刘锋．“肝生于左，肺藏于右，心部于表，肾治于里”解析 [J]. 中华中医药杂志，2019，34（8）：3661-3663.
[93] 周赛男，喻斌，张彧，等．“肝生于左，肺藏于右”理论起源及临床意义 [J]. 中医学报，2021，36（12）：2535-2537.
[94] 邢玉瑞.《黄帝内经》“肝左肺右”说的学术争鸣与启示 [J]. 中医杂志，2020，61（9）：753-756.
[95] 张宇鹏．简述“肝左肺右”理论的历史发展 [J]. 陕西中医学院学报，2012，35（2）：9-10
[96] 陈红梅．肝气虚病机理论溯源与集成研究 [D]. 杭州：浙江中医药大学，2021.
[97] 高冬梅，高明周，于艳红，等．现代中医肝脏象理论创建 [J]. 世界科学技术——中医药现代化，2021，23（11）：3856-3858.
[98] 邢金丽，张秋云，王天芳，等．肝藏血理论探讨 [J]. 中医药导报，2014，20（4）：1-4.
[99] 寇冠军，郑偕扣，徐强，等．从“脑 - 肝 - 血管”轴初步探讨肝藏血、主疏泄的机制 [J]. 天津中医药，2015，32（2）：124-128.
[100] 张浩，魏盛，李倩，等．从 EPO 信号通路途径探讨“肝藏血，主疏泄”的分子机制 [J]. 北京中医药大学学报，2017，40（2）：107-111.
[101] 杨阳，马淑然，王庆国，等．从生物钟理论探讨“肝藏血、主疏泄”的季节性调控机制 [J]. 中医杂志，2012，53（22）：1891-1895.
[102] 陈晓玉，许颖智．从肝藏血认识女性围绝经期高血压治疗的时间特点 [J]. 辽宁中医杂志，2012，39（6）：1044-1045.
[103] 霍磊，张欢润，詹向红，等．“肝主疏泄”内涵演变 [J]. 中国中医基础医学杂志，2021，27（10）：1533-1535.
[104] 陈攀，徐志伟，敖海清，等．肝主疏泄功能与心理应激性海马损伤相关性研究的概述 [J]. 内蒙古中医药，2013，32（16）：125-126.
[105] 周江霞，敖海清，高寒．从慢性心理应激损伤与细胞自噬角度探讨肝主疏泄的功能实质 [J]. 新中医，2014，46（7）：1-3.
[106] 于晓强，李松梅．肝主疏泄现代研究综述 [J]. 世界中西医结合杂志，2012，7（9）：817-819.
[107] 高冬梅．肝主疏泄调畅情志的中枢调控机制研究 [J]. 山东中医药大学学报，2013，37（5）：368-369.
[108] 赵昌林．肝主疏泄为调控免疫功能的核心 [J]. 中医杂志，2017，58（7）：568-571.
[109] 李倩．肝疏泄失常深层机制—从 ALLO 和 $GABA_AR4\alpha$ 亚基基因及蛋白表达变化

探讨 PMDD 肝气郁证发病机制 [D]. 济南：山东中医药大学，2017.

[110] 阎晶璐，薛晓兴，李君玲，等. 肝纤维化大鼠肝气郁结证与肝藏血关系的研究 [J]. 中西医结合肝病杂志，2016，26（6）：354-357，360，391.

[111] 于宁，翟双庆.《黄帝内经》之“肝主生发”[J]. 中华中医药杂志，2014，29（5）：1291-1293.

[112] 陈乞，王明刚，李瀚旻. 藏象研究的哲学反思与“肝主生发”理论的系统阐释 [J]. 时珍国医国药，2020，31（8）：1939-1941.

[113] 祝建材. “肝体阴用阳”之我见 [J]. 中国中医基础医学杂志，2013，19（9）：1006-1007.

[114] 何流，钱会南. 论肝之体阴用阳及临床应用 [J]. 安徽中医药大学学报，2016，35（2）：1-4.

[115] 冯文林，伍海涛.《黄帝内经》“肝主筋”与“筋脉横解”之肠澼 [J]. 吉林中医药，2018，38（7）：748-750.

[116] 邓雅芳，徐强，王保和. 肝开窍于目理论探析 [J]. 湖南中医杂志，2016，32（3）：139-140.

[117] 段成颖，赵文霞，杨明博. “肝开窍于目”理论探微 [J]. 光明中医，2018，33（13）：1853-1854.

[118] 张玮琼，李军，接传红，等. “肝开窍于目”理论在内障眼病的应用 [J]. 中国中医眼科杂志，2021，31（5）：347-350.

[119] 朱震坤. 基于“肝开窍于目”理论对肝郁气滞型视神经萎缩的临床研究 [D]. 沈阳：辽宁中医药大学，2020.

[120] 赵汉青，王志国. 试析中医魂、魄理论的发生学原理 [J]. 光明中医，2013，28（5）：882-883.

[121] 杨健.《黄帝内经》肝藏魂理论研究 [D]. 沈阳：辽宁中医药大学，2020.

[122] 张和韡. “肝应春，主疏泄、调节情志”理论与实验研究 [D]. 北京：北京中医药大学，2018.

[123] 韩琦. 基于“肝应春，主疏泄、调节情志”研究松果腺在四季调节海马功能的机制 [D]. 北京：北京中医药大学，2021.

[124] 陈玉萍，马淑然，王庆国，等. 中医“肝应春”理论内涵的探讨 [J]. 中华中医药杂志，2011，26（5）：1172-1175.

[125] 陈玉萍，马淑然，王乐鹏，等. 中医“肝应春”调控机制与下丘脑褪黑素合成限速酶芳香烷基胺 -N- 乙酰基转移酶 mRNA 表达相关性的研究 [J]. 中华中医药杂志，2013，28（5）：1556-1559.

[126] 吴菁，倪祥惠，赵博，等. 从“肝应春”理论探讨肝主疏泄对中枢神经递质 5- 羟色胺浓度的影响 [J]. 中华中医药杂志，2015，30（2）：513-515.

[127] 袁卫玲，杨云霜，秦子舒，等."肝应春"适应性调控机制的理论探讨 [J]. 中国中医药信息杂志，2012，19（2）：5-6.
[128] 高丽波. 精神分裂症季节性发病的中医探讨 [J]. 辽宁中医杂志，2014，41（6）：1146-1147.
[129] 贺娟. 以脾藏象为例论《灵枢》《素问》脏腑体系建构方法差异性 [J]. 北京中医药大学学报，2021，44（12）：1067-1072.
[130] 潘芳，姜晓晨，刘福栋，等. 胰腺藏象刍议 [J]. 北京中医药，2020，39（8）：782-784.
[131] 赖敏，徐爽，贾春华. 脾之解剖实体与脾胃角色转变的隐喻分析 [J]. 北京中医药大学学报，2021，44（12）：1079-1085.
[132] 徐杨，张启明，王义国. 肝脏的中医藏象归属 [J]. 中医学报，2020，35（7）：1397-1400.
[133] 高晓宇，张哲，王洋，等. 现代复杂适应系统思想在脾藏象理论中的应用 [J]. 中医杂志，2020，61（19）：1702-1706.
[134] 黄一卓. 中医脾阴学说古今文献研究与其学术源流探析 [D]. 大连：大连医科大学，2012.
[135] 郭文茜，王琦，郭刚，等. 基于人体肠道菌群探讨"脾为后天之本"[J]. 中华中医药杂志，2021，36（9）：5165-5168.
[136] 陈智慧，张哲，裴宇鹏，等. 中医脾藏象理论的研究方法探讨 [J]. 中华中医药杂志，2020，35（6）：2700-2702.
[137] 袁东超，崔家鹏，杨茗茜，等.《黄帝内经》脾脏象理论语义关系研究 [J]. 辽宁中医药大学学报，2020，22（1）：84-88.
[138] 袁东超，杨茗茜，倪菲，等.《黄帝内经》脾藏象理论术语语义类型研究 [J]. 中国中医基础医学杂志，2021，27（2）：189-191，208.
[139] 武丽霞.《黄帝内经》脾藏象理论集注与整理研究 [D]. 呼和浩特：内蒙古医科大学，2020.
[140] 杨关林，王彩霞，秦微. 脾脏象理论专题研究 [M]. 北京：人民卫生出版社，2017：35-44.
[141] 杨丽，王彩霞. 脾主运化的源流及发展 [J]. 中华中医药杂志，2016，31（5）：1773-1777.
[142] 李朝. 脾主运化的发生学研究 [J]. 陕西中医药大学学报，2021，44（3）：65-68.
[143] 王启航，陈萌. 脾主运化理论的演变 [J]. 环球中医药，2020，13（4）：685-687.
[144] 唐元瑜，纪立金，王尔宁. 从中医脾的实体解剖学研究探微脾主运化功能 [J]. 浙江中医药大学学报，2011，35（6）：821-823，833.
[145] 宋小莉."脾主运化"科学内涵的研究思路探讨 [J]. 辽宁中医杂志，2013，40

（2）：254-255.
[146] 赵巍，唐晶，刘悦，等. 基于现代文献揭示“脾主运化、统血”等脾脏象理论科学内涵 [J]. 中华中医药学刊，2014，32（6）：1270-1274.
[147] 马祥雪，王凤云，符竣杰，等. 从脑肠互动角度探讨脾主运化的物质基础与科学内涵 [J]. 中医杂志，2016，57（12）：996-999.
[148] 吕林，王凤云，唐旭东，等. 基于内质网功能探讨“脾主运化”“脾主统血”的科学内涵 [J]. 中医杂志，2015，56（143）：1174-1177.
[149] 吕林，王静，唐旭东，等. 基于离子通道角度探讨脾主运化水液的科学内涵 [J]. 中华中医药杂志，2017，32（2）：519-522.
[150] 邵铁娟，李海昌，谢志军，等. 基于脾主运化理论探讨脾虚湿困与肠道菌群紊乱的关系 [J]. 中华中医药杂志，2014，29（12）：3762-3765.
[151] 贾连群，宋囡，张妮，等. 基于“脾主运化”理论探讨肠道微生物稳态与膏脂转输的关系 [J]. 中医杂志，2017，58（18）：1554-1557.
[152] 成西，马淑然，邸莎，等. 中医脾主运化水液理论与水通道蛋白的关系发微 [J]. 环球中医药，2016，9（10）：1215-1216.
[153] 孙保国，陈泽雄，张诗军，等. 有机阴离子转运肽 oatp4a1 与脾主运化本质的关系 [J]. 世界华人消化杂志，2011，19（30）：3154-3158.
[154] 项婷，杨璋斌，孙保国，等. 基于脾虚大鼠有机阴离子转运肽 2a1 动态表达的脾主运化内涵探讨 [J]. 中华中医药杂志，2014，29（2）：430-434.
[155] 孙玉信. 对“脾主肌肉”的认识及临床应用体会 [J]. 中国中医基础医学杂志，2018，24（5）：710-712.
[156] 胡齐，宋雅芳，孙莹. 中医“脾主肌肉”与线粒体生物合成中能量代谢的相关性探讨 [J]. 时珍国医国药，2014，25（4）：1018-1020.
[157] 肖微，章文春. 基于红外热成像技术对“脾开窍于口，其华在唇”中医理论的研究 [J]. 中华中医药杂志，2018，33（1）：92-96.
[158] 王彩霞，朱鹏举.“脾之应时”理论溯源 [J]. 辽宁中医杂志，2017，44（8）：1616-1617.
[159] 史佳岐.《黄帝内经》脾与岁时关系的研究 [D]. 济南：山东中医药大学，2020.
[160] 赵东峰. 干支逻辑解析脾不主时与脾主长夏及略述五运六气研究 [J]. 陕西中医，2018，39（9）：1288-1291.
[161] 都国文，刘雷蕾，朱佩，等. 从“脾应长夏”理论探讨湿疹的季节性发病机制 [J]. 环球中医药，2021，14（4）：686-689.
[162] 邵雨萌. 浅述“肺阳”理论历史源流 [J]. 中医研究，2012，25（9）：1-3.
[163] 常兴，刘金凤，汪艳丽，等. 从“五脏一体观”角度探析肺阳与其他脏腑阳气联系 [J]. 辽宁中医药大学学报，2020，22（12）：168-171.

[164] 田梅，张伟. 论肺为血脏 [J]. 中华中医药杂志，2014，29（3）：680-682.
[165] 丁元庆，张安玲. 新型冠状病毒肺炎疫情下阐释肺藏象 [J]. 山东中医杂志，2020，39（8）：763-768.
[166] 颜培正，张庆祥，孟庆岩，等. 肺气虚与细胞自噬的相关性研究 [J]. 辽宁中医杂志，2019，46（10）：2061-2064.
[167] 陈柏君，杨梅，许琰，等. 浅议肺主气与黏膜免疫的关系 [J]. 南京中医药大学学报，2014，30（3）：210-212.
[168] 白钢. 基于肾上腺素受体相关肺主宣发的藏象理论及药效物质基础的现代生物学思考 [J]. 中草药，2013，44（9）：1069-1077.
[169] 尹硕淼，陈远彬，于旭华，等. 肺水转运蛋白与中医“肺主行水”理论的相关性探讨 [J]. 中医杂志，2019，30（10）：841-844.
[170] 王振亦，孙燕，张淑静，等.“肺主呼吸”对“通调水道”影响的实验观察 [J]. 世界中医药，2016，11（5）：872-875.
[171] 张积思，徐江雁.“肺朝百脉”理论研究评析 [J]. 中华中医药杂志，2020，35（11）：5367-5369.
[172] 陈馨浓，郭晓辰，张军平.“肺朝百脉”理论在缺血性心脏病治疗中的应用 [J]. 中医杂志，2018，59（17）：1465-1469.
[173] 张星.“肺主治节”调节人体生理功能的研究 [D]. 济南：山东中医药大学，2021.
[174] 张少巍，吕玉娥. 从《黄帝内经》再论“治节”之“节”[J]. 山西中医药大学学报，2020，21（6）：393-396.
[175] 方莉. 基于“肺朝百脉主治节”调控 Rho/Rho 激酶信号通路干预 COPD 肺血管重构的机制研究 [D]. 合肥：安徽中医药大学，2014.
[176] 邢玉瑞，李翠娟，胡勇. 肺主治节的现代诠释研究述评 [J]. 中华中医药杂志，2020，35（6）：2724-2727.
[177] 张雨璇，肖微，陈谦峰. 基于红外热成像技术对“肺开窍于鼻”藏窍理论的研究 [J]. 江西中医药，2021，52（2）：33-35.
[178] 刘妍彤，吕晓东，庞立健，等. 从“肺开窍于鼻”论肺系疾病易感体质 [J]. 辽宁中医药大学学报，2016，18（8）：72-74.
[179] 魏小东，张星平，陈俊逾，等. 肺藏魄理论与肺不藏魄不寐证治 [J]. 中华中医药杂志，2016，31（2）：372-375.
[180] 张伟，张晓蕾. 浅谈悲（忧）伤肺 [J]. 中医药学报，2013，41（1）：4-6.
[181] 马淑然，赵树宏，肖延龄，等. 中医“肺应秋”调控机制与褪黑素受体关系的研究 [J]. 中华中医药杂志，2011，26（1）：65-68.
[182] 郑洪新，李敬林.“肾藏精”基本概念诠释 [J]. 中华中医药杂志，2013，28（9）：2548-2550.

[183] 张磊，刘迎迎，郭伟星. 肾精、气、阴、阳辨析 [J]. 中华中医药杂志，2020，35（6）：2724-2727.

[184] 郑洪新. 肾藏精藏象理论研究 [M]. 北京：中国中医药出版社，2015：328-329.

[185] 黄建波. “肾为先天之本”的理论质疑和创新发展 [J]. 中华中医药杂志，2021，36（8）：4447-4450.

[186] 赖敏，贾春华. 从古代解剖知识探讨中医肾藏象学说的构建 [J]. 中医杂志，2021，62（19）：1657-1662.

[187] 王剑男.《黄帝内经》肾藏象理论集注与整理研究 [D]. 呼和浩特：内蒙古医科大学，2021.

[188] 王位. 两汉隋唐时期肾藏象理论研究 [D]. 沈阳：辽宁中医药大学，2020.

[189] 谷建军. 论宋以后肾藏象体系的形上化去实体化路径 [J]. 北京中医药大学学报，2020，43（1）：21-26.

[190] 郝雅楠.《黄帝内经》及明清时代肾系理论文献研究 [D]. 北京：北京中医药大学，2021.

[191] 郑洪新，师双斌，李佳. “肾藏精”藏象理论概念体系 [J]. 世界中医药，2014，9（6）：699-703.

[192] 吕爱平，杜立英. 肾藏精“形神合一”内涵的探究 [J]. 中国中医基础医学杂志，2013，19（7）：721，724.

[193] 王长江，王平，王小琴，等. 基于 Klotho 基因的生物学效应探讨“肾藏精”的科学内涵 [J]. 中医杂志，2016，57（24）：2078-2082.

[194] 王长江，王平，王小琴，等. 论 Klotho 基因与“肾藏精，生髓”的关系 [J]. 中华中医药杂志，2018，33（2）：459-461.

[195] 陈立，王小琴. 从骨形态发生蛋白 -7 探讨肾藏精理论的物质基础 [J]. 广州中医药大学学报，2016，33（5）：736-740.

[196] 李锋，张鹏，任秦有，等. 肾“主水”理论初探与实践 [J]. 中国中西医结合肾病杂志，2018，19（8）：731-732.

[197] 朱国双，金善善，王小琴. 成纤维细胞生长因子与肾主水的关系 [J]. 时珍国医国药，2018，29（9）：2206-2209.

[198] 成西，马淑然，张和韡，等. 肾主水季节性变化规律的理论探讨 [J]. 中医药导报，2017，23（16）：6-9.

[199] 李文，吴承玉. “肾主纳气”理论源流探析 [J]. 中医学报，2011，26（6）：671-672.

[200] 范锐，王雅芸，张伟. 从肾主纳气论益气温阳法治疗慢性阻塞性肺疾病合并肺动脉高压 [J]. 亚太传统医药，2020，16（7）：178-181.

[201] 张孟之，柴艺汇，管连城，等. 维生素 D 与肾藏精主纳气的功能探讨 [J]. 时珍国

医国药，2018，29（10）：2451-2453.
[202] 郑洪新. 肾藏精藏象理论研究 [M]. 北京：中国中医药出版社，2015：309.
[203] 邵向阳，张志明，雍文兴，等. 补肾中药干预 BMSCs 增殖分化与“肾藏象理论”的相关性探讨 [J]. 时珍国医国药，2020，31（4）：913-914.
[204] 吴佳莹，刘梅洁，赵宏艳，等. 基于骨质疏松症探讨“肾主骨”的性别差异 [J]. 中国中医基础医学杂志，2017，23（2）：213-214.
[205] 陈薇，付于，毕海. 基于“肾生髓”理论浅述肾精与脑认知功能的关系 [J]. 天津中医药大学学报，2012，31（1）：54-56.
[206] 路艳，徐志伟，张进，等. 从“肾藏精，生髓，化血”理论谈血液的化生 [J]. 时珍国医国药，2012，23（9）：2297-2298.
[207] 王林群. 基于“肾其华在发”理论对慢性肾脏病肾虚证的临床基础及“护肾Ⅱ号”作用机制的研究 [D]. 武汉：湖北中医药大学，2015.
[208] 黄树明，邵淑琳，邢鸿鹏，等. 中医学“肾开窍于耳”理论的现代生理学机制探索 [J]. 中医药信息，2021，38（1）：8-11.
[209] 刘森.“肾应冬”理论与 HPA 轴生物钟基因和细胞信号转导因子的相关性研究 [D]. 北京：北京中医药大学，2020.
[210] 韩俊阁，杨宗纯，张娜，等. 从冬夏季节下丘脑 - 垂体 - 肾上腺轴激素水平的变化探讨“肾应冬”的生理机制 [J]. 中华中医药杂志，2016，31（1）：42-45.
[211] 师双斌.“肾藏精”藏象基础理论核心概念诠释 [D]. 沈阳：辽宁中医药大学，2013.
[212] 齐城成，孙悦，丁成华，等. 命门与三焦关系浅析 [J]. 医学争鸣，2019，10（1）：29-32.
[213] 李德帅，王芙蓉，李军，等. 试论命门当为人体大腑及命门腑主藏精论 [J]. 中医药临床杂志，2019，31（12）：2197-2199.
[214] 林明欣. 命门学说理论研究与临床发微——基于《外经微言》的解读 [M]. 上海：上海科学技术出版社，2021：4.
[215] 席崇程. 明代温补学派肾命学说及其对《黄帝内经》继承发扬的研究 [D]. 北京：北京中医药大学，2021.
[216] 狄舒男，徐世杰，于森，等.《黄帝内经》脑生理及病证刍议 [J]. 中医药学报，2021，49（10）：86-88.
[217] 周德生，刘利娟. 脑藏象理论解析及分形构建探讨 [J]. 湖南中医药大学学报，2018，38（10）：1099-1103.
[218] 刘绪银.“凡十一藏取决于胆”的内涵及其临证应用 [J]. 湖南中医杂志，2014，30（3）：26-29.
[219] 于东林，王义国，张磊.“胆主消化”中医文献源流探析 [J]. 中医杂志，2014，

55（14）：1256-1257.

[220] 乔思雨，高敏，杨熠文，等.“胆主决断”的再认识 [J]. 上海中医药杂志，2017，51（7）：37-39.

[221] 许睿.《内经》胆腑理论研究 [D]. 济南：山东中医药大学，2021.

[222] 高斐宏，董尚朴.《黄帝内经》“胆”阐释的再梳理 [J]. 山东中医杂志，2020，39（5）：453-456.

[223] 邢亦谦，周晓君，廖琳，等. 胰的正名与中医功用探微 [J]. 医学争鸣，2020，11（2）：55-58.

[224] 方春平，刘步平，朱章志.《黄帝内经》“胃气”思想概探 [J]. 辽宁中医药大学学报，2014，26（5）：155-156.

[225] 陈文林. 胃气的不同概念及相应内涵 [J]. 江西中医药，2013，44（10）：10-12.

[226] 曹刘，张佳缘. 胃阴学说源流及其理论意义辨析 [J]. 南京中医药大学学报，2018，34（4）：337-339.

[227] 冯雨露. 胃阴理论探讨研究 [D]. 广州：广州中医药大学，2015.

[228] 周向阳，王荣林. 当定位分治脾阴虚和胃阴虚 [J]. 中华中医药杂志，2013，28（10）：2955-2957.

[229] 郑敏麟，阮诗玮，谢永财，等. 论中医“膀胱”在解剖学上对应脏器是整个泌尿系统 [J]. 辽宁中医药大学学报，2014，16（3）：78-80.

[230] 章增加. 论卫气出于膀胱及其临床意义 [J]. 中医药通报，2012，11（1）：23-25.

[231] 赵建生. 对中医肾脏膀胱解剖的再认识 [J]. 中国中医药信息杂志，2011，18（9）：3-5.

[232] 孟晓辉，鞠娅，岳妍.《黄帝内经》三焦考 [C]// 中华医学会医史学分会第十四届一次学术年会论文集，2014：244-247.

[233] 田合禄.《黄帝内经》三焦说探源 [J]. 浙江中医药大学学报，2018，42（1）：1-7.

[234] 刘彧杉，张晓梅，姜良铎，等. 从三焦论治结节病 [J]. 中华中医药杂志，2021，36（2）：800-803.

[235] 刘巨海. 基于中医古代文献的小肠藏象理论研究 [D]. 济南：山东中医药大学，2014.

[236] 袁霞. 女子胞浅谈 [J]. 陕西中医，2013，34（2）：252.

[237] 郁悦，陈思儒，丁楠，等. 藏象学说指导下的子宫腺肌病理论探析 [J]. 山东中医药大学学报，2020，44（5）：473-476.

[238] 陈建飞，王铭，王淑美. 基于“肠 - 心轴”诠释“心与小肠相表里”[J]. 辽宁中医药大学学报，2022，24（3）：143-147.

[239] 徐天成，裴丽霞，陈璐，等. 心与小肠相表里的微生态学基础——兼论 IBS 的发病要素 [J]. 中国微生态学杂志，2019，31（5）：601-604.

[240] 王世荣，岳寿松. 微生态学与中医“心与小肠相表里”新论 [J]. 中国微生态学杂志，2018，30（7）：847-848.
[241] 郭宗耀，刘芸，高玉萍，等.“心与小肠相表里”理论的源流与发展 [J]. 中医杂志，2017，58（2）：96-99.
[242] 刘声，杨国旺，王笑民.“心与小肠相表里”浅释 [J]. 中医学报，2015，30（3）：376-377.
[243] 刘声，杨国旺，王笑民. 从胚胎早期细胞基因表达谱分析心与小肠相表里内涵 [J]. 中华中医药杂志，2016，31（12）：4966-4969.
[244] 毛迎迎. 基于“心与小肠相表里”理论探讨补肾健脾开心法改善脑与衰老相关炎症的作用 [D]. 武汉：湖北中医药大学，2020.
[245] 吴生兵，刘苗苗，王堃，等. 电针心经对心肌缺血大鼠小肠肠道菌群的影响 [J]. 中医药临床杂志，2018，30（3）：471-474.
[246] 田甜，马淑然，莫芳芳，等.“肺与大肠相表里”内涵再认识 [J]. 环球中医药，2015，8（3）：340-343.
[247] 李立华.“肺与大肠相表里”关系的生物学机制研究——大鼠肺、肠组织相关性的生理机制研究 [D]. 北京：北京中医药大学，2012.
[248] 刘声，杨国旺，王笑民. 从胚胎上皮细胞基因表达谱变化分析肺与大肠相表里内涵 [J]. 中医学报，2016，31（3）：390-393.
[249] 刘声，刘晓燕，郭霞珍. 从肺肠上皮组织细胞变化分析肺与大肠相表里的内涵 [J]. 世界中医药，2014，9（8）：1051-1054.
[250] 王宪正，赵霞，狄留庆，等.“肺与大肠相表里”的研究进展 [J]. 世界科学技术——中医药现代化，2020，22（3）：850-855.
[251] 何凌，王茂泓，张小萍. 张小萍脾胃气化学说 [J]. 中华中医药学刊，2016，34（1）：36-38.
[252] 李敏，程绍民. 刍议脾胃气化学说与肠道菌群失调 [J]. 江西中医药大学学报，2021，33（2）：11-14.
[253] 曾英坚，彭国蕊，周露，等. 从脾胃气化探讨难治免疫性血小板减少症证治 [J]. 中国中医急症，2020，29（12）：2141-2143.
[254] 刘頔. 基于“阳道实，阴道虚”的脾胃气化理论研究 [D]. 福州：福建中医药大学，2021.
[255] 毛艾琪，赵瑞成.“肠病治肝”的理论探析与临床拾萃 [J]. 中医药临床杂志，2021，33（3）：414-418.
[256] 王朝军，纪云西.“肝与大肠相通”之理论研究及运用初探 [J]. 浙江中医药大学学报，2021，45（4）：339-344.
[257] 姜惠中，杨兵，李高，等. 基于“肝与大肠相通”理论的结直肠癌肝转移的中医

发病机制探讨 [J]. 时珍国医国药，2021，32（4）：925-927.
[258] 陈果，胡贤哲. “肝 - 脑 - 肠轴” 与中医脏腑辨证 [J]. 四川中医，2020，38（12）：26-28.
[259] 李洪海，李晓，马月香. 从“万物出乎震”谈肝气对肠道菌群的始动疏调作用 [J]. 时珍国医国药，2021，32（5）：1176-1178.
[260] 韩秀秀，张建林. 心脑同治理论在心源性脑栓塞防治中的应用 [J]. 中西医结合心脑血管病杂志，2020，18（12）：1999-2000.
[261] 张欢，于睿，梁健. 心脑同治睡眠障碍机理探究 [J]. 辽宁中医杂志，2019，46（8）：1617-1619.
[262] 孔明望. 基于心脑相关理论从心论治阿尔茨海默病 [J]. 时珍国医国药，2016，27（12）：2953-2954.
[263] 毛亮，王松子，任路. 基于心脑相关理论探讨情志在冠心病发病中的作用 [J]. 辽宁中医杂志，2015，42（11）：2116-2118.
[264] 李朝. 中医心脾相关的理论研究 [D]. 福州：福建中医药大学，2021.
[265] 吕萍，胡炜，鲍建敏，等. 基于脏腑学说探讨心的本质及心脾的主从关系 [J]. 中华中医药杂志，2021，36（3）：1563-1566.
[266] 陈伟，吴建屏，管连城，等. 从 Vitamin D-FGF23-Klotho 轴角度关于“心肾相交”理论的现代医学本质探讨 [J]. 中华中医药学刊，2018，36（10）：2491-2493.
[267] 林飞，王阶. “心肾相交”在现代心血管疾病中的应用 [J]. 中华中医药杂志，2014，29（9）：2867-2870.
[268] 黄梅花，方锦颖. 中医对蛋白尿与冠状动脉粥样硬化性心脏病相关性的认识探讨 [J]. 河北中医，2016，38（12）：1887-1889，1894.
[269] 刘玉莲，刘政，季博. 基于 CiteSpace 的“肝肾同源”理论研究图谱可视化分析 [J]. 中国医药导报，2021，18（29）：14-17，24.
[270] 胡哲恺，胡影，李思明，等. 基于心肝同治原则辨治甲亢并发快速性心律失常 [J]. 北京中医药，2021，40（10）：1099-1101.
[271] 李志强，常红娟，王学惠. 从心肝相关理论探讨冠心病合并抑郁的辨治 [J]. 世界中西医结合杂志，2018，13（12）：1747-1750.
[272] 刘环宇，徐文文，李静，等. 肝主疏泄调节易激惹诱导大鼠 NPY 与快速性心律失常相关性研究 [J]. 辽宁中医杂志，2014，41（5）：1044-1046.
[273] 李志更，焦媛，刘理想，等. 魏雅川治疗寻常型银屑病经验 [J]. 中国中医基础医学杂志，2021，27（2）：318-320.
[274] 魏雅川，卢贺起. 从音数之源论中医肝肺气交之基 [J]. 中国中医基础医学杂志，2018，24（8）：1093-1094，1105.
[275] 刘亚楠. 中医肠胃气化理论研究 [D]. 福州：福建中医药大学，2020.

[276] 王磊，何家恺，刘兵，等."耳脑脏腑相关"理论构建 [J]. 世界科学技术——中医药现代化，2021，23（6）：2051-2057.

[277] 文愈龙，刘毅."脏腑 - 膜原（玄府）- 眼目"气血输布轴探讨 [J]. 中华中医药杂志，2021，36（11）：6818-6820.

[278] 余海龙，张馨月，江玉. 玄府理论与应用研究 [J]. 中国中医基础医学杂志，2021，27（9）：1512-1514.

[279] 王明杰，罗再琼. 玄府学说 [M]. 北京：人民卫生出版社，2018：1-20.

[280] 娄文凤，张宁，袁丽莎. 从藏象学说探讨甲状腺与肾的关系 [J]. 中医药导报，2021，27（12）：137-139，169.

专题 4

中医经络学说研究进展

经络，是人体结构的重要组成部分。经络学说，是研究人体经络系统的组成、循行分布、生理功能、病理变化等的一种基础理论。经络与脏腑理论共同构成中医理论体系的核心。

一、研究进展

（一）经络理论研究

在理论体系研究方面，李鼎[1]认为经络学说是中医基础理论的重要组成部分，是针灸理论体系的核心；强调溯源导流来阐明经脉理论；认为现存的经脉理论当以马王堆汉墓出土的帛书为最早。帛书记载最早的经脉只有“脉”，并且只有手足、阴阳之分，没有脏腑联系。经、络是脉的类别，自脉分别为经脉、络脉之后，才有经和络的简称或合称。

赵京生[2]提出“重构”在针灸理论研究中的运用与必要，通过深入分析传统十二经脉和奇经八脉系统的构建过程、构建基础、构建理念，指出其难以兼顾理论和应用的统一的问题，并提出四肢脉和躯干脉的二元结构更符合有关经脉腧穴理论所蕴含的针灸治疗规律。这些研究对未来针灸理论体系构建有更深远的影响，提示打破固有惯性，反思理论缺陷的必要。

梁繁荣等[3]将文献文物，主要为《内经》、帛书《足臂十一脉灸经》《张家山汉简》、双包山漆人与老官山漆人的经脉循行路线、起止点、流注方向特征及演变进行了比较分析，认为经脉的循行在不同时期、不同医家、不同流派中是不断发展演变的。经络学说的发展并非一时一人之作，而是一个逐渐发展和完善的过程。其认为经络不仅具有明确的生理和病理意义，而且也具有明确的诊断、辨证和治疗意义，构建针灸临床辨证施治体系首先要以经络辨证为主线。

黄龙祥[4]在《经脉理论还原与重构大纲》一书中，以文本学研究的原理和路径，从不断接近古典经脉理论的本来面目和本来意义的角度，解析经脉理论中的诸多概念术语。经脉学说就是古人对其所发现的人体特定部位间纵向关联现象的一种直观的解释；所谓脉或络，就是古人对于针灸作用途径，即特定刺激部位与效应部位之间联系路径的基本假设。经脉学说的价值主要取决于其所指向的人体远隔部位关联规律在疾病的诊断与治疗，以及对于生命的深入理解上的意义。行气、行血都是血脉的功能，而经脉的功能在于联系。将经脉理论从血脉理论中分出，且重新明确其在整个古典针灸学理论中的位置，是为了使其能在系统中发挥更大的作用，体现出其特有的应用价值，这对于经脉理论的未来发展至关重要。当代经脉理论是关于人体远隔部位间纵向联系规律的解释，其对于当代乃至于未来生命科学的价值在于其发现的规律，而不是古人提出的假说。未来的经脉本质的研究也应当是通过发现旧理论的问题，提出新假说，而不是试图证明旧假说。

有学者从学术史的角度重新对阳脉理论进行审视，提出阳脉和脏腑关系的认识经历了重大转变，影响了其理论的形式和意义，由此从经脉表里形式、经脉脏腑关系、经脉辨证的特殊性、阳脉病候及腧穴主治变化等进行新的解读。此外，对于手足对立、其他与经脉间接相关的理论，如表里关系、气街、根结、经脉脏腑相关、经脉病候等，此类问题都在近几十年的理论研究中得以深入探究和一定程度的解决[5-10]。

模型是当前最为重要的科学研究工具之一，用以辅助探析诸如玻尔原子、DNA 双螺旋结构、进化等许多复杂的理论。由于模型可以是虚构的、理论的，具备解释现象、预测结果等功能，为其在中医经络理论研究中的运用提供了可行性。早在 1996 年，陈立怀[5]就提出经络是中医阐述人体生理活动、病理变化、治疗方法的“理想模型”说理工具，是血脉被理想化、典型化的结果；并认为经络系统中的十二经、奇经八脉、经筋、别络、孙络均是一种理想模型。有学者也提出以模型理论研究经络的可能性与价值[11-12]，认为经络是脉的不同分级，而脉明确为形体组织，古人所谓的经络，首先是基于实体组织结构，而用以表达相关功能。因而经络发挥效应有其一定的物质基础，已有丰富的实验研究成果。而经络的作用则可以理解为对这些复杂的组织结构各自功能的提炼与整合。从模型理论视角来看，这一提炼、整合的过程，是对组织结构发挥“经络”这一功能状态的“理想化”。由于组织结构本身是实际存在的，这就成为将经络视为理想化模型的最好证据，即经络可以“去理想化”而还原为组织结构本身。因此，以理想化模型的视角认识经络，是经络实际存在的有力佐证，同时也利于说明经络发挥作用机理的科学性。与理想化模型研究经络的视角相比，以虚构模型来解读经络，似乎可使之免于陷入寻找物质基础之图圄。建立一种虚构模型的根本目的，在于通过模型的介入，解释某些难以捕捉、观察的实在现象。如果说经络是一种虚构模型，则是古人为理解循经感传、针灸治疗等复杂的现象而借用的概念。早期的经脉理论是建立在临床实践基础上的，是古人对临床现象和治疗规律性的一种认识方式或模式[13]。如上文所述，虽然经络概念的产生有一定的形态结构基础，但其主要价值则仍然体现在功能、作用及其解释方面。因此，根据模型理论，通过“去理想化”检验“经络”这一模型，所得的结果恐怕以功能描述更为贴近古人本意。

（二）经络实质研究

1.“凤汉系统”“原始管道系统”

韩国苏光燮[14-15]研究团队用生物影像学和生物标记等新技术，验证“金凤汉的经络系统”，他们认为找到了一个存在于血管、淋巴管内，以及脑内、各类内脏器官的表面，遍布全身的管道系统，认为该系统是与血管系统、淋巴系统不同的另一个系统，重新更名为“原始管道系统”（PVs），并观察到其与肿瘤转移及肥胖发病有相关性。Lim 等[16]发现，在大鼠腹部的皮下组织中有着多个 PVs 的存在，而且其原始结的分布则与经络中任脉的“上脘”“下脘”及“神阙”等穴位高度一致。因此，苏光燮研究团队进一步认定“ PVs”应该就是经络系统。尽管苏光燮研究团队对 PVs 的形态结构及部分功能进行了一系列研究，但是其得出的相关实验结果尚无法确切说明其与经络系统的关系，以及其与经络 - 穴位效应的相关性。同时，我国科研工作者对 PVs 与经络功能的相关性进行了验证，研究发现在腹膜炎模型大鼠中，PVs 的出现与炎症密切相关。而在功能方面的研究结果显示 PVs 是否存在，对针刺效应的产生并无影响[17]。由此推论：PVs 与经络功能、针灸效应的产生无关。

2. 筋膜结缔组织说

结缔组织和基质是重要的细胞外基质成分，具有生物液晶特性，有灵敏的感受和传导信号的特性，其耗氧量最低，而且具有生物稳态调节的条件，是功能性质稳定的组织。筋膜，是由结缔组织和基质组成的。在现代经络研究中，有学者一直关注筋膜结缔组织与经络功能相关性的研究，认为经络实质是筋膜结缔组织系统。

原林等[18-20]通过将大量人体筋膜系统的解剖资料与古典经络理论对比，提出人体筋膜支架是经络的解剖学基础，经络的组织学结构为非特异性的结缔组织（包括疏松结缔组织和脂肪组织）。其中“穴位”是富含神经感受器和活性细胞、能产生较强生物信息的结缔组织聚集处，“经络”是“穴位”间具有解剖学结构相连的或神经传入接近的筋膜结构。

美国 Langevin[21]对针灸效应、经络与结缔组织的关系进行了大量研究，研究发现不同针刺手法刺激穴区后，穴区结缔组织缠绕针体的体积、穴区肌电强度与针刺捻转力呈正相关。针刺捻转手法可以引起穴区皮肤结缔组织层纤维组织母细胞的细胞骨架重塑；施展针刺手法引起缠绕针体的结缔组织的形变，可以引起穴区结缔组织中机械力传导的差异，从而引发一系列的生物学现象。因此，研究提出，针刺穴位时所产生的针感与针刺效应，与经穴处的结缔组织缠绕针体所产生的生物学作用有密切关系，结缔组织是针灸效应产生的重要物质基础之一，并认为经络线轨迹这一生物学特性的组织学基础是胶原纤维带。以上结果为结缔组织与针刺效应、经络实质相关提供了重要的实验证据。

3. 经络间质通道说

张维波提出经络是存在于组织间质中、具有低流阻特性的组织液通道，即经络间质通道说[22-23]。该团队在人体、小型猪和大鼠循经组织上进行了一系列的低流阻点和低流阻通道研究，对该通道运输水液、营养物质等的功能进行了初步证明[24-26]。通过在穴位或低流阻点注射示踪剂，对经络进行可视化。首先在彩裙鱼体内注射阿尔新蓝染液，观察到类经脉的长程组织液定向流动。液体流动的结构为结缔组织形成的组织间隙，包括固态的纤维网和液态的组织液，张维波教授认为这一解剖学特征与经络卫气运行的位置“分肉之间”相近。因此，透明鱼体内存在类似“分肉”的经络结构 [27-29]。随后在大鼠和小型猪上注射荧光素钠溶液，观察到了与古典经脉循行类似的组织液通道 [30-31]；用形态学和活体激光共聚焦成像技术观察到循经示踪轨迹分布大量与经线平行排列的纤维组织，纤维结构的组织间隙较大，其中富含流动的组织液 [32-33]；为经络间质通道的低流阻特性与组织液循经流动提供了形态学依据。在大鼠循经间质通道结缔组织中，参与 ATP 代谢、氧化还原反应、Ca^{2+} 跨膜转运的生物学过程的功能蛋白表达上调，这些蛋白参与的生物学过程可能与经络现象和针刺效应的产生具有较强的相关性，为验证、解释循经间质通道说提供了蛋白分子水平的新证据 [34]。最后，在人体内关穴注射示踪剂，观察到与心包经生物物理测量线基本吻合的迁移轨迹 [35]。通过堵塞循经低流阻间质通道建立了小型猪经络不通模型，观察到了各种与《黄帝内经》记载的经络不通病证相似的病理现象 [36]。通过结扎正常大鼠循经低流阻间质通道，观察到经络所属的脏器出现功能障碍 [37-38]。以上研究均为验证经络间质通道提供了新的证据支持，获得国家自然科学基金原创探索计划项目资助（“间质通道及与中医经络关系的研究”）。

韩鸿宾等 [39] 也认为经络是人体内的体液通道系统，并利用 MRI 技术从组织通道角度对经络微环境进行了研究。他应用 MRI 示踪技术定量分析与观察手十二井穴刺络放血后脑卒中好发脑区（丘脑及大脑中动脉供血区）的脑细胞外间隙的解剖与组织液流动速率之间的变化规律，结果显示：手指井穴刺络放血后可以明显改变丘脑区组织液的流速。

此外，郭静科 [40] 等研究观察到在活体动物尾静脉注射用于标记活性氧（ROS）的荧光探针 dichlorofluorescin diacetate 和 MitoSOXTM 后，在活体动物腹内壁表面可出现数条荧光标记的 ROS 线性轨迹，这些轨迹多为结缔组织，其分布特征与中医经络在人体腹部的循行位置相似，这一现象在处死动物身体上无法重复。据此认为，在机体中高含量 ROS 聚集的带状结构可能与经络系统有关。根据相关研究结果，其提出了人体经络的筋膜间质液晶通道假说，与间质通道说的观点类似。

4. 人体组织液循环网络

李宏义[41-45]通过穴位注射示踪剂，采用医学磁共振示踪成像技术和高分辨率生物成像技术，观察到在家兔、人体尸体和截肢肢体的皮下出现示踪剂的线状迁移，而在非穴位注射后并不能出现；并提出存在“人体组织液循环网络”的解剖学结构，这种组织液流动网络广泛分布在静脉和动脉外膜、神经和皮肤等部位的纤维结缔组织中。他认为这些与人体四肢远端的穴位相连接的结构与中医经络有相关性，可以解释中医经络。相关研究获得了国家自然科学基金原创探索计划项目资助（“人体组织液界面流动网络的循环功能和结构研究”）。以上研究结果为经络实质研究提供了新方法和新思路，但是，李氏的研究并未明确说明其所观察到的长程迁移轨迹与中医古典经络路线的吻合度，更未对这些长程迁移轨迹的生物学功能进行研究。因此，目前其研究结果与中医经络的相关性还有待进一步证实。

5. 形态学研究其他进展

Microscopy and Microanalysis（《显微术与微量分析》）杂志上连续报道了两个相关的研究，研究者利用超微电镜技术和免疫荧光方法，在组织细胞水平上观测比较了 Telocyte（TC）与经络实质的形态学共性[45-46]，显示并分析了胶原纤维束形成的组织微通道及其与 TC 和“气血通道”的一致性。Telocyte 意译为“远细胞”，音译为“特洛细胞”，是一种具备联络作用的新型间质细胞，具有长达数百微米（甚至上千微米）的念珠样突起（Telopod，Tp），可形成网状结构，与周围结构成分广泛联系，主要分布于皮肤及各器官的筋膜或间质的结缔组织中，TC 与中医经络的形态网络、存在部位以及分布动物等具有一致性，TC 具有联系穴位与脏腑、调节脏器活动的结构基础，TC 的细胞学特性可以诠释和兼容现有的多种经络假说。两篇文章提出，皮肤胶原纤维束形成的组织微通道及其内含成分，为经络气血运行通道的超微形态；具有联络作用的新发间质细胞——Telocyte，具备经络实质细胞的各种特质；Telocyte 网络及其与其他结构的密切关系，可在细胞水平上诠释不同的经络现象。但目前的研究仅从形态学角度进行了观察和推理分析，尚需开展细胞生物学特性与经络功能相关的系列研究给予验证。

（三）经络检测研究

复旦大学团队应用红外热成像技术首次公布了符合人体经络传统描述的系统性影像，让人们得以“看见经络”。团队试验几百种药食后，发现茶叶归经感受最强。喝了不同的茶以后，身体的不同部位会迅速发热，甚至大量流汗。此后，通过不断研究，团队得出结果：不同茶叶对应的归经有着极其明显的规律。相关论文《茶叶激发的人体红外影像显现经络系统》发表在 2021 年 3 月的 *Quantitative Biology*（《定量生物学》）期刊上[47]。这一研究是人体经络传统描述的系统性影像的首次公布，将经络的可视化检测推向了一个新的高潮，同时也激起了诸多的争议。但研究者认为此研究中不同的茶叶类别激发不同的十二条经络，有利于比较寻找归经现象的分子基础。一旦归经的分子基础找到，对于将来的靶向药物设计的影响可能是革命性的。

（四）经脉 - 脏腑相关研究

近年来有关经脉 - 脏腑表里相关的物质基础研究逐渐增多，从解剖生理学、组织胚胎学、神经生物学、分子生物学等方面进行的探究，揭示了互为表里经脉 - 脏腑的科学内涵，尤其是在肺与大肠、心与小肠互为表里研究方面取得了显著进展。研究者认为，心与小肠共司血的循环往复，心主血脉，维持血液在人体内正常运行，小肠内含丰富的血管，贮藏大量血液，小肠是血液循环的重要环节，当机体死亡后，只要小肠还在活动，门脉仍能保持一定的血压[48]。从胚胎组织发生角度来说，肺与回肠、结肠存在时相上的同步性，“肺与大肠相表里”中的“大肠”大致可定位于回肠和结肠，肺肠相关可能与其原始的同源性相关。从胚胎发育的角度看，肺与肠的结构来源相同。胚胎发育到第四周，内胚层被卷入到筒状的胚体内，形成盲管即原始消化管，头端为前肠，尾端部分是后肠，与卵黄囊相连的部分为中肠。肺来源于前肠，原肠内胚层分化成呼吸道上皮和腺体[49]。此外，Wnt 信号通路介导脏腑器官发生的多个步骤。研究指出，正常的 Wnt 信号在早期肺芽时期已经存在，并且在支气管生长过程中有信号分子的聚集。胚胎肺祖细胞中高水平的 Wnt 通路活性能诱导产生肠祖细胞的肺特异基因，进而导致产生多种类型的肠细胞[50]。肠道与肺在发育过程中就有密切的联系。以上研究结果从多方面证实了脏腑互为表里是以经络系统为架构，典型证候特征亦呈现出脏腑互为表里传变的病理特点的科学内涵，为阐释经络学说中核心内容——经脉 - 脏腑相关理论提供了更多新的证据。

二、现状评述

（一）传统经络理论与现代经络研究的部分背离

当前的经络研究大多在现代科学的方法和思维主导下进行，在一定程度上脱离了中医经络的文化内涵，无法还原中医经络的本源。古典经络理论体系的形成包含着天人相应文化观念的渗透，融合粗浅的客观观察和深刻的主观推断，体现的是一种生命的整体效应。如果在现代经络研究中，过分强调使用客观实验数据来揭示中医经络的实质，其结果会有悖于经络系统的真实本源。注重经典，从中医文献和临床印证挖掘经络学说的内涵，对开展中医经络学说的现代研究十分重要。深入开展文献梳理挖掘，厘清经络理论源流，公正客观地评价古人的经络认识。利用一切科技，以传统研究方法融合已知，推断未知，并在实践中检验，形成现代经络理论。

（二）经络的生物学内涵尚无公认的解释

目前，已提出的众多经络假说和研究成果，但是，这些成果目前在学术界尚无法达成共识，无法明晰地揭示经络的生物学结构或生物学基础是什么。经络本质上的众说纷纭，不是未能发现经络实质，而是缺少相对性。未来应以相对性为先导，应“在一定条件为参照下”或控制条件、实践范围、前提条件来开展经络的相对医学生物实质的探索揭示。要相对经络本质，不要绝对经络本质。

（三）部分研究仍执着于寻找经络的物质基础，回答经络是什么

从现代生物学角度揭示经络的实质是实现中医理论现代化的关键问题之一，其中寻找人体经络的解剖学依据是科技界长期以来相当一部分科学家一直锲而不舍追求的基本目标。或许经络在人体中并不一定是一种真实

的存在，而只是一种原始的医学模型，或者是人体器官之间的某种关联。目前，科技部对于经络研究的方向定位都不再以“循经感传”或“经络实质”问题为核心，而是转向了以针灸临床需要的理论、解决针灸临床的关键基础问题为核心。以经络系统为基础的经络理论，千百年来是指导中医针灸临床的基础，经络是人体许多已知或未知结构功能的整合，其概念的可理解性与可证实性不同，功能的概述多于内涵的定义，经络研究的核心问题应该是立足于中医针灸临床，解决经络功能的生物学机制，推动理论和疗法的创新，更有效地指导和促进针灸临床发展。

结　语

历经几千年的发展传承，经络学说已经成为中医理论体系和临床实践中的重要组成。经络为中医辨证提供了理论依据，也是诊病的部位，更是外治法的重要施治部位。继“九五”攀登计划之后，在全国范围内的经络实质研究陷入了低谷，而在此阶段全球科学技术迅猛发展，我国科研自主创新突飞猛进的时期，经络研究的投入和步伐相对于中医其他学科滞后，研究成果较少。人类遗传学家、中国科学院院士金力曾发起国际大科学计划人类表型组计划，把中医表型列为其中的重要部分，而经络是人体表型组研究中不可缺的一部分。由此可见，经络生物学内涵的揭示对于人类医学与健康而言意义重大。自 2017 年起，科技部设立了“中医药现代化研究”重点专项，开始了对于经络研究的持续投入，经络研究迎来了一个新的篇章，未来可期。经络是人体的一个复杂功能体系，单纯用一种研究方法、从一个研究方向并不能揭示经络的实质。对于经络生物学内涵的解读需要在深入解读传统中医经络理论的基础上，综合现代经络研究的成果，开展多学科融合研究，探索出更科学的证据。

参考文献

[1] 梁繁荣，高玉杰，杨洁. 针灸大家李鼎教授学术思想探蕴 [J]. 2009 中国针灸学会文献专业委员会学术年会论文集，2009.

[2] 赵京生. 经脉系统的重构 [J]. 中国针灸，2013，33（12）：1099-1102.

[3] 黄柳杨，曾芳，周兴兰，等. 从西汉出土经穴髹漆人像看足少阳经脉的循行演变 [J]. 成都中医药大学学报，2017，40（1）：91-94.

[4] 黄龙祥. 经脉理论还原与重构大纲 [M]. 北京：人民卫生出版社，2016.

[5] 陈立怀. 经络是中医的理论模型的探讨 [J]. 吉林中医药，1996（6）：2-3.

[6] 赵京生. 阳脉理论演进及其意义 [J]. 中国针灸，2011，31（11）：1035-1039.

[7] 杨峰，赵京生. 从简帛医书看《内经》足六脉病候 [J]. 中国针灸，2007，27（11）：865-868.

[8] 刘兵，赵京生. 两种经脉模式下经脉表里关系新识 [J]. 中国针灸，2011，31（6）：526-528.

[9] 赵京生. 气街理论研究 [J]. 针刺研究，2013，38（6）：502-505.

[10] 赵京生. 上下内外：经脉脏腑相关探赜 [J]. 针刺研究，2018，43（6）：397-399.

[11] 姜姗，赵京生. 经络与模型理论 [J]. 南京中医药大学学报（社会科学版），2016，17（3）：146-149.

[12] 赵京生. 针灸学基本概念术语通典 [M]. 北京：人民卫生出版社，2014：499-450.

[13] 赵京生. 针灸经典理论阐释 [M]. 上海：上海中医药大学出版社，2000：6.

[14] Lee B C, Yoo J S, Ogay V, et al. Electron microscopic study of novel threadlike structures on the surfaces of mammalian organs[J]. Microscopy Research and Technique, 2007，70（1）：34-43.

[15] Yoo J S, Kim H B, Won N, et al. Evidence for an additional metaststic route: in vivo imaging of cancer cells in the primo-vascular system around tumors and organs[J]. Mol Imaging Biol, 2011, 13(3): 471-480.

[16] Kang K A. Historical observations on the half century freeze in research between the bonghan system and the primo vascular system[J]. J Acupunct Meridian Stud, 2013, 6(6): 285-292.

[17] 吉长福，王晓宇，石宏，等. 原始管道系统（PVs）与针灸经络关系的研究 [J]. 上海针灸杂志，2013，32（10）：795-799.

[18] 原林，王军. 筋膜学 [M]. 北京：人民卫生出版社，2018：139-182.

[19] 原林，白宇，黄泳，等. 经络的解剖学发现与筋膜学理论 [J]. 上海针灸杂志，2011，30（11）：1-5.

[20] 王军，原林，王春雷，等. 人体四肢经穴筋膜基础的医学影像学研究 [J]. 中国医学物理学杂志，2010，27（3）：1866-1870.

[21] Langevin H M. Acupuncture, connective tissue, and peripheral sensory modulation[J]. Crit Rev Eukaryot Gene Expr, 2014, 24(3): 249-253.

[22] Zhang WB, Zhao Y, Fuxe K. Understanding propagated sensation along meridians by

volume transmission in peripheral tissue[J]. Chin J Integrat Med, 2013, 19(5): 330-339.
[23] Zhang WB, Wang Z, Jia SY, et al. Is there volume transmission along extracellular fluid pathways corresponding to the acupuncture meridians[J]. Journal of Acupuncture and Meridian Studies, 2017, 10(1): 5-19.
[24] 张维波，田宇瑛，李宏. 循经低流阻通道组织液压的初步观察 [J]. 医用生物力学，2011，26（1）：29-33.
[25] 李宏彦，王燕平，张维波，等. 小型猪经络不通病理模型的宏观定量观察法. 中国中医基础医学杂志，2016，22（4）：525-528.
[26] Song XJ, Zhang WB, Jia SY, et al. A Discovery of Low Hydraulic Resistance Channels along Meridians in Rats[J]. World journal of Acupuncture-Moxbustion. 2021, 31(1): 22-29.
[27] Wang Z, Zhang WB, Jia SY, et al. Finding Blue Tracks in Gephyrocharax melanocheir Fish Similar to the Locations of Acupuncture Meridians after Injecting Alcian Blue[J]. J Acupunct Meridian Stud 2015; Dec. 8(6): 307-313.
[28] Zhang WB, Song XJ, Wang Z, et al. Longitudinal Directional Movement of Alcian Blue in Gephyrocharax Melanocheir Fish: Revealing Interstitial Flow and Related Structure[J]. World Journal of Acupuncture-Moxbustion. 2019, 29(2): 127-132.
[29] 付丽丽. 透明鱼上发现类经脉组织液定向流动轨迹 [N]. 科技日报，2019-08-28.
[30] 顾鑫，王燕平，宋晓晶，等. 使用荧光照相法对大鼠任脉低流阻通道的活体显示 [J]. 针刺研究，2020，45（4）：10.
[31] 熊枫，宋晓晶，贾术永，等. 小型猪四肢荧光素钠循经迁移的初步观察 [J]. 中国科学：生命科学，2020，50（12）：1453-1463.
[32] 宋晓晶，张维波，贾术永，等. 应用小动物活体激光共聚焦成像系统对大鼠腹壁循经组织组织液分布的初步观察 [J]. 中国中医基础医学杂志，2020，27（4）：474-478.
[33] 宋晓晶，熊枫，贾术永，等. 大鼠腹内壁中线间质通道微观结构的活体激光共聚焦成像观察. 激光生物学报，2021，30（5）：469-474.
[34] Song XJ, Zhang WB, Jia SY, et al. Differential Proteomics Analysis of the Subcutaneous Connective Tissues in Alcian Blue Tracks along Conception Vessel and Adjacent Nonmeridian in Rats[J]. Evidence-Based Complementary and Alternative Medicine, 2021, 2021: 5550694. https://doi.org/10.1155/2021/5550694.
[35] Li TJ, Tang BQ, Zhang WB, et al. In Vivo Visualization of the Pericardium Meridian with Fluorescent Dyes[J]. Evidence-Based Complementary and Alternative Medicine. 2021, 2021: 5581227. https://doi.org/10.1155/2021/5581227.
[36] 李宏彦，王燕平，张维波，等. 小型猪经络不通病理模型的宏观定量观察法 [J].

中国中医基础医学杂志，2016，22（4）：525-528.

[37] 叶丰瑶，王燕平，张维波，等. 结扎大鼠经络对脏器形态与系数影响的初步观察[J]. 北京中医药大学学报，2019，42（2）：160-166.

[38] 叶丰瑶，张维波，王燕平，等. 经络不通对大鼠行为学及胃肠动力的影响 [J]. 中医药导报，2019，25（6）：26-30.

[39] 朱凯，和清源，韩鸿宾. 手十二井穴刺络放血后脑卒中好发区组织液流动速率变化规律研究 [J]. 中国医药导报，2014，11（10）：20-24.

[40] Guo JK, Rao PF. Is Acupuncture Meridians a Novel System for Superoxide Disposition[M]. Acupuncture, Marcelo S, Rijeka: IntechOpen, 2011, 6.

[41] Li HY, Tong JB, Cao WG, et al. Longitudinal non-vascular transport pathways originating from acupuncture points in extremities visualised in human body[J]. Chin Sci Bullet, 2014, 59(35): 5090-5095.

[42] Li HY, Yang CQ, Lu KY, et al. A long-distance fluid transport pathwaywithin fibrous connective tissues in patients with ankle edema[J]. Clin Hemorheol Micro, 2016, 63(4): 411-421.

[43] 李宏义，韩东，李华，等. 全身纤维结缔组织网络中的界面流体传输现象 [J]. 生理科学进展，2017，48（2）：81-87.

[44] Li HY, Yang CQ, Yin YJ, et al. An extravascular fluid transport system based on structural framework of fibrous connective tissues in human body[J]. Cell Proliferat, 2019, 52(5): e12667.

[45] Shi YH, Wu RZ, Zhang Yue, et al. Telocytes in Different Organs of Vertebrates: Potential Essence Cells of the Meridian in Chinese Traditional Medicine[J]. Microsc Microanal, 2020, 26(3): 575-588.

[46] Bai XB, Wu RZ, Zhang Yue, et al. Tissue Micro-channels Formed by Collagen Fibers and their Internal Components: Cellular Evidence of Proposed Meridian Conduits in Vertebrate Skin[J]. Microsc Microanal. 2020, 26(5): 1069-1075.

[47] Jin W, Tao Y, Wang C, et al. Infrared imageries of human body activated by teas indicate the existence of meridian system[J]. Phenomics, 2023, 3(5): 502-518.

[48] 程岩岩，王晓凤. 从小肠缺血预处理对急性心梗大鼠 SOD、MDA 的影响探讨“心合小肠”[J]. 中医药学报，2015，43（3）：45-47.

[49] 刘声，刘晓燕，李立华，等.“肺与大肠相表里”的组织细胞学基础研究 [J]. 中华中医药杂志，2012，27（4）：1167-1170.

[50] 王爱敏，王峰，孙燕，等.“肺与大肠相表里”现代生物学认识浅谈 [J]. 辽宁中医杂志，2014，41（4）：657-659.

专题 5

中医体质学说研究进展

中医体质学说，是研究个体身心内在差异及其外显行为特征之间的关系，并根据个体的这些身心内外差异，因人制宜地优化生活方式、以防范和治疗疾病，且针对性地保健养生的学说思想及相应的操作体系。

一、研究进展

最早明确提出“中医体质学说”的概念的是王琦、盛增秀，自1978年以来通过多年临床实践及深入研究将中医体质分为平和质、气虚质、阳虚质、阴虚质、痰湿质、湿热质、瘀血质、气郁质、特禀质9种基本类型。随着1982年中国第一部中医体质学专著——《中医体质学说》[1]的出版，中医体质学研究的理论与实践基础得以奠定，这也是中医体质学说正式确立的标志。2011年中医体质学被国家中医药管理局中医学术流派研究课题组列为当代中医学派之一，王琦是学派代表人，“王琦名老中医体质学术流派研究”获得北京市自然科学基金资助，2012年中医体质学被列为中医学二级学科及国家中医药管理局重点学科[2]。

中医体质学研究推动了中医学科分化，《中国中医药学科史》评价中医体质学是一门具有很强的创新性、科学性和实用性的学科。2012年，中医体质学成为教育部自主设置二级学科，同年成为国家中医药管理局重点学科，2018年又被国家中医药管理局评为优秀学科。目前，中医体质学已经被写进15种教材，已成功申请硕士、博士学位授权点，博士后流动站等，为学科培养了众多人才，形成学术梯队[2]。

（一）中医体质学说研究的理论创新

1. 构建中医体质理论体系，创立中医体质学新学科

王琦对中国人群体质个体差异现象进行了定义性的表述，形成体质、体质学、9种体质等基本概念。提出“体质可分”“体病相关”“体质可调”3个基本命题，与“生命过程论”“形神构成论”“环境制约论”“禀赋遗传论”4个基本原理，以及体质形成、体质分类、体质演变、体质的发病4个基本规律[3]，构建了中医体质学的理论体系。《中医体质学》[4]被列为中医高等院校创新教材，进入高等中医药院校应用。体质研究成果被写入《中国医学通史》《中国大百科全书》《健康首都辉煌60年——100件大事》《百年中医史》。中医体质学科被载入《中国中医药学科史》[2]。

（1）“体质可分”研究

王琦院士团队制定了我国首部体质辨识行业标准，获国家科技进步奖二等奖，在此基础上，开发了多维体质测评技术，包括体质量表测评、红外热成像测评、近红外人脸测评、转录组测评、代谢组测评、肠道菌群测评等，通过多种手段证实9种体质的差异性，为不同体质的微观特征提供现代生物学依据[5]，不同体质类型还具有独特的生理、心理特征。如阳虚体质能量代谢水平低，心率慢，嗜睡；阴虚体质睡眠少，心率快，易躁动易失眠；痰湿体质通气下降，易出现睡眠呼吸暂停。气虚体质个性偏内向，情绪不稳定；阳虚体质性格外向，情绪不稳定；痰湿体质个性内向，情绪稳定[6]。痰湿体质的生化检测提示，无论肥胖与否，均呈现胰岛素抵抗、慢性炎症、氧化应激状态，且上述症状的发生要早于血脂、血压等临床检验指标的改变[7-9]。

除了不同体质类型身体相关参数和指标的改变研究外，中医体质学各组学的研究也逐渐深入。代谢组学研究发现，阳虚体质能量代谢水平偏低，脂肪储备不足，免疫功能减弱，易出现胃肠功能紊乱[10]。Meta分析[11]已经证实痰湿体质发生代谢紊乱的风险显著升高。在转录组学层面，实验研究证实了痰湿体质有发生内皮迁移、胆固醇运输障碍、胰岛素抵抗风险[12]；在基因层面，发现痰湿体质DNA甲基化修饰涉及糖脂代谢过程[13]。王琦院士团队还建立了痰湿体质疾病风险预测模型，用于验证体质与疾病的关

系。另外，在微生物组学层面，还从肠道菌群入手，通过调节肠道微生物调理体质。从免疫调节层面，调节 IgE 水平，改善树突状细胞稳态，可根本上改变致敏状态，研制的“过敏康”，在与美国约翰·霍普金斯大学合作研究中，证明可降低小鼠抗原特异性免疫球蛋白（IgE），抑制致敏小鼠肥大细胞组胺释放，对过敏性疾病的治疗与预防复发具有良好作用，这证实了体质可调的理论[14]。

其他关于中医体质学的研究发现还包括，发现阳虚质、阴虚质、痰湿质与平和质相比在 3 个代谢相关基因 PPARD、PPARG 和 APM1 的单个单核苷酸多态性（SNP）和单倍体上具有显著差异；阳虚质甲状腺激素受体 β（TRβ）基因表达下调，为阳虚质不耐寒冷的表现提供了分子生物学解释；发现特定体质具有特定的代谢组学特征，如阳虚、阴虚体质具有能量代谢、脂代谢、糖代谢、氨基酸代谢的差异，以及神经递质、脏腑功能的改变；发现不同体质 HLA 基因频率和抗原频率不同；发现偏颇体质与平和体质相比，生理、生化、免疫、遗传等相关指标表达明显不同，如痰湿体质糖代谢、脂代谢相关指标与平和质存在明显差异；发现痰湿体质与高脂血症、高血压病、冠心病、糖尿病、代谢综合征密切相关；通过基因组 DNA 检测，发现痰湿体质具有代谢紊乱的总体特征，生理生化指标的检测也发现，该体质存在血脂代谢紊乱、糖代谢障碍及嘌呤类代谢障碍，研制的“化痰祛湿方”可以减少体内脂肪积聚，改变脂质代谢，降低血液黏稠度，改善痰湿体质，获相关专利 1 项[2]。

（2）“体病相关”研究

王琦院士团队对体质与疾病关系进行了扩大样本量的分析，体质与疾病相关的 Meta 分析，共 840408 例样本，覆盖了国际疾病分类标准（ICD-10）中除“先天性畸形等”外的所有类别疾病，共 313 个病种，这一分析结果发现不同体质类型人的患病倾向性各不相同[15]。不仅如此，他们更是通过对大样本人脸可见光和近红外图像信息进行分析，得出 9 种体质不同的面部特征，例如湿热体质面垢如油，全脸油脂分泌多，以三角区明显，易生痤疮，面部有痘或痘印[16]。因而在体病相关这一理论基础上，进一步提出体病相关的新理论——肤 - 体相关论[17]，认为体质因素是皮肤类型和表征的重要物质基础，机体的整体健康是皮肤健康的决定因素。体质是皮肤病的土壤。体质类型决定皮肤的颜色、质地、弹性、光泽、湿润度、平滑度、粗糙度等，因此常见的皮肤病均有特定的体质类型对应。痤疮、脂溢性脱发、阴囊湿疹患者多为湿热体质，湿疹、荨麻疹、异位性皮炎、接触性皮炎、日光性皮炎、虫咬皮炎患者多为过敏体质，黄褐斑、色素沉着患者多为血瘀体质。这也契合了《丹溪心法》所云“有诸内者，必形诸外”。

在理论研究方面，除上述新理论的诞生外，针对体病相关这一关键科学问题，王琦院士还从发病学角度进一步提出了发病“四说”[18]，即易感说、从化说、胎源说、土壤说。不同的个体由于自身体质的特殊性，决定了对某种疾病的易患性、倾向性，此即易感说；病情随患者体质而发生变化，此即从化说；成人的慢性疾病主要是基于胚胎期的重要器官发育不良，此即胎源说；某一体质对某类相似疾病具有易罹性，这一体质就是这类疾病发生的共同土壤，此即土壤说[18]。这对体病相关这一理论的内涵进行了深入的阐述和更明确的概括。

在王琦院士中医体质学理论指导下，其他研究者对中医体质学在临床研究中的应用在这十年来日益增多。冯娟等人对全国不同地域的五个省市进行了中医体质流行病学调查，993 份抽样调查结果显示，我国一般人群中平和质最多，为 34.64%；其余 8 种偏颇体质共占 65.36%，占比最多和最少分别是占 14.80% 的阳虚质和占 3.02% 的特禀质[19]。这是对全国不同类型体质人群占比的研究，虽样本量还有待扩大，但对全国中医体质类型具有一定参考意义，也是除王琦院士团队外少有的全国范围内体质类型的流行病学调查研究。

除此之外，其他学者更多地把精力集中于某种或某类疾病与中医体质类型的相关性研究方面，这属于体病相关这一关键科学问题的研究范畴，对各科疾病的临床治疗及研究具有指导和借鉴意义。陈明霞等[21]对高血压患者的中医体质类型进行调查，发现体质与患病有一定关联，平和质与生存质量评分呈现正相关。调查结果显示，在 255 例高血压患者的 9 种体质类型中，6 种偏颇体质对高血压的易患性和倾向性均高于平和质，患病占比最大为痰湿质，只有特禀质和湿热质患者所占比例低于平和质[20]。刘培中等人对来自南北不同地区的高血压患者进行了中医体质调查，结果显示，参与调查的高血压患者的体质占比前三分别为阴虚质、血瘀质和痰湿质。尉敏琦等[22]对社区的老年高血压病患进行了调查，发现 808 例患者中体质占比最大为平和质，超过 50.00%，其次为占比约 29.00% 的气虚质和约 22.00% 的阳虚质。男性患者中平和质占比最高，达到 62.58%，而女性中除平和质外，气虚质约占 40.00%、血瘀质约占 24.00%，分别位列第二、第三。张荣东等[23]对糖尿病肾病Ⅲ期患者进行中医体质调查发现，患者体质分型中，气虚质、痰湿质为占比最高两项，分别为 26.50% 和 20.15%。患者的证候类型也与其体质呈一定相关性，每一体质都有对应的高频证型，如气虚质以脾肾气虚证、气阴两虚证为主，血瘀质对应血瘀脉络证；阳虚质以脾肾气虚证为主；湿热质对应湿热困脾证；痰湿质对应脾肾气虚证。张阳阳等[24]对糖尿病前期患者进行中医体质调查研究，结果显示平和质、气虚质和痰湿质为占比前三项，而患者最常见证型为脾气虚型，其次为气阴两虚型。患者体质为平和质但无明显证型的占 50.00%，其比例明显高于其他类型体质。由此认为体质在一定程度上影响疾病发生后的证型。李晖等[25]对缺血性脑卒中患者进行中医体质调查研究，发现平和质患者占比最高，其次为气虚质和痰湿质，占比均超过 20.00%。797 例腔隙性脑梗死患者中是以平和质最多，其次为气虚质和痰湿质。这一数据警示，平和质人群与偏颇质人群同样有患缺血性脑卒中的风险，且承担相同风险。刘静君等[26]对多囊卵巢综合征的患者进行中医体质研究发现，110 例患者中，痰湿质占比最高，其次为阳虚质和气郁质，可见痰湿质是该病的好发人群。多囊卵巢综合征自身病情便能产生痰湿，而患者若是痰湿质，那自身机体痰湿也多，痰湿既为病理产物，也是致病因素，两者互相作用，加重病况。陈伟涛等[27]对慢阻肺稳定期患者进行调查研究，在调查人群中，气虚质人数最多，占总数的 32.90%，其次为阳虚质，占总数的 14.20%，由此得出此两种体质易感慢阻肺。弓少康等[28]对 1197 例过敏性鼻炎患者进行体质判定分析过敏性鼻炎与体质的关系，对数据进行频数分布统计，发现接近一半患者为气虚质，占比 48.00%，人数为最多，其次血瘀质 33.00%、阴虚质 32.00%、湿热质 30.00%、特禀质 27.00%，均为过敏性鼻炎的常见体质类型。调查还发现鼻炎患者的性别和体质有一定相关性，如：男女气虚质均为第一体质，女性第二体质为血瘀质，而男性湿热质为第二。

（3）"体质可调"研究

观察研究了不同体质类型对应的调体方药的治疗效果。除了抗过敏系列方通过调理特禀体质，防治过敏疾病，治疗变应性鼻炎 8 周总有效率 90.0%[29]。还对其他体质调体药食的同源方的治疗效用进行了研究，如发现血瘀体质调体方可以改善舌下静脉瘀紫[30]，调理痰湿体质可以防治高血压和高血压前期，血压正常高值者调理体质 1 年，可以纠正体质偏颇，使高血压发生率明显降低[31]。对 416 例代谢综合征患者进行个性化调理，从中医体质辨识开始，并给予调体方药疗程 6 个月，结果显示代谢综合征的相关指标得到明显改善，这属于从体质调理入手、个性化的社区干预即是从上游扼制心脑血管疾病危险因素[32]。这些研究显示调理体质可显著改善体质积分、体质表征和体质客观指标，进一步证明了体质可调。

2. 基于中医体质辨识方法，丰富中医未病学理论体系

王琦主编出版的《中医治未病解读》获得"新中国成立 60 周年全国中医药科普图书著作奖"一等奖，为中医"治未病"进行学术普及。主编《中医未病学》[33] 创新教材，系统构建了中医治未病理论体系。《中医治未病发展报告》的发布，为治未病政策制定与实施提供了参考依据。自开展中医治未病工作以来，国家卫生健康委员会、国家中医药管理局在多次文件中将中医体质辨识作为中医治未病、公共卫生服务和医药卫生体制改革的重要工作内容。2016 年，由北京中医药大学、中国中医药出版社主办，中华中医药学会中医体质分会、《中医未病学》《中医治未病发展报告》编委会承办的"中医治未病高峰论坛暨《中医未病学》《中医治未病发展报告》首发式"在北京中医药大学隆重举行。本次会议的召开，紧密贯彻了中央全国卫生和健康工作会议精神，对于开展中医治未病工程、发展治未病理论与实践、创新治未病技术与方法及弘扬中医学自身崇高医学思想具有重要的作用及战略意义[2]。

3. 基于体质辨识方法，构建个体化医学体系

王琦在 2009 年第 344 次香山会议上，对"个体化诊疗"作出了定义性的表述："个体化诊疗是基于以人为本、因人制宜的思想，充分注重人的个体差异性，进行个体医疗设计，采取优化的、针对性的治疗干预措施，使之更具有有效性和安全性，并据此拓展到个性化养生保健，从而实现由疾病医学向健康医学的转化"，近几年来个体化医学概念一直贯穿于中医体质学理论及实践发展之中。在此基础上，组织编写出版《中医健康医学概论》，提出中医"健康"新概念和"健康状态"概念；综合中医学对生命和健康的认识，提炼出中医九大健康观，构建了中医健康医学理论体系[2]。

（二）中医体质学说研究的技术创新

1. 体质研究方法学体系

运用文献学、信息学、临床流行病学、心理学、分子生物学、基因组学、代谢组学、免疫遗传学、表观遗传学等方法，揭示中国人群个体差异的形成机制、生理机制、发病倾向以及与疾病相关性等[2]。

2. 体质辨识技术

开发《中医体质量表》，编制《中医体质分类与判定》标准，被列为中华中医药学会标准，为中医治未病及个体化诊疗提供方法、工具。体质分类标准被全国 270 所医院及科研机构采用，发表科研论文 1325 篇，涉及内、外、妇、儿等各科 195 个病种。"中医体质分类判定标准的研究及其应用"获国家科技进步奖二等奖[2]。

3. 体质微观、疾病预测、干预技术

运用基因组学、代谢组学、分子遗传学等方法，从微观水平探索体质的生物学基础，为 9 种体质的分类提供了微观证据[2]。

（三）中医体质学说的转化应用

1. 以"体质辨识"为核心的健康状态评价方法在公共卫生领域得到广泛应用

王琦创立的中医体质辨识法被纳入卫生部 2009 年颁布的《国家基本公共卫生服务规范》，成为唯一一项中医体检内容，实现了中医药首次进入国家公共卫生体系。2013 年被纳入国家基本公共卫生服务项目《老年人中医药健康管理服务技术规范》，截至 2016 年底有 1.65 亿老年人进行了体质辨识与健康调理。2017 年被载入国务院《中国防治慢性病中长期规划》，列入"十三五"国家公共卫生服务清单。体质辨识也成为政府新医改的推

广内容。国家中医药管理局印发中医预防保健规范的文件中，将体质辨识作为重要内容。全国30省（区、市）235家“治未病”中心及港台地区应用体质辨识开展疾病预防及健康管理，取得良好效果。国家中医药管理局在全国74个区、县应用体质辨识技术开展中医药公共卫生服务试点。“中医特色体检中体质辨识服务于公共卫生的应用研究”获中华中医药学会科技进步奖一等奖[2]。

2.“辨体-辨病-辨证”诊疗模式在临床诊疗中推广应用

王琦提出“辨体-辨病-辨证”诊疗模式，及辨体用方思想，取得了良好的实践效果。编写出版《辨体-辨病-辨证诊疗模式创建与应用》不仅揭示了中医临床医学的自身规律，而且突破了辨证论治的单一思维定式，适应多元复杂的临床需求。“辨体-辨病-辨证”三辨模式在疾病治疗和预防中多有应用，近年来，在肾病、糖尿病、桥本甲状腺炎、甲状腺功能减退等肾及内分泌疾病，急性咽炎、支气管哮喘等呼吸系统疾病，多囊卵巢等妇科疾病，以及头痛、过敏性疾病、抑郁症等十余个病种的防治中提高了临床诊断的准确性及防治的有效性；同时“辨体-辨病-辨证”诊疗模式还被用于指导辅助生殖技术及针刺治疗，拓宽了临床解决问题的思路；在学科建设及人才培养方面，中医内科学在立体化教材建设中培养医学生建立“辨体-辨病-辨证诊疗模式”的思维结构，培养学生创造性思维模式[2]。

3. 体质研究成果带动健康产业发展

近年来有效整合6个大型企业资源，形成了辨识软件-干预产品-体质健康管理平台-体质健康管理新型服务机构的体质健康产业链雏形。9种体质辨识软件、调体冲剂、膏方和护肤品、体质养生起居产品已在市场推广，取得良好的社会经济效益。积极开展中医体质辨识与调理师职业培训。进行了中华中医药学会“全国基层医疗机构基层医生中医体质健康管理”培训，培训人数达四千余人。2014年至2015年开展卫生计生委“全国基层医疗机构合理用药培训项目”4次，共培训1500人，中华中医药学会“中医体质辨识与健康管理”项目3次，共培训800人次。2014至2016年开展中华中医药学会春播行动基层医生中医诊疗技术培训“中医体质辨识与健康管理”项目39次，共培训2000余人次。2016年9月开展国家卫生和计划生育委员会和国家中医药管理局联合举办的妇幼保健中医药适宜技术培训 2 次，培训人数 400 余人次[2]。

（四）中医体质学说的国内外传播及影响

王琦所著《中医体质学》在日本、韩国被多次翻译出版，《王琦九体医学》英文版在美国出版。在与日本富山大学富山国际传统医学中心的合作过程中，将《中医体质量表》开发为日文版，并进行了信度、效度评价，发现其重测信度良好，性能评价良好。《中医体质量表》亦被翻译为英文版、韩文版、德文版、俄文版、西班牙文版推广应用。有学者依据王琦的体质分类理论研究了不同体质 HLA-DRB1 和 DQB1 的分布特征，并在 *The Journal of Alternative and Complementary Medicine* 发表，该杂志编者按指出：中医体质学研究为架接西方生物医学与传统医学之间的桥梁迈出了重要的一步。美国 Johns Hopkins 大学就干预过敏体质中药与我国进行了合作研究，相关实验研究论文被变态反应领域权威杂志 *Allergy*（IF 5.83）引用，其为过敏性疾病提供的新思路与方法被世界所关注。查新显示，王琦带领课题组进行的中医体质研究，与国内外比较处于领先地位[2]。

（五）中医体质学说的其他理论及临床实践研究

理论研究方面，匡调元[34]于 2011 年在"体质病理学研究"基础上，重申了人体体质的概念，即"人体体质是人群及人群中的个体在遗传的基础上，在环境的影响下，在生长、发育和衰老过程中形成的功能、结构和代谢上相对稳定的特殊状态。这种特殊状态往往决定着他的生理反应的特异性及对某种致病因子的易感性和所产生病变类型的倾向性"；并重申了正常质、倦㿠质、燥红质、迟冷质、腻滞质、晦涩质六个主型，提出这几种分型不仅能适用于中国黄种人，也能适用于白种人和黑种人；还进一步根据《易经》原理对体质与气质的关系作了分析，提出"体用是一，形神是一，身心是一，体质与气质是一，都不是二。彼此不能或缺。但一体多象，体不异而象有异。一切随时间、地点、条件而转化。一切辩证思维的根本在此"。2012 年又在前期基础上，对"心神病机论"进行了简介，进一步阐释了"情绪与体质"的关系[35]。主要包含：①对情绪的形成过程提出了一个模式，并认为在此模式中“认知”过程是核心环节，它是受体质类型与气质类型制约的，换言之，是受先天因素和后天因素共同制约的；同时，提出了情绪生理学的“三棱镜理论”。②为了论证从“形神同一”到“形神合一”的易学原理，对由无极而太极的演化过程作了阐发；同时对周敦颐的“太极图说”提出了异议，另作“太极图新说”，阐述了气质体质学深入研究的哲学基础。③强调了情绪在日常生活中的意义。④提出了“0 情绪”和“定态”两个新概念，并认为这是对病态情绪做自我调控的主要措施。道德教育将影响认知环节，可调控情绪发展方向。⑤提出气质体质学在人体体质学理论体系中是一个分支学科。此外，还在“体质病理学”基础上，将体质病理学与食疗结合起来，通过介绍饮食的医误与自误[36]，强调“辨体质，论饮食”的重要性。

临床实践方面，匡调元分别从临床运用方法、妇科及食疗养生角度记录并阐述了匡氏人体体质学理论基础上的临床实践应用研究。《匡调元辨质论治临诊经验实录（一）· 总论》[37]对匡氏人体体质学作理论性的综述，强调体质的概念 6 种分型及分型原理；结合临诊，从望诊尤其是舌诊等中医诊断方法入手，详细解析了体质分型的关键依据及具体诊断方法；阐述了针对 6 种体质类型的治疗与食养总则；论述了同病异质与同质异病及其临床意义与实效；首次界定了复合型体质、亚型体质的定义。《匡调元辨质论治临床经验实录（二）· 妇科》[38]阐述女性体质及病因特点。列举妇科临床典型医案，通过剖析其辨质思路，分析、总结其用方、遣药经验，进而解密其临床显效方、药之医理及药理。《匡调元辨质论治临诊经验实录（三）· 体质食养》[39]中，介绍并简要地讨论了一门新学科——“体质食养学”，以匡氏人体体质学理论为基础，以食为药，以食物性味功能调节纠正病理体质，辅助治疗常见疾病。同时，对体质食养学的概念、原理、意义及其发展过程做了阐发，并探讨了它在临床诊疗中运用的重点和难点。

黄煌强调不同体质是临证用方的基础，故体质为本，证候为标，辨别体质是第一位。经长期的临床研究，发现某些药物、方剂与特定的体质或混合体质有对应关系，因此提出“药人”与“方人”学说，用以描述患者异常表现，并指导用方。2019 年，通过黄煌体质学的形成及体质学理论形成的思维特征，总结阐释并分析了黄煌体质学理论构建的思想[40]。在临床实践方面，黄煌根据体质辨证运用经方治疗高血压病[41]，根据不同体质运用黄连解毒汤、大柴胡汤、温胆汤，对于同样患有高血压的患者，依据其体质的不同，分别施以不同的方药。根据患者的体型体貌、心理行为、发病趋势及家族疾病谱系等特征，进行体质诊断，运用经方进行调治，并从生活起居、饮食习惯、心理调节等多个方面进行综合调理。黄煌认为病理体质是疾病的"培养基"，根据"方人相应"学说，临证时从体质入手进行疾病诊疗。运用柴归汤治疗自身免疫性疾病，认为该方用于治疗具有柴胡体质倾向的强直性脊柱炎、血清阴性关节病、未分化脊柱病、风湿性多肌痛、免疫性肝病、亚急性甲状腺炎、桥本甲状腺炎、干燥综合征、白塞综合征、荨麻疹、皮炎、湿疹等风湿、免疫相关性及过敏性疾病，临床效果良好[42]。

二、现状评述

（一）可持续发挥中医体质原创优势，深化理论研究

中医体质学自1978年由学说的提出，到2011年中医体质学被国家中医药管理局中医学术流派研究课题组列为当代中医学派之一，再到2012年中医体质学被列为中医学二级学科及国家中医药管理局重点学科，中医体质学发展至今为止的几十年的时间内，其理论体系尚在不断发展当中。近十年来，在王琦院士带领下，中医体质学理论不断丰富，但作为新兴的学科，由于中医体质学还很"年轻"，为了学术发展的深远，其理论研究仍在继续。

中医体质研究要进一步发挥其原创优势，在中医体质的三个关键科学问题，即体质可分、体病相关、体质可调基础上，继续深化其研究，在其内涵和外延发生深刻变化的今天，继续深入理论研究。随着理论研究的不断深入与拓展，待时机成熟时构建中医体质学三级学科[2]。

（二）继续完善技术方法，形成全图景研究

从目前针对中医体质的研究来看，临床研究多着眼于疾病与体质类型

的相关性，人是复杂的个体，因而临床上体质类型往往出现兼夹体质，而限于体质研究起步等问题，目前多见单一体质类型的研究，为了更好地指导临床及推广应用，兼夹体质的研究有待开展增加。因此，新的技术方法有待完善，如加强对兼夹体质辨识技术的研究等。

王琦院士提出要打造“中国式”精准医学，这离不开技术方法的完善和原创，今后可开展以下研究工作：一是基于“体质可分”理论，研发9种体质辨识工具，修订现有的成年版、老年版、小儿版量表，加强对兼夹体质辨识技术的研究等；二是基于“体病相关”理论，进行九种体质与疾病相关性的大样本流行病调查及分子生物学研究；三是基于“体质可调”理论，依据九种体质特征及与疾病的相关性，制定防治原则和干预评价方案。通过以上研究，形成全因素、全过程、全图景、系统化、整体化的九体医学利器[2]。

（三）加快平台建设，提升服务能力

在临床应用方面，中医体质学尚未形成系统化、标准化的应用规范，临床操作中的应用尚待进一步推广应用。如临床发现大部分患者多不是单一体质，兼夹体质较多，另外一些特殊人群中医体质量表，如孕产妇等的体质量表尚待开发，老年人及婴幼儿版体质量表已进行修订，但尚未推广应用，这些人群由于其生理及心理上的特殊性，不适用于当前普遍应用于成人的量表，应在建立规范标准的特殊人群的体质分类与判定标准基础上尽快实现转化应用及推广。

加快学术平台建设可从以下三个方面入手：一是扩大学术影响，提升会议质量。随着中医体质学在全社会的普及，中医体质学术团体将充分利用学术资源优势和行业引领优势，不断扩大学术影响，激励本领域优秀人才入会，提升会议质量。二是把握科研动态，促进成果转化。通过与兄弟分会、行业内外的科研机构进行交流学习，把握科研动态，定期更新科研进展，提升体质学研究的时效性、创新性、科学性。通过产学研联合，进一步促进学术成果转化，推进中医大健康服务。三是加强国内外合作，建立学术共同体。通过搭建学术交流平台，与国内外相关研究机构开展合作，建立学术共同体，推进中医体质学国际化发展[2]。

中医体质辨识作为治未病的主要抓手、慢性病防控的主要手段、健康管理的主要方法，为进一步提升其服务能力，尚需运用生物物理学、分子生物学、免疫学、免疫遗传学、系统生物学组学及网络信息、大数据处理等多学科技术方法，进一步开展生命全周期治未病养生保健、干预评价，宏观与微观相结合的多维多元健康状态辨识方法、慢性病风险模型与三级预防，健康管理的智能化、网络化、普适化等研究，为建立具有中国特色的健康服务体系做出应有的贡献[2]。

结　语

中医体质研究将自身主体性与开放包容性作为其如今的发展理念，正在医学和生命科学研究领域中展现出其独特的一面。展望未来，中医体质研究将进一步发挥其原创优势，积极策应国家需求，为实施“健康中国”战略做贡献。加强中医学与转化医学的结合是中医学发展的重要方向。中医体质学研究将从全生命周期健康管理、治未病与公共卫生服务、健康产业发展等方面，推进科研成果转化，促进高质量成果转化，提供高质量服务。中医体质学的研究为研究人类生命现象及疾病与健康的关系开辟了新领域，中医体质学研究从人体个体差异解读生命本质；中医体质学研究形成了从表型到基因型、宏观与微观相结合的研究模式；中医体质学研究从生长壮老的过程开展全生命周期的研究。这不仅推动了“体质三级预防医学”发展，也对个体化医学发展起到推动作用，为健康中国提出的“全周期健康管理”提供了新方案。

参考文献

[1] 王琦，盛增秀. 中医体质学说 [M]. 南京：江苏科学技术出版社，1982.

[2] 倪诚，李英帅，王琦. 中医体质研究 40 年回顾与展望 [J]. 天津中医药，2019，36（2）：108-111.

[3] 王琦. 中医体质学 2008[M]. 北京：人民卫生出版社，2009.

[4] 王琦. 中医体质学 [M]. 北京：人民卫生出版社，2005.

[5] Li L, Yao H, Wang J, et al. The Role of Chinese Medicine in Health Maintenance and Disease Prevention: Application of Constitution Theory[J]. Am J Chin Med. 2019, 47(3): 495-506.

[6] 闫雪. 平和、阳虚、阴虚和痰湿体质人群夜间睡眠生理参数的比较研究 [D]. 北京：北京中医药大学，2011.

[7] 李玲孺，王济，姚海强，等. 肥胖痰湿体质与肥胖非痰湿体质、代谢综合征患者血清 NO 相关指标比较研究 [J]. 吉林中医药，2016，36（9）：875-879.

[8] 郑璐玉，杨玲玲，李玲孺，等. 液相芯片技术检测痰湿体质人群 TNF-α、IL-6、CRP、MCP-1 的表达研究 [J]. 中国中西医结合杂志，2013，33（7）：920-923.

[9] 杨玲玲，王琦，王济，等. 肥胖痰湿体质、非痰湿体质与代谢综合征人群胰岛素抵抗相关指数的比较研究 [J]. 中华中医药学刊，2014，32（4）：763-765.

[10] Li YS, Wang Q, Yuan ZJ. NMR-based metabonomics studies on serum and urine of yang-deficiency constitution[J]. Chemical Journal of Chinese Universities, 2011, 32: 2521-2527.

[11] 罗辉，王琦. 中医体质类型与代谢综合征相关性研究的系统评价和 Meta 分析 [J]. 北京中医药大学学报，2016，39（4）：325-334.

[12] Li LR, Feng J, Yao HQ, et al. Gene expression signatures for phlegm-dampness constitution of Chinese medicine[J]. Sci China Life Sci, 2017, 60(1): 105-107.

[13] Yao H, Mo S, Wang J, et al. Genome-Wide DNA Methylation Profiles of Phlegm-Dampness Constitution[J]. Cell Physiol iochem, 2018, 45(5): 1999-2008.

[14] Zhou Y, Chen X, Zheng Y, et al. Long Non-coding RNAs and mRNAs Expression Profiles of Monocyte-Derived Dendritic Cells From PBMCs in AR[J]. Frontiers in cell and developmental biology, 2021, 9: 636477.

[15] Liang X, Wang Q, Jiang Z, et al. Clinical research linking Traditional Chinese Medicine constitution types with diseases: a literature review of 1639 observational studies[J]. J Tradit Chin Med. 2020, 40(4): 690-702.

[16] Hou SJ, Zang J, Li P, et al. Research on TCM constitution classification based on facial color and texture features[J]. Biomed Res. India, 2017, 28: 4645-4650.

[17] 王琦. 从三个关键科学问题论中医体质学的进展及展望——中华中医药学会中医体质分会第十九次学术年会讲话 [J]. 北京中医药大学学报，2021，44（12）：1061-1066.

[18] 王琦. 从发病学看体病相关的新视角 [J]. 天津中医药，2019，36（1）：7-12.

[19] 冯娟，宫玉艳，李好勋，等. 全国五省市一般人群中医体质流行病学调查 [J]. 中华中医药杂志，2016，31（11）：4722-4725.

[20] 中医体质与生存质量的相关性研究 [J]. 中华全科医学，2014，12（10）：1657-

1658，1661.

[21] 刘培中，李创鹏，刘志龙，等. 600 例高血压病患者危险因素与中医体质分类的相关性研究 [J]. 新中医，2011，43（6）：19-21.

[22] 尉敏琦，余峰，诸光花，等. 808 例社区老年高血压病患者中医体质状况与相关因素分析 [J]. 中医杂志，2016，57（3）：228-232.

[23] 张荣东，赖子建，林莺，等. 268 例糖尿病肾病Ⅲ期患者中医体质分布特点及其与中医证候的相关性研究 [J]. 中医药学报，2019，47（3）：91-94.

[24] 张阳阳，徐丽梅，马建伟，等. 糖尿病前期患者中医体质与证型研究 [J]. 上海中医药杂志，2012，46（9）：11-13，26.

[25] 李晖，王延玲，何欣，等. 上海某社区 1003 例缺血性脑卒中患者中医体质分布 [J]. 上海医药，2018，39（8）：44-46.

[26] 刘静君，王东梅，蔡平平，等. 多囊卵巢综合征的体质类型及其与 BMI 相关性的流行病学研究 [J]. 山东中医杂志，2017，36（2）：106-109.

[27] 陈伟涛，张红，苏连华，等. 慢性阻塞性肺疾病稳定期患者中医体质特点的临床研究 [J]. 现代中医临床，2018，25（2）：7-10.

[28] 弓少康，高丹，李少滨，等. 1197 例过敏性鼻炎患者中医体质分析 [J]. 中国中医急症，2018，27（12）：2176-2178.

[29] 张惠敏，李玲孺，倪诚，等. 脱敏止嚏汤治疗 52 例成年人变应性鼻炎的病例系列研究 [J]. 中华中医药杂志，2012，27（2）：492-495.

[30] 杨培英. “王琦血瘀调体方”干预血瘀体质效果评价研究 [D]. 北京：北京中医药大学，2019.

[31] 李秀娟. 以中医体质辨识养生为特色的社区非药物干预对血压正常高值老年人群的影响 [J]. 世界中医药，2012，7（4）：345-347.

[32] 王玉霞，任翠梅，李润杰，等. 中医体质辨识融入社区健康管理对代谢综合征的防治效果分析 [J]. 中国全科医学，2012，15（4）：459-461.

[33] 王琦. 中医未病学 [M]. 北京：中国中医药出版社，2015.

[34] 匡调元. 再论人体体质与气质及其分型 [J]. 中华中医药学刊，2011，29（7）：1478-1481.

[35] 匡调元. 论情绪与体质 [J]. 中医药文化，2012，7（3）：8-11.

[36] 匡调元. 辨明体质，纠正饮食的医误与自误 [J]. 自然与科技，2010（5）：51-53.

[37] 周狮驮，匡调元. 匡调元辨质论治临诊经验实录（一）——总论 [J]. 中华中医药学刊，2010，28（2）：247-250.

[38] 周狮驮，匡调元. 匡调元辨质论治临床经验实录（二）——妇科 [J]. 中华中医药学刊，2012，30（12）：2603-2608.

[39] 周狮驮，匡调元. 匡调元辨质论治临诊经验实录（三）——体质食养 [J]. 中华中医

药学刊，2013，31（1）：189-192.

[40] 吴山永，黄煌. 浅析黄煌体质学理论构建思想 [J]. 上海中医药杂志，2019，53（2）：37-39.

[41] 崔德强，黄煌. 黄煌体质辨证治疗高血压病验案举隅 [J]. 上海中医药杂志，2010，44（4）：25-26.

[42] 薛蓓云，李小荣，黄煌. 黄煌经方内科医案（十二）——体质调治验案 2 则 [J]. 上海中医药杂志，2012，46（12）：17-18.

专题 6

中医病因病机理论研究进展

病因理论，以研究和阐释各种病邪的概念、形成、性质，对人体结构和功能的主要影响和致病特点等为其主要目的。掌握中医病因理论，对临床审证求因，随因施治具有十分重要的指导意义。

病机理论，是以阴阳五行、气血津液、藏象、经络、病因和发病等基础理论，探讨和阐释疾病发生、发展、变化和结局的机制及其基本规律的系统性理论。

一、研究进展

（一）病因理论的现代研究

1. 六淫病邪致病研究

六淫和疫毒是外感病邪的两大组成部分，近年来关于六淫与疫毒的基础研究主要集中在概念内涵、外感邪气致病的动物模型、外感病邪致病机理的实验研究以及与临床疾病的关系等方面。

（1）六淫的概念内涵探讨

“风为百病之长”。有学者认为《黄帝内经》之“风”是多层概念的混合，有广义、狭义之别，还有气化、气候之分。风为百病之始、风为百病之长、风为阳邪故先伤上等文字之“风”，皆是外在邪气之总称；“风胜则动”，则是运气之气化概念，属于病机学范畴。后世将诸多层面的“风”的内涵混杂于六淫“风”中，存在概念与临床客观实际脱节之嫌。张舒雯[1]认为，《内经》中的气候性病因认识是以寒、暑为主，风、燥仅作为补充要素，而湿往往因需较长时间作用人体而致病，故划归为环境性因素。

（2）六淫致病临床机理探讨

关于寒邪，可分为直接损伤阳气的“寒伤”和在阳伤基础上继生他证的“寒化”，阳气含量是寒证最终转归的关键要素。王晓梅[2]认为“寒湿”兼邪是以湿邪为本兼具寒邪的性质；寒湿兼邪以“冒、伤、中”的方式侵袭人体，且病势逐渐加重，寒湿致病往往只在气分传变，只有在发生变病以及坏病的情况下才可出现血分证候。

对于火热邪气，在当代较大的心理压力及高油脂、高能量饮食的背景下，内生火热，气机受阻更成为糖尿病发病不可忽视的病机，火热伤气在2型糖尿病发生发展中具有重要地位。古籍文献整理发现，风火寒湿燥是引发梅尼埃病的重要病因，尤以风、火、痰湿为著，向内则与肝胆脾胃关系密切。

对于燥邪致病，内、外燥均为湿疹发生的重要原因，内燥伤肺、脾、肝、肾、心，使皮毛不润，津液化生乏源，火郁伤阴，阴虚体质与外燥合邪则使病情复杂缠绵，临床施治时当予以重视。

（3）六淫致病实验研究

褚剑锋[3]认为寒邪所致血瘀多由于天气或季节性变化所致，血管舒缩功能障碍及血流动力学改变是形成血瘀的基础，凝血功能障碍则是其病理生理学机制。单晓梅等[4]通过对照给予不同环境温度的大鼠死亡率及热休克蛋白（HSP）70的表达程度，发现心、肺的“热应激”最强。范钰晗等[5]提出参与导致机体咳嗽敏感性增高多个环节的瞬时受体电位A1（TRPA1）和瞬时受体电位M8（TRPM8）冷感觉通道可能是寒冷刺激诱发慢性咳嗽寒咳证的重要物质基础。

（4）六淫模型的制备

张晶[6]采用内寒、外寒复制寒邪客胃证大鼠模型，大鼠胃黏膜出现不同程度的损伤，微循环受阻、血液瘀滞而出现水肿，外寒者最轻、内寒次之，内外合邪者损伤最重，在一定程度上印证“阴成形”理论；寒邪客胃大鼠整体活跃度降低，胃肠功能减弱，使“阳化气”功能不足，在一定程度上影响脏腑的正常生理功能具有一定理论依据。郑裕华等[7]将小鼠置于高湿及高温高湿环境的人工气候箱，构造了外感湿邪和湿热的动物模型，并发现肠道菌群对高湿环境与高温高湿环境有较高的敏感度。

2.疫毒病邪的现代研究

疫毒是独立于六淫之邪的特殊致病因素，具有强烈的传染性，可引起广泛流行，导致疫病发生。疫毒性质以温热居多，但也有寒湿者，可能与地理环境、人体体质等相关。疫毒是导致疫病发生的关键，人体感受疫毒后的发病程度与感邪轻重、体质强弱、病情浅深密切相关。

（1）疫毒的传播途径和传变

疫毒（疠气）可以通过口鼻、蚊虫叮咬、皮肤接触、血液传播、性传播、医源性传播等途径侵入人体，导致多种疫病。疠气入侵人体，可以通过空气由口鼻侵入致病。随饮食、蚊虫叮咬、皮肤接触等途径侵入人体；还有经血液制品、医用注射等医源性传播途径致病。

（2）疫毒与毒邪的异同

疫毒之毒并非由六淫邪盛或蕴蓄不解而成，而是指疫病的特异性致病因素，不同于一般外感热病之因，外感疫毒之不同是疫病发病各异的关键因素，是导致不同临床特征和病变规律的根本原因。“疫毒”既强调了疫气致病的特异性、传染性和流行性，又突出了毒邪致病的猛烈性、顽固性及难治性。作为致病特点，疫毒之毒重点强调疫病致病的广泛、病势的多变、毒性的暴戾等特征，疫毒致病的强弱、演变的急缓实则取决于毒力的大小以及病位的深浅。毒邪，是中医病因学说中一个特定的词义，意指病邪的亢盛，病情的深重，病势的多变，既可因多种病邪蕴结而成，也可为特异性的致病因子。毒邪可导致多种疾病的发生发展，致病广泛，而疫毒仅是导致疫病发生的特异性因素。

（3）疫毒与六淫的异同

六淫和疫毒均为外感之邪，皆从口鼻侵而入人体，临床上多先是表证，病起于外，故常统称为“外感病”。疫毒是独立于六淫之邪的特殊致病因素，具有强烈的传染性，可引起广泛流行，导致疫病发生。二者在形成条件、入侵途径和传变、传染性等多方面均有差异。六淫致病力轻，病情较轻，病程短，愈后多良好。疫毒常兼夹湿、毒、秽浊之气，具有很强的毒力和致病力，比一般的六淫邪气致病紧急，甚或触之者即病。病程中，化火极速，耗津动血之烈尤甚于六淫，极易出现毒热内陷心包，蒙蔽神明等危重症状，死亡率较高。六淫致病，病后多不具有免疫性。疫毒致病，病后多具有免疫性，愈后不再感染，有的可以终身免疫，如天花、麻疹、白喉等罹病之后可以永不再发，获得稳固的终身免疫，因此，可以通过人工免疫的方法预防其发病。疫病是外感疫疠邪气引起的，具有强烈传染性，易引起大流行的一类急性发热性疾病的统称，疫毒是疫病的重要病因，如百日咳、猩红热、麻疹、时行感冒、艾滋病、人感染禽流感、手足口病、严重急性呼吸综合征（SARS）、甲型流感、新型冠状病毒肺炎等多种传染病都因疫毒所致。随着新型冠状病毒肺炎的暴发，疫毒成为近两年探讨的热点，王玉光等[8]认为新型冠状病毒肺炎主要病因为湿毒疫邪，核心病机为“湿、毒、瘀、闭”；仝小林[9]认为新型冠状病毒肺炎为“寒湿疫”，此病以寒湿伤阳为主，但仍可兼有化热、变燥、伤阴、致瘀、闭脱等变证，故当注意随证应变。

3. 情志内伤的研究

内伤病因主要包括七情内伤与饮食内伤。近年来，关于七情内伤的研究集中于中医七情致病的内涵和实质等方面。随着生活水平的提高，饮食内伤致病的临床病机以及实验机理等研究也逐步深入。

（1）情志内伤的生物学内涵研究

有研究通过“怒”模型大鼠发现“怒”应激反应对免疫系统的抑制性调控可以通过胸腺形态学改变以及免疫调控受体 TIGIT 所介导的 TIGIT-CD155 信号通路来实现，TIGIT 可能作为神经 - 内分泌 - 免疫和细胞凋亡反应中重要的互联分子，影响心理应激的病理过程[10]。通过恐伤大鼠模型，发现恐可影响恐伤孕鼠子代的股骨发育和代谢，恐惧刺激可以引起骨发育损伤，主要表现为钙磷代谢紊乱和骨吸收增强[11]。

（2）情志内伤与临床疾病

情志可以通过影响脏腑气机，进而产生郁火、热毒、瘀血、痰浊、湿邪等病理因素，与恶性肿瘤、肠易激综合征等肠腑病、围绝经期等各科疾病有密切关系。七情中思、悲、怒、忧、喜均是围绝经期综合征（MPS）的影响因素；其中怒作为单一情志因素最易导致 MPS 发病，喜则可一定程度降低 MPS 发病风险及患病严重程度。从情志与 MPS 证候关系而言，多忧者多见肾虚证，多思者多见肾虚肝郁证，多喜者多见心肾不交证，各个证型均可受怒和悲两种情绪的影响。

癫痫患者中合并抑郁症者可达 5.9% ～ 64.1%。抑郁症的发生极易对患者的治疗信心造成影响，甚至会加重病情，诱发癫痫。针对癫痫患者抑郁症状应用解郁疏肝汤加减，能起到疏肝解郁、行气止痛的功效，有效降低癫痫发作频率。

4. 饮食内伤的研究

饮食不节与临床疾病：有学者指出饮食不节，酿生湿热是顽固性腹泻的关键病机，而外邪侵袭和饮食寒冷均可导致食管癌，其中内伤寒饮可分为两种：一是素体阳虚复又过食或误用寒凉药食物；二是因平素体盛郁热而嗜食寒凉，久之寒热错杂，与瘀血等病理产物相结成积[12-13]。一些妇科疾病也与饮食不节有密切关系，无排卵型异常子宫出血（AUB-O）患者相比同一年龄段的月经正常者，有明显饮食偏嗜酸性、辛辣的习惯，情绪较为急躁易怒[14]。在不孕症患者体质形成过程中，常食甜者以痰湿质为主，偶食甜者以气郁质为主[15]。

饮食失宜与多种癌症的发生有关。有研究表明，饮食不当增加口腔癌、咽癌、喉癌、食管癌等的发生[16]。大量饮酒，摄入较多的肉或脂肪，较少的纤维、水果和蔬菜是结直肠癌的危险因素[17]。食用被黄曲霉毒素污染的食物、过度摄入乙醇均为肝癌发生的危险因素[18]。饮食失宜与“三高症”，即高血压、高血糖、高血脂的发生发展也密切相关。嗜油脂饮食及甜食者血脂水平明显增高。饮食失宜还可以导致各种消化系统疾病的发生，大量饮酒和暴饮暴食是急性胰腺炎发生的常见病因[19]。长期不当的饮食习惯和口味，可导致脾虚痰湿，肝气郁结，肾气亏虚，继而痰瘀内生，体质阴阳偏颇，最终凝血瘀滞胞宫，产生月经失调、排卵障碍、闭经、不孕、多囊卵巢综合征等[20]。

5. 血瘀的现代研究

血瘀内涵包括以下六方面：一指血液运行不畅，停滞和阻积于脉道之内，如“血凝泣”“留血”“瘀血”等，相当于现代血液流变性异常的某些病变；二指血液有形成分的改变，如“污血”“败血”“毒血”等，即血液因病变而致混浊的情况；三指血液溢出脉外的离经之血，如“积血”等；四指血液聚集性、凝固性增高等，如“干血”“凝血”；五指痰浊、食积、寒湿、瘟疫、情志等多种因素混合形成的病理性包块、肿物；六指气滞血瘀而形成的其他一些复杂多样的临床病变，如炎症、变态反应、瘢痕、淋巴结核等。由此可以看出，常说的“瘀血”是“血瘀”内涵之一。

血瘀的形成与多种因素有关，气虚、气滞、阳虚、阴虚、血虚等均可导致血瘀。同时，血瘀形成，瘀血内阻，阻碍气机，影响气血津液生化，又可使气、阳、阴、血虚，使虚者更虚，气滞、血瘀、痰浊，使实者更实，从而形成恶性循环。

（1）血瘀的病机演变

血瘀见于临床各科疾病，在不同疾病中血瘀病机有不同的发展演变特点。

1）瘀血生风：何绍奇[21]首先提出“瘀血生风”观点，因瘀血导致的内风。瘀血生风，其根本在于瘀血阻塞经络，筋脉失养，挛急刚劲。凡气虚、气滞、阴虚、血寒、血热、出血、七情过激、跌打损伤等所导致的瘀血，在加重到阻塞经络、影响筋脉功能时，均可产生内风。瘀血生风临床表现以动摇、眩晕、抽搐、震颤等为主证，并兼见瘀血症状。瘀血生风多见于老年病和慢性病，且大多具有发病前的潜证阶段和先兆症状，如脑出血、脑梗死、震颤麻痹等。临证治疗中风病、眩晕病，常在活血化瘀的同时配伍川芎、防风、磁石、鳖甲等祛风息风之品以取得更好临床疗效。

2）痰瘀互结：痰瘀互结形成一种有别于痰饮和/或瘀血的致病力更强的致病因素。痰瘀为阴邪，同气相求，易袭阴络，故起病隐袭，难以察觉，痰瘀致病易阻络、损络，闭塞气血，不通则痛；若阻滞日久，气血不足，阴精亏损，脏腑失养，不荣则痛；痰瘀胶结，固着脉络，渐成窠囊，甚者表现为有形实邪，如瘿瘤、瘰疬、癥瘕、积聚等，难以清除，病程迁延。痰瘀互结证的诊断多采用“痰湿证+血瘀证”证素组合的方式。

3）瘀毒从化：血瘀日久可蕴积生毒，瘀血阻滞脉络，血行缓滞或不循常道，溢出脉外，瘀久不消，组织变性坏死，则蕴化成毒。瘀毒内蕴是很多临床疾病危重症期的病机。冠心病瘀久化热、酿生毒邪，或从化为毒，可致瘀毒内蕴，“瘀”中有“毒”，“毒”中有“瘀”。“瘀”“毒”互生互结，如迁延日久、失治误治，则正消邪长，一旦外因引动、蕴毒骤发，则蚀肌伤肉，进而毒瘀搏结、痹阻脉络，导致病情突变。如瘀毒痹阻心脉，则导致急性心血管事件，出现不稳定型心绞痛、急性心肌梗死、心源性猝死等急危重症。治疗瘀毒应在活血化瘀的基础上加清热解毒药如黄连解毒、四妙勇安汤等。

4）血瘀生热：血瘀日久不解，郁积化热，或者瘀血与体中内热相搏结，形成瘀热。瘀热是指瘀和热两种病理因素互相搏结、胶结合和，形成具有新特质的病理因素。无形之热毒以有形之瘀血为依附，并相互搏结，使邪热稽留不退，瘀血久踞不散，两者互为因果，可致血液稠浊，血涩不畅，加重血瘀；血瘀又可蕴积化热，而致血热炽盛，促使病势不断演变恶化。瘀热搏结是许多急、难、重症的主要病机之一，广泛存在于外感热病、内伤杂病中，如流行性出血热、流行性脑炎、伤寒等外感热病，肺结核或支气管扩张的咯血、消化性溃疡或胃炎的吐血，以及高脂血症、某些血液病、糖尿病、恶性肿瘤、系统性红斑狼疮等。治疗宜在活血化瘀的基础上配伍凉血、清热解毒之品，常用方剂如抵当汤、犀角地黄汤、桃仁承气汤等。

（2）血瘀证的诊断标准

2014 年，通过定性研究、诊断试验、实用性随机对照临床试验相结合的方法，构建了实用性血瘀证量化诊断标准，又对血瘀证的诊断标准进行了重新修订（诊断标准见文后附录）[22]。

血瘀证在不同疾病中既有共性，也有各自疾病的自身特异性。这种特异性既可表现为临床宏观表征的差异，也可表现为实验室理化指标的不同。为针对性地衡量不同病种的血瘀证候，从而建立了病证结合血瘀证诊断标准，率先建立的是冠心病血瘀证病证结合的量化积分标准。其他疾病如原发性肺癌、肝癌、胃癌等疾病的血瘀证诊断标准正在研究之中。

6. 伏邪的现代研究

伏邪，又称为伏气，为“藏于体内而不立即发病的病邪”。现代有关伏邪的研究从源流梳理、概念形成，到伏邪的致病特点、临床应用等，其中涉及的病机理论包括先天伏寒、伏毒、伏风、伏痰、情志伏邪等[23]。

（1）伏邪的形成机制

正虚是邪伏的基础，最虚之处便是容邪之所。正气亏虚，无力祛邪外出，邪气伏留；正虚或各种致病因素引起脏腑功能失调，毒邪内生，蓄积体内，成为伏邪。邪伏与邪气相关。外感邪气之强弱决定藏邪与否，“微者不即病，其气伏藏于肌肤，或伏藏于少阴”；二者病邪性质影响邪气伏留，阴邪相对于阳邪，沉降、潜藏、凝滞、收敛，蓄毒易留，深入伏藏。三焦、气血营卫、募（膜）原、经络、脏腑、三阴三阳、阴分、阳分、肌腠、脂膜、俞穴、骨节、骨髓等都是邪伏之处。

（2）伏邪致病特性：隐匿性

伏邪的致病特性尤以“隐匿”最为根本，然而伏邪的隐匿潜藏性不能与潜伏期混作一谈，潜伏期指从病原体侵入人体至染病期的这段时间；而病邪的潜藏性是指原发感染后，长期潜伏静止的病毒在受到某些因素刺激时被激活而引发的急性感染发作，类似于现代医学中某些病毒的潜伏感染，其发病的时间特点是由伏邪本身的隐匿性所决定。

1）酿邪成毒：伏邪从繁殖、滋生到蔓延、鸱张的过程，均暗耗脏腑阴阳气血。其致病特点有表证误治史，反复发作病史；表里同病，表证轻微隐匿，久羁不去，伏邪可因外邪引动反复发作；邪气伏匿，郁久化热，病邪内陷，毒根深藏，难以治愈，病情缠绵，邪气久稽，酿邪成毒。

2）蓄作有时：伏邪发病可待时而发，如季节交替而发，或经前、经期发，或子午时发，或冬伤于寒，寒邪伏藏，至次年春，阳气升发，激动而发。亦可伺机而作，如邪气潜伏，待正气虚弱而发；或因饮食劳倦、七情过激、失治误治触动而发；或待邪蓄积旺盛而发；或由外邪引动内邪而发。

（3）伏邪的常见类型

根据感邪途径，伏邪可分为外感伏邪和内生伏邪两大类，外感伏邪如伏风、伏湿、伏暑、伏寒、伏毒、伏燥、伏火等；内生伏邪，如伏风、伏湿、伏燥、伏寒、伏火，伏毒、伏痰、伏瘀等。也有将伏邪分为外感伏邪和杂病伏邪两类的，从外界环境侵入人体，未立即发病，过时而发的为外感伏邪；除外感伏邪以外，所有伏邪在内则为杂病伏邪。根据邪气来源，伏邪可分为三种：因饮食不节、劳逸失度、情志失调等，导致痰瘀伏留，日久结成窠囊，伺机而发的摄生不当所致伏邪；原病失治误治，或病根不去，病邪残留，祛邪未尽所致之伏邪，亦是疾病复发的重要原因；遗传于父母，生后发病，或伏匿多年乃发，为秉承于父母之伏邪，称为胎传伏邪，亦即胎毒。

1）伏寒：黄永生等[24]提出“先天伏寒”，构建了“先天伏寒”病机理论体系。先天伏寒理论的核心思想是“男女媾精，阳气不足，寒伏于内”。本质乃脾肾气虚、寒伏于内，且因“寒能伤阳”，伏寒随着年龄渐增，逐步损伤阳气。先天伏寒病因特征，患者具有一定的发病规律性和病史特点。

2）伏毒：“伏毒”是指内外多种致病的邪毒藏伏于人体某个部位，邪毒遇感诱发而导致发病，其毒性猛烈，病情急重，或迁延反复难愈，是由里向外发，具有伏而不觉、发时始显的特点。其病性既有隐伏、缠绵、暗耗属阴的一面，又有暴戾、杂合、多变属阳的一面，且所谓“邪之所凑，其气必虚”。“伏毒”为病总以人体正气不足，脏腑气血亏损为前提，正虚则是“伏毒”的基础，虚实错杂、阴阳交错，从而导致“伏毒”致病复杂而难治。

3）伏风：“伏风”与“新感”相对应，指潜伏于体内的病邪，乃内风中的一种特殊之风，藏而不露。一旦遇有外邪侵袭，闻到、嗅到或皮肤接触到特殊气味或敏感物质，则一触即发，引动“伏风”，轻者致人不适，重者致人亡命。儿科临证发现，“伏风”易合湿邪，侵袭肌表则可见奶癣、湿疹、荨麻疹等；“伏风”易夹宿痰，交阻于胸中，一旦外风引动“伏风”“宿痰”则发为哮证。

4）伏痰：“伏痰”的生成，主要体现在伏痰自生和外邪引动伏痰两个方面。在小儿，伏痰的形成，因小儿肺脏娇弱，易感外邪，外感后机体不能及时宣散，外邪留存于肺；又小儿脾常不足，加之后天饮食不当等因素，容易损伤脾脏，脾失健运，津液代谢障碍，聚而成痰，痰邪蕴藏于肺，故成伏痰，伏痰与外邪相互胶结，肺失宣降，肺气上逆，发为咳嗽。从伏痰致病理论论治心病，目前在冠心病、高血压、心律失常、病毒性心肌炎、心力衰竭五病中得以应用。在辨治过程中，紧紧围绕“正虚邪伏”致病特点，从伏痰夹瘀、伏痰夹滞、伏痰夹寒、伏痰夹热以及伏痰蕴毒五个方面进行了概述，并找到了相应的临床获益证据。

5）情志伏邪：七情伏邪，是以七情内伤潜伏于内，不即时发病，受诱发因素触发引动，主要表现为情志异常的一类致病邪气。七情伏邪伤人致病与否主要取决于正气是否充盛；病未起时一如常人，无证可辨，病起之时多表现为原发病证。现代学者将失眠症分为郁闷不舒、思虑过度、烦躁焦虑、惊悸不安、精神萎靡五种心理紊乱状态，并从情志伏邪认识心理紊乱状态失眠症的病因病机。伏邪涉及临床各科的诸多疾病，首先“伏邪”所指与现代感染病学中的隐形感染、潜伏期感染、病原携带状态有相似之处，故与病毒性肝炎、艾滋病、流行性感冒等传染病的发病密切相关。此外，还有非典型肺炎、急性感染性神经根神经炎、急性肾小球肾炎、风湿性心脏病、支气管哮喘等由外感伏邪所致者，以及顽固性头痛、冠心病、肝硬化、血管性痴呆、慢性肾功能衰竭、中风与复中、短暂性脑缺血发作、结缔组织病、牛皮癣、原发性癫痫、妇女痛经等杂病伏邪相关杂病。

7. 毒邪的现代研究

“毒邪”是多种致病因素相互作用的结果，它既是多种内伤杂病和外感重症的病因，又是广泛存在于疾病，特别是疑难病症中导致脏腑组织反复或持续性损伤的病机状态。

（1）毒邪的分类

毒邪多是在疾病过程中产生的，既是原有疾病的病理产物，又可成为新的致病因素，既能加重原有病情，又能产生新的病症。毒邪有内外之分。

一是外来之毒蕴积体内而成。如六淫外袭过于强烈转化为毒邪，即邪化为毒；或外邪内侵，久而不除，往往蕴积成毒，即邪蕴为毒。除此，属外毒范畴还有一些特殊的致病物质，如气毒、水毒、药毒、食毒、虫兽毒、漆毒等。

二是由内而生之毒。如五志过极化火成毒（热毒、火毒）、痰浊郁久而成痰毒、瘀血蕴蓄日久而成瘀毒、湿浊蕴积而成湿毒等。凡因机体自身物质代谢机制失常，所致的败血毒、滞气毒、败精毒、火热毒、燥屎毒、尿毒等，均属内生毒邪。

（2）毒邪的致病特点

邪气偏盛剧烈，或蕴藏蓄积，郁久顽恶，才是毒邪。毒邪在致病的过程中，很少单独因素致病，多为两种或多种毒邪联合致病，使致病更加复杂多变。

1）发病急骤，病情较重：毒邪致病具有来势凶猛、传变迅速、病情危笃的特点，其中尤以风毒、火热毒、疫毒邪这一特性表现得更为明显。

2）毒伤正气，致病广泛：毒邪致病性强，易损伤人体正气，导致邪盛正虚，营卫失和，气血失常，形成由实转虚、虚实错杂之复杂病证。毒邪每易侵入脏腑、形体、官窍等，导致难以恢复的恶候，如瘀毒致病，每多夹痰，痰瘀凝结，深入于里，影响脏腑，阻滞经络；癌毒致病，结为癥积，形成痼疾等。

3）季节地域，环境相关：外毒为天时不正之气，其形成多具有明显的季节性和地域性。如寒毒、暑毒、燥毒、热毒、疫毒致病，皆与时令气候有关；而瘴毒致病，则与岭南地域有关。环境毒邪是由于环境污染所产生，包括大气污染、水源污染、土壤污染、噪声污染、生物污染、辐射污染等。

4）传变迅猛，易于恶化：由于毒邪不同于一般病邪，危害性大，传变迅速，如感受毒邪后，尤其温热毒邪，不仅发作迅猛，而且病变传变也甚急速。所以毒邪为病，其势惊险，其症酷烈，在诊治上必须高度重视。

5）病证复杂，变化多端：毒邪致病，病变复杂，多样无常，变化多端，常根据患者的体质状况的不同，表现出各种的临床特征，如瘀毒所致身体羸瘦，肌肤甲错，面色黧黑，身痛如刺，脉结、代、涩等；痰毒所致咳吐痰涎黏稠而量多，或皮下包块、瘰疬、痰核或关节肿痛，甚或癫、狂、痫等；环境毒所致剧烈呕吐、呼吸困难、腹痛及腹泻、抽搐、惊厥、神昏或死亡等，常根据所侵害机体的状况而表现出多变的临床特征。

（3）毒邪的病变特征

毒邪致病虽然来势凶猛，变化多端，但其发展变化还是有一定规律可循，在临床诊断上必须掌握毒邪的临床特征，以便于迅速识别证候，有利于治疗，提高疗效。

1）多兼火热，夹痰夹瘀：毒邪虽有阴邪和阳邪之分，但其性多变，尤其毒从热化者居多，临床上阳毒证明显多于阴毒证。毒邪其性既好入血分，又善入津液聚集之处，使营血成瘀，津液成痰，故毒邪为病常兼有夹痰夹瘀的病变特征。如王清任《医林改错·论痘非胎毒》说："瘟毒在内，烧炼其血，血受烧炼，其血必凝。"临床如痈疽疔疮、瘀血发黄、痰核肿瘤、斑疹痘疮等毒邪引起的病证，多具有夹痰夹瘀的表现。某些病邪过甚，不断产生继发的毒邪，其毒也能伤血成瘀，伤津为痰，临床屡见不鲜。

2）毒性秽浊，缠绵难愈：某些毒邪所致疾病的临床表现常有秽浊的特征。如湿毒带下，秽浊不堪；湿毒蕴于肌肤，淫水流溢；湿热疫毒蕴于肝，肝臭难闻；毒热常可引起皮肤黏膜的糜烂、溃疡等。芳香药物可以辟秽化浊，因此古人常用芳香药物预防和治疗毒邪所致疾病。毒邪的缠绵难愈之顽固性与兼邪固有之特性有关。如湿性黏滞，湿毒则顽固难以速化；又如痰毒、瘀毒，或痰瘀同病化毒，侵入脏腑经络，均可使疾病缠绵难愈。从临床观察，凡是难于治疗的疾病，多由于毒邪内伏，气血阴阳脏腑损伤所致，甚至形成恶性病变，如肿瘤、痴呆、尿毒症、阴疽疮毒等。

3）伤形败肉，入血入络：无论外毒还是内毒，其性恶而好窜，表现在对人体生理功能和组织器官形体具有严重的破坏作用，如毒邪壅滞，熏蒸血脉肌肉，内攻脏腑可致肺痈、胃痈、肠痈；外趋体表可致痈疽疮疡。毒邪瘀滞脑络，伤络脉消脑髓，可致痴呆癫狂等。

毒邪侵袭，易于入血入络。毒邪从阳化火，迫血妄行，外溢肌肤，出现各种出血，或发斑；又可从阴化寒，寒毒与血互结，可发为阴疽恶疮。毒入血络，病位深在，更是毒邪鸱张，入内易攻脏腑，外趋体表易致痈疽疮疡，为患暴戾，缠绵难愈。

毒邪是多种致病因素相互作用的结果，它既是多种内伤杂病和外感重症的病因，又是广泛存在于疾病，特别是疑难病症中导致脏腑组织反复或持续性损伤的病机状态。

8. 痰湿的现代研究

（1）痰湿病因病机的现代研究

痰湿作为中医理论中常见的病理产物，亦作为临床主要病机之一，致病多端。现代研究认为其发生机制与水通道蛋白、炎症因子、免疫调节、脂类代谢等诸多因素有关，脾失健运多为痰湿形成的中间环节，临证时多以健脾化痰祛湿为原则。

（2）痰湿证的诊断标准

国内中西医界痰证的专家、学者形成的《中医痰证诊断标准》表明：

只要疾病中出现 1 个主症 +1 个次症，或积分≥4 分，即可诊断痰证。主症：苔腻 3 分，BMI>28 3 分，头身困重 3 分；次症：脉滑 2 分，咳痰 2 分，鼻鼾、胸腹满闷、头昏均为 1 分，TC>5.72mmol/L，或 TG>1.70mmol/L，或 LDL>3.64mmol/L，1 分[25]。

最新流行病学调查研究表明，痰湿证在冠心病稳定期患者中的比例高达 75.1%。2017 年 8 月 24 日正式发布中华中医药学会团体标准《冠心病痰湿证临床诊断标准》。该标准包括 3 项主要指标（3 分 / 项），即舌胖边有齿痕、苔腻、苔滑，2 项次要指标（2 分 / 项），即胸闷、脉濡或滑，8 项其他指标（1 分 / 项），即肢体困重、口黏、体胖、大便黏滞、脘腹痞满、面色晦浊、嗜睡、纳呆，符合现代医学冠心病诊断标准，临床见上述指标累计赋分≥6 分者可诊断为冠心病痰湿证[26]。

“百病多由痰作祟”。现代医学研究证实痰湿能够引起呼吸系统、循环系统、消化系统等紊乱，广泛存在于临床常见疾病与重大疾病中，是解决中西医结合临床的关键问题。

（二）病机理论的现代研究

1. 中医病机概述的现代研究

（1）病机学说的内涵与特点

“病机”具有疾病现象认识中的内向性特征，是疾病发生、发展、变化的枢机之所在。颜乾麟认为，病机乃“机理”，是指疾病发生发展的过程和原理，为病变的本质或发生发展的规律[27]。于东林等[28]提出，中医病机是一个“论证过程”，即关于病因与证候之间、证候与证候之间、证候与症状之间因果关系的中医理论解释。中医病机与西医病理相通。董少群等[29]认为，中医学的病机与西医学的病理应该是相通的，二者都是反映病变客观本质的习惯性用语。周学平等[25]基于周仲瑛提出的“病理因素”的概念，认为病理因素是疾病病变过程中脏腑功能失调所产生，病机本质主要由病理因素决定，是通过病理因素的非线性交互而提升出来的，诊求病机的核心是“求病理因素”。

（2）病机分类与层次结构

1）关于病机的分类：病机的分类研究主要是通过对疾病病机进行分

类，从而使病机理论的研究更加深层化和系统化。周仲瑛[30-31]在“单一病机”的基础上，提出内科难治病证的病机是由多个单一病机相互兼夹、相互转化、有机组合而成的“复合病机”。张凤玮等[32]系统地将病机按照学科类别、疾病发生发展过程、疾病基本病理以及疾病病机内外进行划分。江丽杰等[33]根据疾病发生、疾病存续、疾病发展等三个不同阶段，总结出三类 12 种常见病机。王耀献[34]则提出病机类型有初始病机、衍生病机、对证病机、共通病机、体质病机、时空病机、环境病机、兼夹病机、药毒病机、杂合病机、对症病机、局部病机。

2）关于病机的层次结构：有按照本末不同将病机分为两个层次，即本病病机和旁从病机，旁从病机又有始发与转化之别。有依据聚焦层次或病变阶段的不同而将病机分为三个层次，如核心证候、基础证候和第三层病机，症状病机、证候病机和疾病病机，初始病机、中间病机、终末病机。还有研究者将病机划分为四个层次，如机素 - 机元 - 病机 - 复合病机，划分五个层次者如基本病机、病类病机、证候病机、疾病病机和症状病机。另有学者根据疾病发展的连续性、动态性及矛盾的主次原则，将病机分为基本病机、阶段病机、兼夹病机、潜伏病机、即时病机。划分六个层次者如基本病机、系统病机、病群病机、疾病病机、证候病机和症状病机。

（3）病机与证候的关系

1）病机是证候的内在本质：《中医症状鉴别诊断学》[35]将证候本质界定为病机，认为“不同病机可赋予证候以不同质的差异性”。病机是证候发生和变化的根本原因，辨识证和证候需要辨识反映内在本质的证候病机，所以审察病机可识别证候的本质，是辨证的核心；而中医临床研究新思路应当“以病机辨证为核心，以证候缓解为质控”。

2）证候中包涵有病机：贾春华等[36]指出，证候的意义中包涵病机意义，至少包括病因病机学上的意义和临床治疗学上的意义。潘秋霞等[37]认为，在某一疾病的某一时相空间内，病因、病理、症状均是证候内涵的一部分。

3）病机与证候有同一性：董少群等[38]认为病机和证候之间存在本质上的自然联系和内涵的同一性，这种同一性是以气血阴阳、脏腑经络等为基础，因此才构成了每一种疾病的病机或每一个患者的证候，即病机与证候的基本病证是同一的。邢玉瑞[39]用“核心证候”“基础证候”概括病机的层次，并以此得出病机即证名的判断，可见也认为此处病机与证候具有相同的内涵。

4）病机与证候是辩证关系：在病机和证候的关系上，更多的学者倾向于二者是辩证统一的。

2. 中医基本病机的现代研究

（1）阴阳盛衰病机与寒热病变

1）古今阴阳盛衰和寒热关系认识存在差异：郭文娟[40]比较了《黄帝内经》中阴阳盛衰和寒热与现今认识的差异。《黄帝内经》中“阳虚则外寒”是指外感表证中恶寒症状产生的机理。所谓“阳虚”仅指寒邪客于肌表卫阳受损或卫阳为寒邪遏阻不能宣达，肌表失于卫阳温煦而言。而后世临床常说的“阳虚则寒”，是指人体本身阳气不足，卫阳亦虚，不能温煦肌腠而出现的畏寒。由于阳气虚衰，机能减退，产热量不足，故产生畏寒肢冷等里虚寒证候。“阳虚则外寒”与“阳虚则寒”二者除上述概念不同，还有病位表里、病性虚实的差别，前者为表寒，后者为里寒；前者偏实，后者偏虚，二者病机不同，治法迥别。前者当辛温发散、透解表邪，表证除则恶寒止；后者宜温补阳气，阳气足则畏寒除。《黄帝内经》中“阴虚生内热”与现代“阴虚则热”概念不同，前者阴虚指脾气虚，后者阴虚指体内阴精亏虚。前者病位在脾，后者病位在肺胃或肝肾，病机不同，因此治法不同。《黄帝内经》中“阳盛生外热”与“阳盛则热”二者概念不同，前者仅指卫阳郁聚，后者概指阳热邪盛。临床表现亦不同，前者以体表发热为特征，后者包括里热、外热诸证。病机不同，因此治法亦异，前者宜辛温发散治之。“阴盛则内寒”与“阴盛则寒”，二者在概念、病机上有别，前者内寒虽属于阳虚阴寒之邪过盛所致，但其寒气局限于胸中，如“胸痹”“心痛”等多属此证。后者泛指一切脏腑受寒后的里寒证，其病机特点多表现为阴盛而阳未虚的实寒性病理变化。因此在治疗上，前者宜通阳散结、祛痰下气，可用栝蒌薤白桂枝汤之属治之，后者宜温里散寒。

2）以阴阳寒热理论为指导创新临床治疗：马勇等[41]认为寒属阴，热属阳；阳化气，阴成形。由于外伤所致体内阴阳的失衡，认为部分阴（寒）从局部脱离整体的阴（形）而使整体的阴减少（“形”），整体的阳相对变多，多出的阳在局部上表现为热，热性蒸腾、炎上，推动血液运行，热胜则肿；部分阳（热）从局部脱离整体的阳（气）而使整体的阳减少“气”，整体的阴相对变多，多出的阴在局部上表现为寒，寒性收引、凝滞，阻碍血液运行，不通则痛。根据清代吴师机提出的“有表里寒热虚实之分用膏”的思想，其根据整体与局部的不同证候而确定所属证型，合理运用敷贴疗法，疗效满意。任小宁[42]认为针对阴阳不调证候，寒热并用，以寒凉药与温热药相互配伍运用，发挥调整阴阳的治疗作用。他认为脾胃病易于形成寒热互结、虚实错杂类病机变化，寒热并用法既可以调理中焦气机，又能平衡阴阳。如玄参、肉苁蓉、当归相配伍，玄参甘寒质润，能生津润胃燥，滋补肾水；肉苁蓉甘温助阳，能缓补肾阳，临床用来治疗体虚患者和老年人津枯便秘、阳虚便秘。两味中药均质润，善于润肠通便。当归甘辛温质润，能养血、润肠通便。三药相伍，临床常用以治疗多种虚证便秘。

3）创新诊断阴阳盛衰之法：李宏栩等[43]阐释了人体温度觉的现代生理学原理，提出基于人体体温的分布特征和中医触诊思维，构建以人体正常体温分布为基础、中医诊断辨证思维为依据、对比全身寒热偏移指数的寒热量化指标，从而初步得出中医寒热触诊的量化标准，进一步诊断人体阴阳盛衰。陈建国[44]认为阴阳盛衰理论是张仲景诊断和辨证施治的大法之一。在阴阳关系上，因此阳盛容易导致并伴有阴虚，而阳虚容易导致并伴有阴盛。按照一般的理解，阳盛为阳气盛，即实热证；阴虚即为一般理解的阴虚、血虚、津液虚，容易兼有虚热。阴盛一般为寒盛，即实寒；阳虚为阳气虚，包括气虚、阳虚，容易表现为外寒。认为张仲景通过脉诊判断阴阳盛衰，可以按照如下步骤操作：①确定总体脉是太过还是不及。这需要根据患者的整体状况和症状来具体分析，也需要我们加强对平脉的体会，知常达变。②如果整体属于太过，则通过左右脉对比确定更偏重于哪一侧。如左脉更太过用辛温升法，右脉更太过用苦寒降法。③如果整体属于不及，则通过左右脉对比哪一侧更不及。如左脉更不及用甘寒降法，右脉更不及用甘温升法。

（2）邪正盛衰与虚实病机

1）虚实理论再认识：通过结合孙子思想和中医虚实病证的研究，认为虚实病证的产生是由于邪气与正气在人体斗争的结果。因此，策略的制定并不是一成不变的，而是行如流水一般的灵活，特别对于虚实错杂的病证，就不能顽固地使用单一方法，而是适时变化。

2）通过邪正盛衰理论创新认识和治疗临床疾病：在中医学“邪正观”理论的指导下，认为肿瘤之邪是由正转化而来，且这种邪气具有移动、向外扩张、分布全身且不断消耗正气的特点。而由于恶性肿瘤往往未必存在正虚，还可能由于正气“质”的缺陷，如正气运行方向、速度、节奏等，引发正虚。因此，预防肿瘤的关键是平衡邪正。此外，姚魁武[45]认为冠心病的发生以正虚为基础，过程中伴随邪正关系的变化。邪正关系变化的本质为人体标本虚实的转化。张声生等[46]基于“寒热虚实”辨证，将功能性消化不良以寒热虚实为纲，分为脾胃虚寒证、脾虚气滞证、脾胃湿热证和寒热错杂证四型，处以相应的胃病方治疗，患者各种消化道症状均能得到改善。

3. 创新病机的现代研究

（1）瘀相关复合病机

血瘀证一直是中医学和中西医结合研究中较为活跃的领域。其中活血化瘀与疾病防治研究、方药作用机制研究、证候本质和规范化研究、新思路和新方法等研究至今处于前沿热点。近年来，血瘀复合病机的研究也成为重点领域。

1）痰瘀互结：瘀血蕴积日久成痰，或瘀血内阻，阻碍水谷津液运行，水湿停聚成痰，在一定条件下，痰瘀相互搏结成痰瘀互结。痰瘀互结形成一种有别于痰饮和 / 或瘀血的致病力更强的致病因素。关于痰瘀互结证的诊断，目前多采用“痰湿证 + 血瘀证”证素组合的方式。痰瘀互结证的治疗应痰、瘀同治，化痰祛湿与活血化瘀并重。

2）瘀毒从化：血瘀日久化毒是血瘀病机发展的另一个重要方向。“瘀”中有“毒”，“毒”中有“瘀”。“瘀”“毒”互生互结，如迁延日久、失治误治，则正消邪长，一旦外因引动、蕴毒骤发，则蚀肌伤肉，进而毒瘀搏结、痹阻脉络，导致病情突变。如瘀毒痹阻心脉，则导致急性心血管事件，出现不稳定型心绞痛、急性心肌梗死、心源性猝死等急危重症[47]。热毒为毒的主要存在方式，但痰、湿、浊、寒之邪兼夹日久不去，正衰邪盛，亦可从化为毒。痰瘀毒互结的理论，与现代医学认为冠状动脉粥样硬化与炎症相关相吻合。治疗瘀毒用活血解毒法，常用兼有活血解毒作用的酒大黄、虎杖；配伍活血化瘀药与清热解毒药，如黄连、黄芩、金银花、连翘、栀子等，或应用兼具清热、凉血、活血作用的赤芍、牡丹皮、生地黄、玄参等。

3）血瘀生热：血瘀日久不解，郁积化热，或者瘀血与体中内热相搏结，形成瘀热。瘀热是指瘀和热两种病理因素互相搏结、胶结合和，形成具有新特质的病理因素。瘀热既是病理产物，又是新的致病因素。无形之热毒以有形之瘀血为依附，并相互搏结，使邪热稽留不退，瘀血久踞不散，两者互为因果，可致血液稠浊，血涩不畅，加重血瘀；血瘀又可蕴积化热，而致血热炽盛，促使病势不断演变恶化。瘀热普遍存在于多种外感和内伤杂病过程中，是许多急、难、重症的主要病机之一，表现为瘀热搏结，脏腑受损。治疗宜在活血化瘀的基础上配伍凉血、清热解毒之品，常用方剂如抵挡汤、犀角地黄汤、桃仁承气汤等。

4）血瘀复合病机动物模型与实验方法：为进一步从多层次、多靶点、多学科揭示血瘀证的科学内涵、活血化瘀的治疗规律及其作用机制，研究中建立了多种血瘀证及相关疾病动物模型、实验方法。

血瘀证模型：血瘀证本质复杂，病因较多，血瘀证模型的研制经历了很长时间的探索，依然还在不断的补充和完善中。目前血瘀证动物模型主要有病因造模、病理造模与病证结合造模。①病因造模，根据血瘀证形成的原因，从寒凝、气虚、气滞、热毒、血虚、阴虚和外伤等方面干预模型动物，建立具有血瘀证表征的模型。如冰水浴法、局部冻伤、全身冷冻法造寒凝血瘀模型；力竭游泳、跑步造气虚血瘀模型；钳尾激怒刺激法、断食、断水造气滞血瘀模型；注射内毒素造热毒致瘀模型等。②病理造模，根据目前学对血瘀证的研究成果，从病理生理的异常改变来造模。如用尾静脉注射去甲肾上腺素（NE）和小牛血清白蛋白（BSA）法、静脉注射右旋糖酐法等物理、化学等方法造成血液流变学异常、微循环障碍、血管内皮损伤等血瘀证病理改变，建立血瘀证动物模型。③病证结合造模，结合具体疾病种类，在中医理论的指导下，通过改变模型动物生活环境和自身条件（如食欲、运动、情绪等）造成该种疾病的证候表象（动物的生物表征如舌象、唇象、爪象、耳轮、尾尖、眼球、毛皮及动物行为等表现上模拟与人相同或类似症状的表征），同时采用物理、化学或西药处理等方法人为干预模型动物，复制出某种由疾病引起的病理表现（如血液生化指标、炎症因子、组织病理损伤等微观变化），形成既有中医病症表观特征又具有现代医学疾病特征的动物模型[48]。如用间断反复冷应激 [（-5 ± 1）℃]+ 垂体后叶素，持续 3 天，造寒凝血瘀 + 心肌缺血模型。

瘀热、瘀毒互结模型：对于热证、毒证模型，目前多以诱发体内炎症因子升高来造模。炎症反应标志物、炎症介质水平增高，淋巴细胞、巨噬细胞等炎症细胞浸润等慢性炎症变化过程一定程度上符合中医的热、毒邪致病特点。瘀热互结动物采用腹腔注射 LPS 的方法来建立瘀热内结模型[49]。瘀毒互结证动物模型原理上相近，参考中医瘀热证和火毒证造模方法：利用肾上腺素 / 内毒素、角叉菜胶、角叉菜胶 / 干酵母菌单用或复合使用诱发体内炎症因子升高，并复合大脑中动脉梗死手术造模方法构建缺血性中风瘀毒互结证模型[50]。

痰瘀互结模型：痰瘀互结证的病证结合模型有阿尔茨海默病 - 痰瘀互结病证结合动物模型、脑缺血再灌注痰瘀互结证大鼠模型、高血压痰瘀互结证动物模型、冠心病痰瘀互结证大鼠模型等。

总之，复合病机动物模型的制备，多结合具体病种的特点，采用两种单一病机“痰”“瘀”模型相叠加的方法。痰的病理状态模型以高脂饮食饲喂模拟“痰”，结合到瘀的病理状态模型，阿尔茨海默病以冰水浴模拟“瘀”的病理状态，二者结合以模拟“痰瘀互结”的病理状态[51]。

对于痰瘀证、瘀毒证、瘀热证动物模型的评价目前尚未有统一的标准，各种造模方法虽大体相似，其实各有不同，诸多不同的因素可能会出现不同的结果，如何提取、检测、建立相应的判定标准，为今后深入开展研究和相关质量评价做出努力。有研究提出了使用中医证候模型“拟临床研究”的思路与方法，即使用临床试验方法研究中医证候模型动物的疾病规律及其演化过程，可资借鉴。

5）血瘀复合病机相关证的生物学基础：血瘀证的现代研究从多态性、

基因组学、蛋白质组学及微小 RNA 等方面深化了对“血瘀证”证候实质的认识。如建立了冠心病血瘀证血小板差异蛋白表达谱，发现血小板骨架蛋白凝溶胶蛋白（Gelsolin）与冠心病血瘀证密切相关，初步证实血小板骨架蛋白在冠心病血瘀证血小板聚集、活化进程中发挥了重要作用；采用 miRNA 芯片和基因芯片检测技术筛选差异表达的冠心病血瘀证 miRNA 和靶基因进行生物信息学整合分析 [52]。

痰瘀互结证以血脂水平和血液流变学的改变为基础，近年来的研究发现了一些与痰瘀互结证相关的多态性位点、功能基因、差异蛋白质及代谢物。如激酶插入结构域受体（KDR 基因）、凝血因子 X（F10）、EP300 等基因多态性位点表达水平可能影响缺血性中风痰瘀证、冠心病痰瘀证的发生，且 KDR 基因 rs2305948、rs2239702，EP300 基因 rs0551，F10 基因遗传多态性可能影响缺血性中风痰瘀证、冠心病痰瘀证的凝血功能 [53]。

瘀热证的微观变化主要包括细胞因子相关性、炎症标志物相关性、血小板功能变化、血液流变学指标异常、血管内皮细胞功能、凝血与纤溶平衡失调、基因及基因多态性。其中血液流变学指标呈低黏、低浓、低聚、低凝状态；血浆凝血酶时间异常、血小板黏附和聚集率降低、血脂增高、各种炎性因子阳性、多种抗体阳性等为特异性参考指标。

瘀毒证引发急性心血管事件的过程与炎症反应密切相关。血液中多种炎性因子、细胞因子，如超敏 C 反应蛋白、单核细胞趋化蛋白 -1、血栓调节蛋白、血栓前体蛋白、肿瘤坏死因子 -α、基质金属蛋白酶 -1/9、CD40 配体等归属于中医学之“内毒”的范畴。

（2）毒损脉络病机

1）毒损脑络：神经系统疾病是临床常见的系统疾病，包含疾病种类众多，临床病症表现繁杂，如三叉神经痛、面神经麻痹、视神经脊髓炎、多发性硬化、脑卒中、血管性痴呆、乙型脑炎、帕金森病、癫痫、阿尔茨海默病、肌萎缩侧索硬化症、糖尿病周围神经病变等，其具有明显的复杂性与疑难性。

中医学对神经系统疾病的认识与治疗归属于中医脑病范畴，认为毒邪是神经系统疾病的重要致病因素，其包含外受之毒如虫兽毒、食毒、六淫毒、疫毒，内生之毒如痰毒、湿毒、瘀毒、火毒、浊毒，诸邪蕴结，化变为毒，毒邪致病，变证多端，毒骤发善变，发病起病快，毒酷烈火热，发病进展快，毒依附从化，病症多样化，毒顽固多发，病情反复化，毒损络正损，易耗损正气，而神经系统主导机体生理功能，对应中医脑府，其为奇恒之府，精明之府，元神之府，统宰全身，若毒损脑络，脉络受损，髓损窍阻，气血失调，阴阳失衡，则神机受损，元神失灵，功能失调，辨治当解毒祛邪，异病同治。

2）毒损肾络：李光善等[54]较早提出糖尿病肾病的“毒损肾络”病机。消渴日久，正气亏耗，肾气阴两虚，痰瘀郁热内生，胶结化毒，痰瘀热毒，淤滞肾络，肾络郁阻，则肾络津血之运输、布散、互换代谢失常，脉络组织损伤，肾脏功能失调，终致肾用失职，肾体受损，诸证丛生。元阴元阳受损，脏腑失于温煦滋养，功能失衡，气机失调，气血运行不畅是毒邪形成之关键；痰、瘀、郁、热交阻是毒邪产生的病理基础。中医认为消渴病之毒包括内生之毒如瘀毒、痰毒、热毒、湿毒、燥毒等诸多方面，现代医学则明确其为浊毒、糖毒、脂毒等。毒邪病位多层、致病广泛、作用多维的特点与络脉网络分布、易滞易瘀的特点类似，引起功能失常和结构损伤，从而败坏形质是两者共同的致病特点。因此毒损肾络可导致肾脏的组织损伤和功能失常，是糖尿病肾病发生发展的重要病机。总之，糖尿病肾病的发生是基于糖尿病而来，气阴两虚是糖尿病传变的起始因素；内生痰热瘀浊交阻是毒损肾络之“毒”的病理基础；邪盛化毒、久病入络、毒邪损伤肾络是病变核心，毒损肾络贯穿糖尿病肾病始终。

3）毒损肝络：姚乃礼等[55]提出毒损肝络是慢性乙型肝炎的重要病机，湿热疫毒入侵是主要致病因素，毒邪壅滞肝络，耗损正气，脏腑亏虚，形质败坏，病情迅速进展，丛生变证。从致病特点看，其属于伏邪范畴。周晓娟等[56]则明确提出“毒损肝络”之邪毒有内外之分，药毒、湿热疫毒是为外来之毒；肝络郁阻，痰浊、瘀血胶结日久可蕴生内毒。其基本病理变化为毒瘀作祟、阻滞肝络。“邪毒”是“肝络之损”的启动因子；“瘀”是病变过程的枢纽因子，亦是介导各种慢性肝病以及“肝炎 - 肝硬化 - 肝癌”传变的重要环节；邪毒损伤肝络引起肝络之“瘀”和“虚”，最终导致肝络之“变”（癌变、坏证之变）。因此，“毒损肝络”的病机演变历程可概括为：毒伏肝络、毒损肝络、肝络瘀阻、毒瘀阻络（突变生癌）、瘀毒逆传。

4）毒损心络：其病机以心气亏虚为本，瘀血阻络、毒损心络为标，伏毒蓄积蕴结，塞滞气血，损伤心络，发为心痛。发病过程中，毒邪与斑块破裂、血小板活化、血管内皮损伤、冠脉痉挛、炎症及血栓形成都有关联，而炎症因素中的各种炎症介质与毒邪关联性最强、最直接。

从“毒损”的角度对肿瘤心脏病病机的阐发，认为肿瘤心脏病病位在心络，涉及肝、脾、肾，核心病机为“毒损心络”。以“毒损”为病机关键，以“络虚”为发病基础。放射线（热）及抗肿瘤药物（寒）作为“外毒”蓄于心络，影响气血、津液的运行，日久化为瘀痰等“内毒”。二者相互结合、相互转化，使“毒”结于心络而不解，发为肿瘤心脏病[57]。

（3）其他病机

1）结的病机：结是由邪气与人体脏腑经络中的生命物质或病理产物，即气、水、痰、血、燥屎等相互搏结而成。将结病机的辨识初步概括为诸邪聚积变化，皆属于结；诸病郁积闭塞，胀满疼痛，皆属于结；诸痈疮癌毒，皆属于结。

结病机具有以下特征：①结以局部闭阻为核心，但对气血水的影响涉及更广的范围。②结必有郁（淤），而郁（淤）可无结，“结”的胶着难解、闭而不通，程度远甚于通而不畅的郁（淤）滞。③“结”可累及经络脏腑的气分、血分多层次，导致邪热内生、气滞、血瘀、水停，该类继发因素又可作为致病因素，导致血热互结、瘀热互结、痰瘀互结等证，使病机更为复杂。④邪气结聚可在正气不足的基础上，继续耗伤气血津液等生命物质。⑤结初无形，久聚成形，癥瘕积聚、痰核瘰疬常为结的最终转归。

2）气虚留滞病机：“虚气流滞”指因元气亏虚，气血相失，血气离居而导致精血津气运化失常，出现气滞、血瘀、痰阻而壅滞经络的病理过程。虚气留滞以经络阻滞多见，吴以岭[58]提出络脉“虚气留滞”，络气是指运行于气络中的气和脉络中与血伴行的气，因外感六淫，内伤七情，痰瘀阻滞或久病耗损引起络气输布运行障碍，升降出入失常，则为虚气留滞或络气郁滞，并认为其是络脉病变由功能性发展为器质性病变的早期阶段。

络气郁滞或虚气留滞与神经内分泌免疫调节功能异常及血管内皮功能障碍相关。黄世敬[59]基于神经血管单元失稳态探讨气虚留滞病机，脑内细胞及其细胞外基质共同构成的具有特定结构和功能的基本单元即为神经血管单元（NVU），其核心结构为血脑屏障。NVU 的生理病理变化与精气血津液的输布代谢密切相关，其失稳态的主要病理基础是血脑屏障的破坏及神经血管脱耦联，以元气亏虚和气血郁滞为主要病机变化。一是细胞间通信障碍可致气虚失用，NVU 的细胞凋亡或结构损伤可致精亏髓减、络破血溢、血液亏耗、血虚不荣，精气血俱损，则元气亏虚，即为虚气。二是气机郁滞与 NVU 信号通路及通道受阻有关；微血管闭塞则瘀血阻络；血脑屏障功能渗透性增高，聚而为水湿痰浊，形成脑水肿；气血痰毒郁滞，邪毒积聚之势多表现为氧化应激、兴奋毒性、炎症反应、细胞坏死或凋亡等，即为留滞。虚气与留滞互为因果，形成 NVU 失稳态的复杂病机，影响多种脑病的发生发展。因此相较于单纯的脑神经保护，对 NVU 各组成成分的全面保护已经成为脑病防治的新靶点。

3）气虚浊留病机："气虚浊留"是糖尿病病机的核心环节，亦是导致糖尿病各种慢性并发症的关键所在，贯穿于糖尿病病程始终。李振中[60]进一步阐释，糖尿病病位在脾，病机要素在于气虚和浊邪。

气虚和浊留不仅彼此协同地贯穿于糖尿病肾病发生发展的始终，又能蕴结热毒、痰湿和瘀血，并与之相互缠结于肾络。因患者个体禀赋的差异，在糖尿病肾病不同阶段呈现出内热、精亏、血瘀和癥瘕等病机特点，但气虚浊留为病机之本。肾脏内线粒体能量代谢障碍所致的肾小管重吸收功能降低和肾小球滤过屏障受损取类于中医（肾）气虚不固的病机；而患者肾脏自噬活性抑制所致的细胞内外代谢产物蓄积和纤维化比象于肾络浊（痰、瘀、热等）邪留滞的病理过程。

4. 内生"五邪"的现代研究

内生五邪，是指在疾病发展过程中，由于内在脏腑阴阳偏盛偏衰和气血津液等生理功能异常，而出现内风、内寒、内湿、内燥、内火的病机变化。因暑邪纯为外邪，故无“内暑”之说。

（1）内风

内风证可因痰瘀痹阻经脉脑络而成为中风；或风痰瘀血蒙蔽心包，阻于脑络则发为痴呆。治则当以息风为主，兼或平肝清热，或滋阴养血，如出血性脑卒中，治疗以平肝潜阳，滋阴息风为根本大法，代表方为天麻钩藤饮；又如血管性痴呆，以滋阴息风、活血化痰为法，治以镇肝熄风汤加减。

（2）内寒

内寒的病机演变主要有两个方面，其一寒凝血瘀。阳虚生寒，寒性收引，凝滞血脉，血行不畅，或血脉绌急。如《素问·举痛论》：“寒气入经而稽迟，泣而不行，客于脉外则血少，客于脉中则气不通，故卒然而痛。”如胃脘痛，应以温中散寒，和胃止痛为法，代表方有黄芪建中汤，此外还可配合火针或脐灸等疗法；又如骨关节炎疼痛，以温经散寒止痛为法，可用黄芪桂枝五物汤加减。其二，阳虚水停。脾肾阳虚，虚寒内生，气化功能减退，津液代谢障碍，可见水肿病变。

（3）内湿

内湿病机演变主要有三方面，从寒而化，为寒湿；从热而化，则为湿热；甚则化毒，则为湿毒。寒湿夹杂，以分泌物和排泄物质地清稀、色白量多，畏寒肢冷为多见。湿热蕴结，以分泌物和排泄物质地黏稠、色黄，排出不爽为多见。湿毒内蕴，可引致不同病变，如带下黄绿如脓、皮肤溃烂、脓疱等。临床上，内湿为类风湿关节炎、骨性关节炎、强直性脊柱炎以及痛风性关节炎等病主要的发病因素。消化道方面，内湿可导致肠道菌群紊乱，可施以温中燥湿运脾之法，采用温运脾阳的药物，如炮姜、附子、肉桂等，使机体内水湿痰饮得以温化。

（4）内燥

内燥多由于久病伤阴耗液，或年老精血不足导致阴亏液少，或热病后期，热邪伤阴，或过食辛辣香燥等所致。机体津液不足，人体各组织器官和孔窍失其濡润，干燥枯涩，多见于肺胃、大肠及肾。表现为干咳少痰，饥不欲食，口干口渴，便秘燥屎，皮肤干涩瘙痒，或脱屑皴裂等症状。内燥失于调治，则演变为津枯血燥或津亏血瘀。临床上内燥证与多种疾病相关，血燥易致皮肤病，如银屑病、神经性皮炎、湿疹等，常用治法为补血润燥，常用中药有当归、生地黄、白鲜皮、土茯苓、生甘草、丹参、赤芍、牡丹皮、防风、白芍等。此外，阴虚内燥还与糖尿病干眼症、慢性咽炎、肺疾病等相关，治法以滋阴润燥为主。

（5）内火

内火可概括为阴阳失调、气血不足、五志化火、痰湿瘀血、郁而化火。多见发热口渴，面红目赤，烦躁失眠，分泌物和排泄物色黄黏稠，舌红脉数等症状。

病机演变为耗气、伤阴、神乱、动血。实火炽盛，壮火食气，而致中气不足。热入营分，迫汗外泄，耗伤津液，而损及营阴。心主血脉而藏神，实火扰神，其则神志异常，出现神昏、谵语、发狂等症。火热炽盛，灼伤脉络，迫血妄行常可引起各种出血。与内火相关的疾病多种多样，如肝郁化火、肝火上炎可导致心悸、失眠、嗳腐吞酸、咳嗽、鼻出血、慢性炎症等。治疗上，肝火上炎证多用苦寒直折之品，寒以泻火，苦降火势，选方多用龙胆泻肝汤，肝郁化火证多配伍辛散疏达、甘滋柔润之品，以疏肝达郁，垄断化火之机，临证时多以养血疏肝泻火为法，方常用丹栀逍遥散。

5. 病机理论研究方法的探索

（1）病机动物模型的创制

基于机体脏腑功能失调、阴阳失调、气血不调、情绪不畅等导致全身或局部出现一系列“热证”表现的“上火”的发病机制，总结了“上火”模型的构建方法，如注射化学药物或细菌内毒素，或喂服党参、黄芪等温热药物等。李红梅等[61]认为动脉粥样硬化性心血管疾病的关键病机是在气血失常基础上发生的“络风内动”，据此借助现代技术手段，从动物（器官）水平、细胞水平和超微（分子）水平提出较为系统的络风内动模型载体的构想。

（2）运用数据挖掘方法

基于古今文献和临床医案，建立相关经验数据库或中医病机数据库，开展大数据挖掘也是病机理论研究的常用手段。通过运用文献数据挖掘技术、隐结构分析技术、内容分析法或逻辑分析法，对筛选出的条目进行频次、频率、内在联系以及具体疾病的病因病机和证素等发展变化规律进行统计分析，对比古今医家认识的异同，从而为丰富中医病机理论提供依据。

（3）构建理论模型

基于中医学对重症肌无力脾、肾、肝亏损，气血阴精不足，经脉失养的病机认识，构建了涉及中医学“形神统一”“人与环境统一”“七情相关”三大理论体系的中医理论结构模型，设计出既符合中医理论特点又符合国际规范的重症肌无力患者报告结局量表。运用模糊数学方法进行绝经后骨质疏松症患者的辨证分型分级研究，并构建了4个证型的模糊模式识别数学量化模型，从数学模型方面解读了该病的证候分布特点，对深入挖掘病机提供了思路。在病机的实质、发生机制研究方面。周红光等[62]认为，蛋白质组学研究是一种综合的、整体的、多学科交叉的研究方式，其具有的整体性、动态性符合中医病机的特点，因此可以将蛋白质组学应用于中医病机本质的研究中。

6. 常见疾病中医病机理论创新研究

慢性阻塞性肺疾病合并阻塞性睡眠呼吸暂停低通气综合征（OSAHS）也是临床常见的疑难病，胡晶[63]提出三焦气化失司贯穿于疾病始终的观点。上焦气化失司，肺失宣降、痰浊瘀血内结；中焦气化不利，脾胃虚弱，气血化生无源、痰湿内生；下焦气化失常，肾脏功能失调，五脏失养。三焦气化功能失常，致气滞、气逆、痰瘀阻滞，终致慢阻肺合并OSAHS的发生。乙型肝炎病毒相关性慢性肝病包括从肝炎向肝纤维化、肝硬化甚至肝癌发展的一系列疾病，外感疫毒“杂气”是本病发生的始动因素，正气不足是导致疾病持续进展的重要原因。随着疾病的进展，在不同的疾病阶段分别表现出湿热蕴结、肝郁气滞、肝郁脾虚、痰浊血瘀、气阴两虚等病机特点。

不少学者也从不同角度对现代专科疾病的病因病机理论进行了阐发，如“毒热致虚”是RA伴贫血的核心病机。正气不足、外感六淫、七情饮食失调可导致毒热蕴生，攻冲关节、腐筋蚀骨的同时内侵脏腑、耗伤气血，导致正虚血亏，治疗以解毒通络为首要原则，进行分期辨治。周莹等通过梳理中医经典、官修和各医家理论学术著作及现代医学研究进展与成果，分析糖尿病周围神经病变中医病因病机理论框架，将其总结为脾运失司、气血乏源，肾脏衰微、骨髓失充等因机理论[64]。

纵观近年来病因病机理论的主要进展，中医学者们在中医病因病机学的研究方面做了大量的工作，取得了一定的科研成果，不管是理论探讨、生物学内涵揭示，还是动物模型制备、临床疾病病因病机的阐述都取得了较大进展。病因病机理论的主要研究成果可概括为以下几个方面。

（1）病因病机理论框架体系的发展

从 20 世纪 80 年代始，随着《中医基础理论》规划教材的出版，中医病因病机的提法才为中医学术界普遍使用，其后《中医病因病机学》教材或专著的出版，标志着中医病机理论体系的逐步完善。对于病因病机理论体系的建构，学者们在继承的基础上，结合社会环境、自然环境、人文环境的变化，提出了新的病因病机概念，促进病因病机理论体系进一步发展。针对雾与霾、PM2.5、电子烟等新型病因提出“雾邪、霾邪”等概念[65]。2015 年，国家社会科学基金重大项目设立专项基金系统研究并阐述了“霾”的释义、历史和规范问题。从病因角度而言，严重危害到人类的健康“雾”“霾”可被认为是“霾邪”“霾邪”。久嗽患者又伤于“雾邪”则易致饮邪里结，并且会进一步导致病情痼结难解，继而指出伤于雾邪可引发中上焦病证。“霾邪”邪气属性应包含毒、燥、湿三个方面，“雾邪”和“霾邪”又常相兼为病，并称为“雾霾”之邪。对于 PM2.5，学者根据它致病力强，在人群中具有普遍易感性，易与其他邪气相合，感邪即发又伏而致病，无所不至而广泛内损性等特征，归属于“毒邪”范畴。此外，环境毒邪、电子烟作为现代社会生产、生活所致的新型的病因也引起学者们的关注。

在病机理论体系方面，学者们对病机的分类与层次进行了大量探讨。在病机分类上，不同的学者根据理解角度的不同，对病机进行了不同的划分，从病机的复杂程度来分，分为单一病机、复合病机；有根据疾病发生、疾病存续、疾病发展等不同阶段三类病机分类法；有结合临床疾病，十二类病机分类法。在病机层次上，有分两层、三层、四层、五层、六层等不同。

众多的病机理论分类、分层法，一方面，丰富了病机理论，为同道提供了更多的思考角度；另一方面，也提示病机理论的分类与分层仍有很大的研究空间，尚需进一步探索以达成相对共识。

（2）常见疾病中医病因病机理论的创新

中医的病机是论治的基础，现代疾病中医病因病机理论的创新一直是研究的热点。科技部以国家重点研发计划重点专项，立项资助了多个重大疾病及难治性疾病的病因病机创新研究。

毒损脉络病机是近年来病机理论研究的热点之一。毒损脉络与临床多种疾病有关，是常见病、疑难病的发生、发展、转化的重要病机。目前临床中，毒损脉络病机有毒损心络、毒损脑络、毒损胃络、毒损肾络、毒损肺络、毒损肝络、毒损肠络等。

浊毒内蕴也与临床多种疾病关系密切，体内外一切秽浊之邪，凡风寒暑湿燥火，久聚不散，体内痰、瘀、水、血、气久郁不解，均可化浊，浊聚成毒，而成浊毒。浊毒既是在疾病发生、发展、演变过程中的病因、病机学概念，也可以是在致病因素作用下表现出的一类证候群，即浊毒证。浊毒与临床多种疾病如慢性肝炎、慢性萎缩性胃炎、溃疡性结肠炎、肝硬化、肝纤维化、糖尿病等疾病的发生发展都有密切关系。

血瘀病机理论自提出以来，一直是研究的热点，并在世界范围内广泛开展研究，血瘀生风、血瘀成毒、痰瘀互结等都是血瘀的复合病机，是临床各科疑难病、危重症的重要病机。

此外，近年来学者们还提出了许多创新性病因病机观点，如热结血脉病机、虚气留滞病机、气虚浊留病机、络风病机、新病入络病机、伏邪病机、肿瘤癌毒病机、肿瘤瘀毒病机、艾滋病艾毒病机等，都为病因病机的发展提供了新视角。

（3）科学的研究路径基本形成

病因病机理论的创新乃至中医理论的创新一直是中医学者探索的重要领域，经过多年的探索，在病因病机理论创新方面逐步形成了“临床 - 文献 - 临床”的思维方式和创新路径。从临床实践中发现问题，在古医籍文献中寻找思路，或证据，再回到临床实践中验证和解决问题，这种临床 - 文献 - 临床的思维方式，这种医学哲学方法论思想在总结新的证治规律中起着非常重要的作用。

以王显团队有关冠心病络风内动病机理论的提出为例，他们通过文献梳理，特别是临床观察总结，发现心脉病证往往出现动风征象，由此提出络风内动的假说。然后开展急性冠脉综合征“络风内动”病机假说的临床流行病学研究，发现络风内动证是中医胸痹心痛的一个独立证型。同时采用冠状动脉造影、血管内超声（IVUS）等影像学方法，结合检测患者血清炎症标志物，探讨急性冠脉综合征络风内动的生物学基础，从实验的角度进一步验证该假说。在上述研究的基础上，形成了胸痹心痛络风内动证诊断专家共识：从疾病的虚实性质分辨，络风内动包括热毒生风（实证）、络虚风动（虚证）、外风引动内风（虚实夹杂证）三个方面，提出了胸痹心痛络风内动证诊断的理化指标，以及热毒生风、络虚风动、外风引动内风证各自的诊断标准，进而将络风内动学说推广应用于高血压病、动脉粥样硬化等。同时从基础理论、病位、传变特点、表现形式、治疗思路及现代认识等不同视角综合剖析络风内动与肝风内动的区别与联系[66]，进一步明晰了络风内动理论。另外，还设想从动物、细胞和细胞内超微结构三个层面构建络风内动模型，为实现络风内动研究平台的科学化和标准化寻求新突破。由此构建了理论本体、临床应用、科学诠释（生物学基础）三位一体的络风内动理论。概括络风内动理论的研究方法路径大致为：基于临床实践问题→提出假说→临床实践、流行病学调研、现代医学技术检测→验证假说→形成理论→指导临床，并进一步研究完善理论。这一科学的研究方法路径对于中医理论的研究而言，具有重要的借鉴意义。

二、研究评述

（一）病因分类需再界定

在目前的病因分类中，通常把病因分为外感病因（六淫、疫毒）、内伤病因（情志内伤、饮食内伤）以及病理性产物等几大类病因。中医认识病因的主要方法是“审证求因”“因发知受”。除了了解可能作为致病因素的客观条件外，主要是通过疾病的症状、体征等临床表现来推求病因。中医病因学说看起来很简单、很清楚，实际上推断中医病因的过程，是一个综合外界气候变化、人体内在正气以及病因推断者思维、认识等因素的一个综合过程，其中，风、寒、湿等外界气候变化对人体发病而言仅是诱因，而是否发病取决于人体正气的强弱。同样的气候变化，人生病后出现寒热不同的性质，则与人体体质有密切关系。面对中医诱因、病因之争，以及病因病机混淆不清的局面，重新界定诱因、病因、病机的内涵，将诱因、病因、病机进行明确分类，对同时具有病因、病机属性的概念进行明确界定，以在业界达成共识，可促进中医病因理论的发展。

（二）病因病机内涵不统一

疾病谱的变化，促进了中医的发展，病因病机的新假说、新观点、新理论不断涌现。以毒而言，有糖毒、浊毒、癌毒、脂毒、热毒、内毒、痰毒、瘀毒等提法。“毒”几乎用来解释、说明临床各种不同疾病的病因病机。但毒邪实质内涵不清，各毒邪的性质、致病特点、诊断标准亦不明确。在各种“毒”的用药治疗中，基本以祛除原有病邪如痰、瘀、热、湿等为主，没有专门针对诸邪所化之“毒”设立的治则治法，从而导致糖毒、浊毒、癌毒、脂毒、热毒、内毒、痰毒、瘀毒等诸多病因病机概念的提出，只是区分了病邪轻重程度的差异，缺少专门针对“毒”的治疗体系的制定。在以后的研究中，从诸多病因病机新观点中，筛选出对提高中医临床确有指导意义的病因病机新概念，进行内涵、外延界定，明确其“上位概念”和“下位概念”，明确与其相关概念之间的逻辑关系、层次结构，形成体系以指导病因病机理论发展。

（三）病因病机内涵的现代解读缺乏中医思维

目前对中医病因病机内涵的现代内涵解读做了大量的研究工作，如“瘀”的现代理化指标研究为血小板黏附、聚集、活化及血液黏稠度、血栓形成等；“毒”的现代理化指标可能涉及炎症因子、过氧化脂质、组织损伤坏死等；对痰致病机理的研究也主要集中在血脂、免疫、自由基代谢等方面。通过比较不同团队、不同病因病机内涵现代解读会发现，不同的病因病机内涵解读之间存在的指标交叉、重复，或者解读指标过多、缺少特异性等问题，如何让现代内涵解读更能符合中医特点、揭示中医病因病机内涵，仍需要从研究思路上、方法上进行探索与调整。可以运用大数据聚类分类、分层等算法对大量数据进行共性总结，找出其中关联度高的实验室指标或影像特征等，并与宏观的临床表现、舌象、脉象等进行关联，探索某种病因病机特异性高的生物学信息或者信息群，或者一种中医表征信息与生物学信息的特征组合，或中医表征信息、疾病特征信息与生物学信息结合的特征表达。在此基础上，将中医理论中研究较多的如痰、瘀、毒、浊、湿等内涵解读研究对比进行分析，对其中相同或相近的现代内涵进行探讨，分析其蕴含的原因，以利于以后内涵解读的设计思路。

（四）同一疾病需加强共识性病因病机认识

现代专科疾病的病因病机的创新理论，内容纷繁、体系庞杂，疾病的病因病机认识呈多元化态势。病因病机认识多元化，从一定角度而言，充分体现了辨证治疗的个体化，但同时也增加了因病机多元化而导致辨证施治的复杂与困难，一个疾病缺少相对统一的共识性的病因病机认识，从而导致治疗多样化，大大增加了治疗的可变性。这种局势不仅对业界人士造成困扰，有无所适从之感，也不能对中医发展形成正向合力。不同的医家诊疗方案各有差异，不同团队之间的观点也不相同，这样形成的病因病机观点只能在一个团队、一个特定范围内形成共识，较难在国内、世界范围内推广。因此，加强同一种疾病病因病机共识性研究，针对一种疾病的不同阶段开展病因病机研究，先形成疾病不同病程阶段的病因病机共性认识，在此基础上，推及整个疾病病程，形成一套业界普遍认可的病因病机共性的学说体系，并在临床应用过程中不断修正与完善。

（五）同类疾病共性病机的研究待深入

疾病种类很多，按世界卫生组织 1978 年颁布的《疾病分类与手术名称》第九版（ICD-9）记载的疾病名称就有上万个，2019 年 5 月世界卫生大会上公布了最新的第十一版《国际疾病分类》，其中含有约 55000 个与损伤、疾病和死因有关的条目，新的疾病还在不断被发现中，没有穷尽。从临床疾病来看，不同的疾病各有其发生、发展、转变等病因病机演变规律，有多少临床疾病，就有多少种病因病机。从现在中医病因病机研究现状来看，很多疾病同时存在着“血瘀”“痰”等病因病机变化，存在着类似的病机演变规律，尤其是同一系统内疾病，如心脑血管系统、代谢系统、消化系统等系统疾病。类似的病机演变规律为共性病机研究提供了基础，加强同一系统内疾病共性病机的研究为控制疾病源头、不同疾病协同治疗提供了机会。此外，现代疾病中医病因病机辨识是当今中医人面临的一项主要的临床工作，不少学者针对病因病机学说研究创新方法进行了总结，目前病因病机创新研究，都沿用“文献 - 临证 - 文献 - 临证 - 实验”这个基本路径，但结合到具体疾病，研究方法都各有差异，因而，总结归纳现有病因病机学说创新方法，通过名家思想、名家医案、临床诊疗记录等，挖掘认识疾病、辨识病因病机等过程中，创新思维的形成路径与方法，对创新方法进一步优化，形成规范、合理、科学的研究方法，以促进中医病因病机理论的创新发展。

结　语

病因病机学是中医基础理论的重要组成部分，是学术界研究的重点领域。在今后的研究中，要进一步深化中医病因病机学说研究。第一，加强病因病机理论研究，形成病因学、发病学、病机学完整的病因病机理论体系，提高病因病机理论的地位，建立病因病机学学科。第二，借鉴现代科学技术，将中医病因病机与西医学病因病理、影像学、实验室检查相结合、相关联，赋予中医病因病机现代科学内涵。第三，加强现代疾病中医病因病机理论的创新与发展，融合多学科知识与技术，实现现代疾病中医病因病机理论的突破，达成现代疾病中医病因病机理论的共识，并指导临床实践。

参考文献

[1] 张舒雯，马师雷，王梦琪，等.《黄帝内经》气候性致病因素解析 [J]. 世界中西医结合杂志，2021，16（12）：2168-171.

[2] 王晓梅，姜秀新，丁宁，等. 中医学寒湿病因内涵探赜 [J]. 中国中医基础医学杂

志，2021，7（6）：891-892，909.
[3] 褚剑锋. 寒凝血瘀成因及病理 [J]. 中国中西医结合杂志，2022，42（6）：669-671.
[4] 单晓梅，吴狄，赖鹏华，等. 基于不同模式高温对大鼠死亡率和HSP70表达水平的影响探讨六淫相对性 [J]. 中国中西医结合杂志，2020，40（3）：336-341.
[5] 范钰晗，史利卿，马建岭，等. 慢性咳嗽寒咳证中医病因病机及物质基础探讨 [J]. 现代中医临床，2021，28（5）：65-68.
[6] 张晶. 寒邪客胃证大鼠黏膜胃黏膜及胃肠动力的实验研究 [D]. 吉林：长春中医药大学，2020.
[7] 郑裕华. 基于肠道菌群——线粒体的六淫之湿邪病机学研究 [D]. 广州中医药大学，2020.
[8] 王玉光，齐文升，马家驹，等. 新型冠状病毒肺炎中医临床特征与辨证治疗初探 [J]. 中医杂志，2020，61（4）：281-285.
[9] 仝小林，李修洋，赵林华，等. 从“寒湿疫”角度探讨新型冠状病毒肺炎的中医药防治策略 [J]. 中医杂志，2020，61（6）：465-470，553.
[10] 陈俊贤. 基于“怒伤肝”理论探讨应激大鼠免疫调控受体TIGIT的表达作用及意义 [D]. 南昌，江西中医药大学，2020.
[11] 亓照耀，杨帆，吕孟可，等. 恐伤孕鼠对其子代股骨早期发育和骨代谢影响 [J]. 中国中医基础医学杂志，2021，27（9）：1386-1389.
[12] 段绍杰，姚树坤，王瑢睿，等. 从湿热论治顽固性腹泻 [J]. 环球中医药，2020，13（2）：275-277.
[13] 臧云彩，谢秋利，张帆，等. “外受风寒”“内伤寒饮”对食管癌发病的影响 [J]. 中医肿瘤学杂志，2020，2（3）：15-17.
[14] 杨怡雯. 无排卵型异常子宫出血（AUB-O）的发病因素及其中医证型与体质相关性的调查研究 [D]. 天津：天津中医药大学，2020.
[15] 武颖，张莹，何军琴，等. 900例不孕症患者中医体质与中医证候及相关因素的相关性分析 [J]. 中国临床医生杂志，2020，48（10）：1254-1258.
[16] 张诗军，林佑武，孙保国. 肿瘤患者家庭营养与药食同源 [J]. 中国临床保健杂志，2016，19（5）：460-463.
[17] 李园园，叶晶，林攻平，等. 年轻结直肠癌患者发病相关危险因素研究 [J]. 慢性病学杂志，2023，24（7）：971-973，982.
[18] 冯瑞梅，苏庆玲，黄晓殷，等. 中国的恶性肿瘤：从第1次全国死亡调查到最新的国家癌症登记，中国癌症地图变迁带来的启示 [J]. 癌症，2023，42（7）：359-370.
[19] 杨成宁，刘礼剑，黄晓燕，等. 中医药治疗急性胰腺炎研究进展 [J]. 河南中医，2020，40（9）：1446-1449.
[20] 吕琪，彭艳，康天天，等. 从中医“饮食失宜”探析多囊卵巢综合征 [J]. 辽宁中

医杂志，2019，46（4）：723-725.
[21] 何绍奇. 现代中医内科学 [M]. 北京：中国医药科技出版社，1991：455.
[22] 张伯礼，李振吉. 中国中医药重大理论传承创新典藏 [M]. 中国中医药出版社，2018：52.
[23] 江顺奎，李雷，侯敏. 伏邪理论与临床 [M]. 昆明：云南科学技术出版社，2007：105-106.
[24] 黄永生，郭家娟，邓悦，等. 先天伏寒证理论内涵及其对临床指导意义 [J]. 实用中医内科杂志，2007，21（6）：3-4.
[25] 吴焕林，吕渭辉，潘桂娟，等. 中医痰证诊断标准 [J]. 中国中西医结合杂志，2016，36（7）：776-780.
[26] 胡镜清，许伟明，王传池，等. 冠心病痰湿证临床诊断标准解读 [J]. 中国中医基础医学杂志，2017，23（9）：1247-1252.
[27] 颜乾麟. 关于中医临床思维的思考 [J]. 同济大学学报（医学版），2010，31（5）：1-2.
[28] 于东林，张启明，张磊，等. 中医病机的内涵探讨 [J]. 中医杂志，2014，55（6）：537-538.
[29] 董少群，马冠军. 病机与证候探赜 [J]. 中医学报，2013，28（10）：1489-1491.
[30] 周学平，叶放，郭立中，等. 以病机为核心构建中医辨证论治新体系：国医大师周仲瑛教授学术思想探讨 [J]. 中医杂志，2011，52（18）：1531-1534.
[31] 叶放，周学平，吴勉华，等. 周仲瑛教授“复合病机论”探析 [J]. 南京中医药大学学报，2010，26（4）：241-244.
[32] 张凤玮，郑杨，孙雪. 病机理论层次 - 分类 - 特点 [J]. 实用中医内科杂志，2016，30（11）：122-123.
[33] 江丽杰，胡镜清，林明欣，等. 中医常见病机分类探讨 [J]. 中国中医基础医学杂志，2022，28（1）：13-17，26.
[34] 王耀献，孙卫卫，刘伟敬，等. 辨机论治诊疗模式及其临床应用意义 [J]. 中医杂志，2021，62（23）：2025-2031.
[35] 姚乃礼. 中医症状鉴别诊断学 [M] 北京：人民卫生出版社，2004：5.
[36] 贾春华，王庆国，王永炎，等. 证候是什么 [J]. 中国中医基础医学杂志，2007，13（5）：321-322.
[37] 潘秋霞，陈家旭，李晓娟，等. 病机十九条“证中有证，证中有机”略论 [J]. 中华中医药杂志，2017，32（1）：40-42.
[38] 董少群，马冠军. 病机与证候探赜 [J]. 中医学报，2013，28（10）：1489-1491.
[39] 邢玉瑞. 中医辨证思维之病机概括 [J]. 陕西中医学院学报，2010，33（6）：1-2.
[40] 郭文娟.《内经》与后世对阴阳盛衰而为内外寒热证的认识 [J]. 中国中医基础医学杂志，2011，17（10）：1065，1067.

[41] 马勇，吴承杰，郭杨，等. 贴敷疗法的辨证浅析——从寒热辨证到寒热形气辨证[J]. 时珍国医国药，2020，31（1）：146-147.

[42] 任小宁，郭晓黎，崔淑兰，等. 寒热并用法在脾胃病治疗中的应用 [J]. 百科知识，2021（36）：67-69.

[43] 李宏栩，卢永锵，宾炜，等. 基于触诊法的中医寒热诊断量化方法探讨 [J]. 上海中医药大学学报，2022，36（2）：31-35.

[44] 陈建国. 对经方阴阳盛衰理论的认识 [J]. 中华中医药杂志，2021，36（6）：3526-3528.

[45] 华鑫，崔艳静，朱爱松，等. 姚魁武教授从邪正关系论治冠心病经验总结 [J]. 中国医药导报，2021，18（15）：149-152.

[46] 张声生，赵鲁卿，王垂杰，等. 基于“寒热虚实”辨证治疗功能性消化不良：患者评价结局的随机对照试验 [J]. 中华中医药杂志，2016，31（1）：65-71.

[47] 李圣耀，冒慧敏，薛梅，等. 刍议瘀毒内涵及其在冠心病事件发生中的意义 [J]. 中国中西医结合杂志，2017，37（9）：1126-1128.

[48] 廖利，赵兴桃，王成，等. 血瘀证模型研究进展 [J]. 中华中医药杂志，2021，36（12）：7256-7260.

[49] 王静，崔霞，王坤，等. 瘀热内结证小鼠模型的建立及当归六黄汤对其干预的研究 [J]. 湖北中医药大学学报，2016，18（3）：12-15.

[50] 蒋成婷，葛金文，聂慧芳，等. 缺血性中风瘀毒互结证病证结合动物模型研究[J]. 中国中医药信息杂志，2020，27（9）：69-74.

[51] 谭爱华，冉思邈，石和元，等. 阿尔茨海默病 - 痰瘀互结病证结合动物模型的建立与评价 [J]. 中国比较医学杂志，2022，32（4）：39-46.

[52] 熊兴江. 冠心病血瘀证标准规范、生物学基础及循证评价——基于病证结合的“证候”研究思路与方法 [J]. 中国实验方剂学杂志，2019，25（8）：1-6.

[53] 古联，陈卓，李敏华，等. KDR 基因 rs2305948、rs2239702 多态性与缺血性中风、冠心病痰瘀证凝血功能的关联性研究 [J]. 北京中医药大学学报，2019，42（4）：345-352.

[54] 李光善，邓悦，黄启福，等. 毒损肾络是糖尿病肾病的病理基础 [J]. 中医药学刊，2003，21（9）：1477-1478.

[55] 刘震，刘绍能，姚乃礼从“毒损肝络”论治慢性乙型肝炎、肝硬化经验 [J]. 中国中医基础医学杂志，2011，17（7）：762-763.

[56] 周晓娟，聂广.“毒损肝络”假说及其应用价值 [J]. 湖北中医学院学报，2010，12（2）：45-49.

[57] 张国霞，苏鑫，商洪才，等. 从“毒损心络”探析肿瘤心脏病的中医病机 [J]. 中医杂志，2022，63（14）：1394-1396.

[58] 吴以岭．“脉络 - 血管系统”相关性探讨 [J]．中医杂志，2007，48（1）：5-8.
[59] 黄世敬．基于神经血管单元失稳态探讨气虚留滞病机 [J]．世界中西医结合杂志，2016，11（6）：855-858，862.
[60] 李振中，董志，丁学屏，等．气虚浊留 [J]．中华中医药杂志，2009，24（S1）：168.
[61] 李红梅，王显．络风内动模型构建的思路与方法 [J]．中医杂志，2016，57（15）：1281-1284.
[62] 周红光，陈海彬，周学平，等．蛋白质组学是中医病机研究的重要技术平台 [J]．中国中西医结合杂志，2012，32（7）：990-993.
[63] 胡晶．从三焦气化失司论慢阻肺合并阻塞性睡眠呼吸暂停低通气综合征中医病机 [J]．国医论坛，2022，37（4）：19-20.
[64] 周莹，刘军彤，杨宇峰，等．糖尿病周围神经病变之中医病因病机理论框架结构研究 [J]．辽宁中医药大学学报，2022，24（9）：105-108.
[65] 徐浩，张光霁，朱爱松，等．近 5 年中医病因学研究进展 [J]．中华中医药杂志，2021，36（8）：4793-4798.
[66] 李红梅，王显．络风内动和肝风内动的理论思辨 [J]．中医杂志，2016，57（4）：276-280.

| 专题 7 |

中医治未病理论研究进展

治未病是指采取预防或治疗手段，防止疾病发生、发展和复发的方法，是“防患于未然”的中医预防或治疗的基本法则，也是中医预防保健的重要理论基础和准则。治未病理论，包含三项基本内容：一是防病于未然，强调摄生，预防疾病的发生；二是既病之后防其传变，强调早期诊断和早期治疗，及时控制疾病的发展演变；三是愈后防止疾病的复发。

一、研究进展

中医治未病理论的既往研究，多关注于“治未病”思想形成背景的归纳与整理，“治未病”源于《内经》，而《周易》和道家学说对《内经》“治未病”思想的影响较大，如“法天则地”“无中生有”“神”“气机”等。传统意义上的“未病”是指疾病的初始较轻的阶段，“治未病”则包括了预防轻病加重或传变。治未病体现了预防为主的预防学思想，强调防重于治，如朱丹溪所说：“与其救疗于有疾之后，不若摄养于无疾之前，盖疾成而后药者，徒劳而已。是故已病而不治，所以为医家之法，未病而先治，所以明摄生之理。夫如是则思患而预防之者，何患之有哉？此圣人不治已病治未病之意也。”（《丹溪心法・不治已病治未病》）现在人们已经逐渐把注意力由偏重治疗转向积极的预防和保健，从生存环境和生活方式方面探讨控制各种慢性疾病的发生发展的根本措施，这预示着自我保健医学时代的到来[1]。

（一）“治未病”思想形成背景研究

有学者认为《内经》“治未病”这种防患于未然、预防为主的思想可以追溯到殷商时代，而对《内经》“治未病”思想的形成影响比较大的有《易经》《老子》《孙子兵法》《淮南子》等，其中又以《周易》和道家学说为主。例如，王勇[2]认为《易经》中的理论对《内经》治未病思想有指导作用：人是天地间的产物，故应效仿天地自然规律而生活。这种观点为中医“治未病”的形成提供了思想基础。朱菊艳[3]认为，中医“治未病”观念来源于道家哲学的本体论，“治未病”思想受道家“无中生有”宇宙生成论的影响，认为人体可见的病理现象恰恰是无形的不可见的阴阳失衡所致的结果。

在人尚未察觉到疾病带来的异常时，也要通过养生的方式强身健体、防治疾病。通过控制“无”的防治来阻止“有”的疾病发生，与道家“道生万物”“无中生有”的理念相契合。道家学说对于“治未病”思想内涵的形成也起到了非常关键的影响。王纳新[4]认为，“治未病”理论与道家学说紧密结合在一起，道家修身养性的精神文化向度是“治未病”理论的核心与精髓。“治未病”是“道”与“术”的有机统一，修道与医道的结合，“道”为根本，包括养气、修德与修心，是对生命本质的领悟和医道精髓的提炼。

根据现代学者研究情况来看，“治未病”思想主要从对神的调节、阳气作用以及气机角度来谈。

其一，“治未病”与“调神”。张贵平[5]从文献角度对“治未病”重“调神”思想进行了研究，得出以下结论：①从历史的源流来看，重神思想是历代学者、医家注重的治未病关键。②研究发现，人的情绪变化会影响到人体的气机、脏腑、气血津液及经脉，而情志的过度异常则会引起气机紊乱、脏腑损伤、气血津液的耗伤及损及经脉。③强调调神的重心是四气，就是要顺从四时的规律去主动调节人的精神情志，使其精神情绪也与大自然保持一致。④中医和现代医学都比较重视精神因素对健康的影响。但中医在“治未病”重“调神”上有他自己的特点，强调了天人合一的整体观念和形与神俱的思想。

其二，“治未病”思想与气机。曹征[6]认为调和人体气机的升降出入，对“未病”有很好的指导作用。从以下几方面对《内经》中气机升降出入理论对治未病理论的指导进行了论述：①气机升降出入的形式；②气机升降转化；③气机升降出入可从脉观；④气机在一日内升降。

（二）“治未病”概念范畴研究

对于“治未病”思想涉及的范围，陈锐等[7]认为“治未病”包括未病先防和既病防变两方面，持此种观点的还有陈秋霞[8]、蔡玉瑗[9]等，对于未病先防的措施，主要有调畅精神、形神兼养、适度锻炼、顺应四时阴阳、饮食有节、起居有常、药物预防等；于华君[10]小儿推拿治未病可分为未病先防、既病防变、瘥后防复；刘语涵[11]认为治未病分为未病养身，防病于先、见微知著，治病萌芽、已病早治，防其传变、瘥后防复四个方面，持相似观点的还有任婷[12]等，赵印涛[13]将其分为未病先防、欲病救萌、既病传变、瘥后防复四个方面。

（三）“未病”相关概念及诊断的理论研究

关于“未病”的认识。“治未病”主要的理念是“未病先防、既病防变，瘥后防复”，类似的观点得到了学界的广泛认同。文乐敏[14]认为《内经》“未病”内涵包含甚广，即可将凡是没有明显的躯体症状之前，归为“未病”的范畴。刘珊[15]等认为有疲劳就有“未病”存在。有部分学者认为“未病”与现代医学的人体“亚健康”状态有关，如田明[16]认为亚健康是机体处于健康与疾病的中间状态，亚健康状态就是气血阴阳轻度的失衡，但是并未达到疾病状态，在中医学中称“未病”。李乃民等[17]则不认同“未病”与“亚健康”之间是同一概念，认为“未病”是中医学博大精深理论体系在人类健康与疾病观、病证防治观、社会人文观等方面的核心表述，内容丰富，涉及面广，有自身精确的认知检测理论与方法，以及有效的辨证施治手段，而亚健康仅说明在现代医学诊断模式之外还存在着不健康人群。有学者认为学术界对亚健康与中医之“未病”及一些相关问题的认识存在较大的分歧，甚至是很模糊的。通过分析“未病”、亚健康以及相关概念，阐述了“未病”与亚健康、“治未病”与亚健康调理的不同点。周波[18-19]等从研究《内经》的“形与神俱”的人体结构观出发，认为“形”相当于人体的化学结构（也称化学身体），“形神”之“神”是活体里存在的，而在死体里消失的实在，相当于人体的物理学结构（也称物理学身体，可以用身体电磁波来代表）。认为所谓的“未病”，就是指“形”尚在未发病的时候，

“神”可能已处在“已病”的状态。即在化学身体还没有出现病变前，物理学身体可能先出现了病变。认为《素问·四气调神大论》提出了“调神”、调整“生命矢量”的方法和“治未病”的理念。“调神”就是把异常的“生命矢量”调整至正常。中医学里的顺时、导引、按跷、针灸、中药等方法所起的作用，首要是用于“调神”，同时也就起到了“治未病”的作用。即在“形”尚处于“未病”状态前，通过“调神”来预防和调整“生命矢量”所出现的偏差，使人体的机能保持在健康状态，从而避免“形”出现病变，这就是“治未病”，并认为“调神”是中医治疗的一大总原则。

赵紫薇等[20]认为上述调神先于调形，即调节“生命矢量”的认识，为形神合一的研究开辟了新的方向。张贵平[21]认为“治未病”重“调神”，精神调摄即调神，调神的重点是四气调神。张玉红[22]认为养生是中医“治未病”的基础和根本出发点。通过掌握正确的养生方法，并持之以恒，才能维持人体内外环境运行的有序协调，实现健康状态，达到延年益寿和提高生活质量的目的。

关于“未病”的诊断。王琦教授提出的体质辨识方法，目前被广泛应用到“未病”的检测上，为目前检测“未病”所使用的最广泛的检测方法。有学者认为通过红外线探测体温的变化，可以对“未病”做出诊断，如李顺月[23]通过对亚健康人体的颈肩背腰部位温度平均值与正常人的比较，可为这些部位的“未病”诊断，提供一定的参考价值。周波[19]等认为，“形神”之“神”具有“力”的矢量性质（将这个矢量命名为“生命矢量”），并指出张长琳[24]发现的生命谐和度测量方法，可以近似地用于表达“生命矢量”的变化，从而为中医“形神”之“神”，指出了一种可行的现代技术检测方法。此外，董照瀛[25]还介绍了望诊在“治未病”思想中的重要性及其应用，通过对患者面部的五色、光泽、气感，口腔的牙齿、牙龈，神情，毛发等情况进行详细的望诊，可以在一定程度上发现患者的潜在疾病，提前加以干预，收到未病先防、既病防变的效果。

（四）“治未病”理论应用研究

在未病之前，对潜在的致病因素，采取针对性措施以预防疾病的发生。未病先防包括养生以增强正气；防止病邪侵害。邓铁涛教授[26]提出：

"未病先防"重在"调"，包括调饮食、调情志、防外邪、劳逸适度等。在疾病发生之后，把握疾病的传变规律，调整阴阳，扶正祛邪，防止疾病的传变。做到早发现早治疗，提高机体的抗病能力防止病情传变。张婧懿[27]认为叶天士根据温病卫气营血的规律及热邪易化燥伤阴的特质，提出的"驱邪泻热，尽勿尽早，保津养阴，贵在未溃"影响至今。在疾病控制的稳定期或疾病发作的间歇期应提前采取巩固性治疗或预防性措施，有效防止疾病的复发。王国强[28]指出"瘥后调摄，防其复发"包括三个方面：一是调理正气；二是祛除余邪；三是慎防诱因。

"治未病"思想，作为中医重要的指导思想，被广泛应用于临床各疾病诊疗中，具体如下。

1. 鼻炎

刘佳[29]认为中医"治未病"理论在变应性鼻炎的预防和治疗中具有重要地位和意义。针对有家族过敏史和特异性体质的人群要重视未病先防。对于有先兆病症但尚未发病的患者，其建议为早期诊断早期治疗。对于已经确诊为变应性鼻炎的患者，建议早期、持久积极治疗，防止哮喘的发生，防止其脏腑经络传变。

罗秋兰等[30]认为《黄帝内经》的"治未病"思想在变应性鼻炎的防治工作中有重要的指导作用，在疾病初发阶段，医生除了辨证组方用药、适当选用中医特色疗法等综合治疗外，还须重视健康教育，患者知晓后方能积极、主动坚持治疗，提高疗效；在疾病反复发作阶段，中医辨证要动态，必要时联用西药或变应原特异性免疫治疗，同时要积极防治并发症，动态评估变应性鼻炎患者的病情，及时调整治疗方案；在疾病控制阶段，"择时防发"和"瘥后防复，未病先防"不可少，因时、因人选择中医保健方案，做好变应性鼻炎的全面、主动、连续的防治。

2. 风湿病

阎小萍[31]通过理论创新在风湿病的诊治中有着独到的见解，她提出欲尪、欲偻的理念，并采取有针对性的治未病原则。针对骨痹以防为主，早治为先；针对燥痹需要关注水代谢平衡。并且提出了调和营卫、重视脏腑辨证、"五连环"综合治疗等反映着治未病思想的治疗原则。

左振素[32]十分重视"治未病"思想，主要是从以下方面考虑：针对无病，应未病先防；治未病，需防微杜渐；从体质推测欲发之证；以病测证并立法；已病防变。对痹证的病因病机，其在肯定本虚的前提下，认为是感受风寒湿而致痹，并且认为污染成为新的致病因素，疫疠、情志、饮食、药物滥用以及过度治疗等均可致病，同时重视痰、湿、瘀因素。此外，认为骨痹的发生与肝肾亏虚关系密切，自拟定补肾健骨方也体现了“治未病”的思想。

3. 肾病

王琴琴[33]等认为《内经》中“治未病”思想对于慢性肾脏病防治的指导意义有二：未病先防与既病防变，通过普及疾病的基本知识，DKD 早期生化指标的筛查，危险因素的防范等进行未病先防。通过饮食及生活起居的控制以及合理的治疗，来防止疾病的加重，延缓病情进展。

邓跃毅[34]认为“未病”包括无疾之身、疾病隐而未发、发而未传三种状态，而“治未病”理论在慢性肾脏病中的应用，包括预防慢性肾脏病的发生；防治激素治疗肾脏病导致的肾阴亏虚的副作用，以及减少疾病的复发；在难治性肾脏病的防治中，中医药一方面可以增强机体对激素、细胞毒性药物的敏感性，另一方面可以减轻激素、细胞毒性药物的副作用。

4. 胸痹

邓福宝[35]通过对《黄帝内经》体质分型和胸痹病关系的分析，确立了痰湿体质是胸痹病比较常见的易患体质之一。确立了痰湿体质胸痹的防治规律：重点侧重于一级预防，即病因的预防，包括调节饮食、情志，药物调理，针灸推拿，调节机体阴阳等方面来预防胸痹病的发生；二级预防则重在对已患有胸痹病的患者早期诊治、防治传变；三级预防的关键是痰湿体质胸痹的恢复期要注意防止复发，主要侧重于食复、劳复、药复、情复和邪复等方面来预防。

陈庆超等[36]认为，“治未病”理论是中医预防保健的重要理论基础和准则，包括未病先防、已病防变、已变防渐等方面，而胸痹多因素体阳虚，或饮食失节，或忧思恼怒，或劳倦过度，或久病不愈等所致。“治未病”理论在胸痹患者整体护理实践中的运用，主要是注重饮食调护，要饮食有节，因人、因时制宜，还要注重精神调护，做到劳作有节，顺时养生。

5. 中风

吴春丽等[37]认为，中医治未病思想主要包括未病先防和已病防变，未病先防是要警惕中风之先兆，已病防变是要预防中风再复发。此外，正确的生活方式是中风预防的关键，包括“法于阴阳”，调整脏腑阴阳归于平衡；“和于术数”，中药、针灸、推拿、呼吸、导引等方法，皆要符合自然界阴阳变化之规律；“食饮有节”，一般以低脂肪、低糖，清淡饮食为主，限制胆固醇的摄入，多吃蔬菜水果及豆制品等；“起居有常”，作息要遵从四季不同的规律；“不妄作劳”，不可过度烦劳，还要节制房事。

王玮雨等[38]认为中风的治未病原则首先应当重视摄生调养，在发病前进行保养和调护，在发病过程中积极治疗的同时重视调养。其次还当重视分期治疗，针对中风发病的急性期、恢复期、后遗症期三个阶段，根据不同的症状，进行相应的治疗措施，从而防止中风的发生和发展，达到“治未病”的目的。

6. 骨伤科疾病

白玫[39]认为近年来骨质疏松发病有低龄化、广泛化趋势，因而有效防治骨质疏松症的发生、延缓骨质疏松症的发展进程，对提高人民生活质量具有重要的意义。其以《内经》“治未病”为原则提出了以下理论及方法：合理膳食、锻炼导引、起居有节、养生治病，为有效防治骨质疏松症提供了理论依据并有重要的指导意义。

吴丹[40]认为“治未病”理论在骨伤疾病防治中的运用，要注意以下几点：一是治其未生，养生固本，防病未然；二是治其未成，及早治疗，防微杜渐；三是治其未传，既病防变，标本兼治；四是病后防复，瘥后谨调，养正防复。

寇龙威[41]在郭艳幸教授构建的平乐正骨“平衡理论”体系的基础上，提出将骨伤科疾病分为筋骨协调平衡的健康状态，处于此状态时，要做到天人合一，顺应四时，起居有常，膳食平衡；以及筋骨失衡的亚健康状态和疾病状态，此间需气血共调、五脏协调，动静互补、兼调心神，筋骨互用、标本兼顾，其认为“平衡理论”蕴含的“未病养生”“防治结合”思想与中医“治未病”的理念不谋而合，并将“治未病”理念贯穿于骨伤科疾病的全过程。

7. 肿瘤

李显红[42]认为“治未病”思想应贯穿于肿瘤防治的全程。在发生肿瘤之前，通过精神调摄、体育锻炼、注意饮食起居等提高人体正气，防止肿瘤的发生。在发现癌前病变时应及时干预，做到早发现、早诊断、早治疗，及时把肿瘤消灭在萌芽阶段。在肿瘤发生转移之前，要根据经络传变和脏腑间的生克制化关系，先安未受邪之脏，防止肿瘤的转移。在肿瘤经过治疗之后，病情虽然得以控制，但此时邪气未净，正气尚虚，需要顾护人体正气，扶正的同时不忘祛邪，同时注意饮食起居的调养，保持心情舒畅，注意劳逸结合。林丽珠[43]在“治未病”思想的指导下，提出“三‘师’而行，远离肿瘤君”的提议，将医师（医药防治）、厨师（营养防治）、禅师（心理防治）和行者（文娱起居）四个方面有机结合起来，防治结合，全面提高肿瘤患者的生活质量，从而延长生存期限。

8. 高血压

陈娟[44]认为针对原发性高血压的高危人群应进行未病先防，主要通过情志调理、饮食起居、运动疗法等。针对已经患有高血压的患者，要积极采取措施以防止并发症的发生，应主要防止中风及胸痹的发生。陶丽丽等[45]认为治未病思想指导高血压的防治关键在于非药物疗法，主要通过起居调护、饮食调养、身心调摄、修身健体以及中医外治法进行调理。

邓铁涛教授[46]指出高血压病应将预防理念摆在首位，体现“未病先防”的策略，邓教授指出高血压患者可以通过练习八段锦，以使身体气血平和，阴平阳秘，还要顺应四时昼夜更替、阴阳变化来调整作息时间，做到顺、调、节。他还提议可以在正午散步，以感觉温暖舒适、微微汗出为度，有助于鼓舞阳气、采阳补肾，使人精力充沛，故称之为“午间散步采阳养生法”，对于辨证为阳虚或阴阳两虚高血压病患者效果尤佳。此外，邓教授十分重视饮食调养，以五谷为养、五菜为充、五畜为益、五果为助，并提倡食淡即饮食清淡与少食膏粱厚味来预防高血压病。

9. 糖尿病

游鸿[47]认为糖尿病的防治可分为三个方面，一是未病先防：即坚持运动，增强体质；控制饮食，阻止肥胖；减轻压力，调节情志来防止糖尿病的发生。二是欲病救萌：即对中医体质的调整达到阴阳平衡的状态，从而防止糖尿病的发生，同时借助现代医学诊断来指导高危人群进行检查，从而做到提早防病的目的。三是既病防变：作者认为糖尿病的病机主要是痰湿内生、脾失健运、郁久化热，故在治疗时应把握病机、标本兼治，采取健脾化痰、益气生津、扶正祛邪的治法。侯志英[48]认为对于降低糖尿病易感人群的发病率，应当采用饮食调理、精神调摄、起居有常、劳逸适度、既病防变等方式来预防疾病和促进身体的康复。万娟等[49]认为对于糖尿病的防治，应当从未病先防、欲病救萌、既病传变、瘥后防复等四个方面考虑。

（五）“治未病”理论应用于健康管理

中医的“治未病”理念应用于健康管理，主要涉及的是管理方法与模式，另有于何层面展开实施，涉及哪些相关人员等方面的问题。健康管理有前瞻性意义，尤其是整个慢性病的管理中具有独特的优势，形成中医防治慢性病的管理路径，为现代健康管理贡献中国智慧，为“健康中国2030”做出贡献。

在健康管理方法与模式方面，程羽等[50]基于中医“治未病”的思想，提出了“多环节切入＋状态调整＋线性干预”的中医健康管理新模式，他认为该思想的实质是以维持人体最佳的整体状态为出发点，保持病前的健康状态；纠正、调整疾病异常状态；恢复、调理病后虚弱状态，而这也正是中医健康管理新模式的核心和优势所在。张永雷等[51]提出健康管理服务，应该以“治未病”理念为核心，针对个人健康状态，管理个人健康状态风险，进行健康状态信息采集与管理（含中医体检、健康体检）、健康状态辨识与评估、健康干预（包括健康咨询、指导、治疗）、干预效果评估等，该模式能够满足服务对象不同层次的健康服务需求，形成多元化、全方位、立体式、连续性的服务体系，为服务对象提供安全有效方便的健康指导、治疗和管理。

健康管理不应局限于医院之中，还应该推进到社区中，并且将健康管理推动到社区，对于慢性病的管理尤其显著。如董晓英等[52]认为中医“治未病”走进社区是十分有必要的，社区是中医适宜技术的推广基地，采用中医综合性防治手段对于社区常见病、慢性病控制的效果十分明显；社区是中医预防保健的宣传场所，通过向群众宣传健康、亚健康、中医防治结合理念等，推动了中医药“治未病”思想的传播，能够从基层调动居民关注的健康意识，使其自觉自愿参与到“治未病”健康管理中来；社区是中医健康管理的操作平台，目前在社区实施的健康管理措施主要是有一般人群管理、高危人群管理、慢性病患者的管理、残疾人和精神疾病患者的管理。

此外，郑寒星等[53]认为“治未病”理念运用于腰椎间盘突出症的健康管理是一种对传统中医的继承与发展，主要体现在以下方面：一是未病先防，先对腰椎间盘突出症患者的健康信息全面、正确采集，采集之后进行健康评估、确定体质、评估发病的风险因素及可能性；二是既病防变，腰椎间盘突出症患者出现相似症状应该早发现，早诊断，早治疗；三是瘥后防复，腰椎间盘突出症患者的症状消失后可认为是临床治愈，但还应进行康复训练，使患者达到或者接近未发病时机体的状态，其认为进行腰椎间盘突出症的健康管理能够将风险因素控制在最低水平，减轻患者生理、心理负担，减少花费，提高生活质量。杨玲玲等[54]通过整理诸位国医大师的养生资料，分别从情志养生、起居养生、饮食养生、运动养生等四个方面进行总结，从中获得了“治未病”健康管理启示，即树立积极的生活态度及社会价值观、创建轻松的健康管理空间、促进健康教育普及。

（六）“治未病”理论应用于健康教育

中医健康教育主要运用中医学“治未病”的思想来增强人们的健康意识和自我保健能力，促使人们清晰、自觉地做到有益于健康的起居、饮食，增强个人体质，还要自觉调整心理状态，恢复心理的健康。此举有利于消除或减轻影响健康的潜在因素，达到预防疾病，促进健康，提高生活质量的目的，因此，现如今对于“治未病”理论在各方面、各层次的健康教育中的研究逐渐丰富。如章力[55]指出应该根据“未病”所在的不同层次、不同阶段、不同形态时期制订相应的健康教育计划，使健康教育指导计划充分体现中医学的特色和优势，以达到养生健体的“治未病”效果。

健康管理推进至社区，健康教育也应随之普及。如余鹏飞[56]总结到“治未病”推广教育工作中面对基层社区的老年人群存在以下问题，并且提出相应的措施及意见：一是基层社区老年人的受教育程度会影响“治未病”的接受程度，应该关注低学识高龄人群，制定针对性宣传方案；二是缺乏家人陪伴局限“治未病”的成效，应该陪伴独居及空巢老人，定期评估心理健康；三是社区医务人员的“治未病”认知有待提高，应该努力提高医务人员的专业认知，扩大“治未病”的人才队伍。

健康教育的推进，对于慢性病的防治方面，助益良多。如赵永芳[57]基于“治未病”理论，对高血压病护理健康教育工作进行了临床研究，结果显示，采用“治未病”理论健康教育的组别高血压并发症发生率与患者的护理满意度指标均优于采用常规护理的组别，所以，在高血压病护理的健康教育中引入中医“治未病”理论，能够降低患者并发症发生率与提高护理满意度。周永蓉等[58]通过临床研究发现，基于治未病理念干预的糖尿病前期受试者的各项指标明显优于常规健康教育的糖尿病前期受试者，因此，治未病理念应用于糖尿病前期人群健康教育可有效改善其血糖指标，促进健康行为及教育效果提高。

此外，健康教育不仅局限于身体方面的健康，还有心理方面的健康。如谢春等[59]采取问卷的方式调查了“治未病”对中医药预防医学专业学生的无病、欲病、已病、病后四种状态下的心理影响，其认为应大力弘扬中医“治未病”对学生心理健康的教育与运用，从无病、欲病、已病、病后这四个方面入手，将对学生身体和心理起到深远意义。

目前对于“治未病”理论内涵、范围和临床疾病研究十分广泛，还涉及了健康管理与教育方面。已有的文献在临床疾病研究方面虽然涉及众多，但运用“治未病”理论防治有关急症、急性外感病、危重症的研究较少，“治未病”理论的实际推广应用以及与针灸临床如取穴、刺法、操作等相结合的著述亦较少。故有待今后做进一步的探讨与研究。“治未病”思想是中医非常独特而重要的内容，也是中医的优势所在。为了迎接未来新保健时代的到来，中医应加强对治未病的研究、推行以及实践，让治未病真正受惠于百姓。

二、研究评述

（一）有效识别机体的“未病”状态的技术方案研究不足

中医“治未病”的核心内容之一就是“未病先防”，即“欲病救萌”。

这个先进预防理念很难被运用于临床，其中一个很重要的原因就是疾病的萌芽状态难以辨识和界定。因为中医讲究辨证论治，往往是根据机体表现出来的外在症状进行辨证后才可进行干预，未病状态其实在外在表现与健康人并无太大差异，此时机体尚未出现明显不适，运用传统的辨识方法往往使中医处于无证可辨的尴尬境地。与现代医学通过大规模临床调查确定各种危险因素，或采用先进技术进行筛查确定机体健康状态进而进行特异性预防相比，中医传统诊查方法还无法有效识别未病状态，而目前一些新的中医诊疗仪器还处于试验阶段，其有效性和稳定性也远未达到可以辨识中医“未病”状态的程度。这一局限性是“治未病”思想中的“欲病救萌”仅仅停留在理论层面而无法有效转化为临床的最根本原因。

虽然中医适宜技术在“治未病”中有所应用，研究水平和质量也在不断提高，但存有诊断及评价标准尚欠规范、高质量的临床研究缺乏，疗效有待于进一步观察等问题，因此“治未病”相关的行业规范标准是亟需制定的。建立中医特色的“未病”诊断量化体制尤为重要，今后有必要开展更多的多中心、大样本研究，以中医整体观念和辨证论治为指导，结合现代流行病学和统计学方法，为促进中医适宜技术治未病疗效评价的科学化、规范化奠定基础。

如何合理界定未病状态下的相关研究内容，如定义、评判标准是标准研制的难重点。研制方法应以医籍文献、GRADE 评价为基础，专家经验为参考，专家共识为依据综合考量推荐。如此既保留了循证医学的研究方法，也体现了中医治未病特色与辨证论治特点。

（二）现有的“治未病”干预手段有待提升

1. 治未病手段虽多但效果尚未得到公认

目前中医治未病的常用方法主要有针刺、艾灸、药浴、火罐、按摩、理疗、食疗、穴位贴敷、中药内服、导引功法等。然而截至目前，鲜有被科学有效临床研究证明有确切的疾病预防效果。已完成的临床研究大多以少量病例为受试对象，大部分临床试验缺乏严格的实验设计和明确的纳入、排除及疗效评价标准，循证医学证据严重不足，致使其试验结果缺乏可信度，因此在很大程度上影响了成果的推广及应用。因此，目前临床应用的治未病手段大多还只能以中医传统理论来推测其有效性，远未达到以“据”服人的程度，这既是目前很多从事“治未病”实践的从业人员深感困惑之处，也是治未病思想无法从理论层面真正转化到临床实践的另一个重要原因。

2. 治未病手段缺乏针对性

由于缺乏足够的现代循证医学证据支撑，目前的中医“治未病”实践还停留在运用传统的宏观辨证思维对机体进行整体健康维护上，尚未达到对某一种疾病提前进行有效预防的程度。而且即便是在机体整体健康的调护方面，哪种调理手段对哪类健康问题调理效果更好也无确切答案。这就导致面对某一健康问题时，往往由于可供选择的手段太多而充满了随意性，缺乏针对性，也在很大程度上影响了其在临床的应用。

3. 某些“治未病”方法的安全性有待确认

总体来说，目前用于治未病的手段诸如针刺、艾灸、按摩、理疗、食疗、穴位贴敷、导引功法等都是非常安全的，但有些干预方法诸如药膳、药浴等安全性有待进一步确认。因为相对于中药治病来说，用于预防保健的药膳或药浴往往使用时间更长，虽然这些用于膳食或者洗浴的药物大多药性较为平和，但长期使用是否会产生不良反应也还是未知数，这或多或少地影响了一些人对这类方法的接受度。

针对上述出现的问题，应利用中医“治未病”思想来指导中医养生、保健等各项中医干预手段，进行预防保健服务，这无疑是最合适的方式。通过大数据、云服务、HIS 医疗服务软件等功能对中医“治未病”诊疗信息化建设具有时代价值与紧迫性。制作“体质辨识量表”、开发简易采集人体健康信息可穿戴设备等手段，搜集居民“治未病”大数据，充分利用现代信息化技术为中医药事业发展服务。

结 语

国务院在《关于促进健康服务业发展的若干意见》，在发展规划通知中强调：“中医药强调整体把握健康状态，突出治未病，养生保健作用突出，是我国独具特色的健康服务资源。”在规划中，可见国家已将“治未病”的重视程度提到了中医药发展的首位。

并且，国务院在关于《中医药健康服务发展规划的通知》中提到“将中医药的优势与健康管理结合，以治未病理念为管理的核心，探索融合健康文化、健康管理、健康保险为一体的中医健康保障模式。与此同时加强中医养生保健宣传引导，积极利用新媒体发展应运而生的多种方式传播中医药的养生保健知识，引导人民群众更全面地认识健康，自觉养成健康生活习惯和精神追求。”面对目前医疗过程中遇到的各类各型的疾病，慢性病数量的不断上升，医疗费用剧增，以及发病的年龄越来越年轻化等问题，催生了健康管理在中国的迫切需求。而对于以后的中医健康管理工作，需要在实践中不断总结经验，可以着重从以下几个方面加强研究。

一是加强和完善“治未病”的基础理论研究。传统中医学的“治未病”思想，作为健康管理的核心，仍有诸多宝藏亟需发掘，需要传承、创新与发展。尤其是在体质辨识工作方面，积极进行体质辨识、体质调养规范化等理论探讨，为日常推进体质辨识工作提供理论指导，从而尽早发现亚健康人群，及早进行干预与调理，达到治未病的目的。

二是建立中医健康基础数据库。数据库的建立，应包括人群基本健康水平、生活方式及行为、健康危险因素、疾病危险因素和人群健康和亚健康的中医证候特征等信息。上述信息可以通过可穿戴设备进行采集与检测，而随着新材料、新制造工艺的出现，柔性智能传感器使可穿戴设备更能满足人体实时信息的采集。但是，目前单纯的中医可穿戴设备，如脉诊、舌诊方面并没有很好的消费级设备，大多仍在于各大实验室中，希望在未来能够有新的突破，以提高健康评估的准确率和有针对性的制订干预措施。

三是展开社区卫生服务中心工作。要加强社区对中医健康管理的进行，加大宣传，扩大宣传面，主动走进社区。倡导各医疗部门通过讲座讲学、主流媒体宣传、专题网站建设及出版相关著作的形式，向社会广泛传播“治未病”的理论和知识。同时，加强对社区人员的随访工作，评估个人或家庭的健康状况并进行相应的诊疗干预，从而加深群众的认知度，使“治未病”思想与工作深入基层。

四是推广健康绿色的疗法。通过针灸、推拿等方法来治未病是中医治未病的重要组成部分，并具有鲜明的特色和突出的优势，是真正的绿色疗法，毒副作用相对较小，且治法多样化，疗效突出，又有简单、方便、廉价等优点，是人们接受中医（针灸）治未病的上选，值得大力推荐。尤其是艾灸、贴敷穴位等疗法，都是属于非侵入性的疗法，更能为人们所欢迎，应用于治未病治疗，发展前景良好。

现如今，医学已经从疾病医学逐渐转为健康医学，而传统中医学在“治未病”思想指导下，已经在健康医学发展的道路上有了多年的实践，对于疾病的预防保健有着诸多宝贵的经验。现应当在借鉴与总结之前发展经验的基础上，将传统中医学与现代健康管理理念相融合而发展新生事物，此现代化的需求也给中医的发展带来机遇与挑战。

参考文献

[1] 赵瑜. 浅析养生与治未病的关系 [C]// 贵州省中西医结合学会诊断专业第五次学术会议论文集. [出版者不详]，2014：56-60.

[2] 王勇. 明清时期“援易入医”之探微 [D]. 济南：山东中医药大学，2018.

[3] 朱菊艳，徐静，申俊龙. 中西医对疾病预防认知差异的文化图式研究——以“治未病”为例 [J]. 中医杂志，2019，60（9）：721-726.

[4] 王纳新，李印东，田学建.《黄帝内经》“治未病”之“道”的思想探骊 [J]. 上海体育学院学报，2017，41（6）：96-100.

[5] 张贵平.《黄帝内经》“治未病”重“调神”思想的研究 [D]. 郑州：河南中医药大学，2016.

[6] 曹征.《内经》中气机升降出入与治未病理论 [J]. 江西中医药，2013，44（4）：10-12.

[7] 陈锐. “治未病”思想理论及应用探析 [J]. 世界最新医学信息文摘，2018，18（14）：126.

[8] 陈秋霞，罗宝珍.《黄帝内经》治未病思想对魏晋南北朝时期妇科疾病论治的影响 [J]. 中医药通报，2017，16（5）：41-43.

[9] 蔡玉瑗，王小平.《内经》调护思想及其在现代护理模式的应用初探 [J]. 湖南中医药大学学报，2018，38（12）：1468-1470.

[10] 于华君，肖华玲.《内经》对于小儿推拿治未病的指导意义 [J]. 中国社区医师，2018，34（15）：109，111.

[11] 刘语涵，李莉. 从预培其损看《妇人规》对《内经》治未病思想的继承 [J]. 新中

医，2017，49（3）：157-158.

[12] 任婷，张鹏飞，黄建，等. 从《内经》治未病思想谈中医院校大学生心理健康教育 [J]. 中国中医药现代远程教育，2017，15（14）：59-61.

[13] 赵印涛，贾丽荣，吴金洋，等. 中医治未病理论与核心内涵浅析 [J]. 承德医学院学报，2019，36（1）：45-47.

[14] 文乐敏，章增加，王光彩，等.《黄帝内经》"未病"内涵探析 [J]. 中华中医药学刊，2011，29（8）：52-55.

[15] 刘珊，李乃民，王春燕，等. 疲劳与未病关系的探讨 [J]. 光明中医，2012，27（10）：1941-1944.

[16] 田明. 中医"治未病"与当代"亚健康"[J]. 吉林中医药，2011，31（10）：925-926.

[17] 李乃民，张永丰，刘珊. 有关"未病"与"亚健康"关系探析 [J]. 亚太传统医药，2013，9（11）：51-54.

[18] 周波，兰吉瑞，陈瑞祥，等. 论《黄帝内经》的"形与神俱"、调神及治未病 [J]. 辽宁中医药大学学报，2014，16（6）：133-137.

[19] 周波，陈瑞祥，张学著，等. 形与神俱现代科学研究——脏器基本结构、生命矢量、药性矢量与电磁波身体干涉耦合及生命谐和度矢量测量 [J]. 辽宁中医药大学学报，2017，19（3）：78-87.

[20] 赵紫薇，郝彧，周萱，等. 基于文献的形神合一研究现状分析 [J]. 中国中医药信息杂志，2015，22（9）：37-40.

[21] 张贵平.《黄帝内经》"治未病"重"调神"思想的研究 [D]. 郑州：河南中医药大学，2016.

[22] 张玉红，蔺如云. 养生是中医"治未病"的基础 [J]. 中国卫生标准管理，2014，5（6）：123-125.

[23] 李顺月. 中医"未病"诊断的初步研究——背部肌肉疲劳的红外热像图分析 [J]. 中国中医基础医学杂志，2010，16（6）：535-536.

[24] 张长琳. 看不见的彩虹：人体的耗散结构 [M]. 杭州：浙江省科技出版社，2013.

[25] 董照瀛，尹东辉. 浅谈望诊对中医治未病思想的贡献 [J]. 中医杂志，2016，57（5）：448-450.

[26] 王珏莲，潘静琳，黄仲羽，等. 国医大师邓铁涛调理脾胃治未病理论与实践探析 [J]. 广州中医药大学学报，2018，35（3）：525-528.

[27] 张婧懿，丁雪梅，卞策，等. 中医"治未病"源流探析与发展探讨 [J]. 中医药信息，2017，34（2）：44-45.

[28] 王国强，王银萍，张守琳. 中医治未病思想的理论特色及临床意义探析 [J]. 中国中医药现代远程教育，2015，13（16）：10-12.

[29] 刘佳，虞隽，郭裕．“治未病”在变应性鼻炎治疗中的应用——读《黄帝内经》心得 [J]．中国中西医结合耳鼻咽喉科杂志，2015，23（3）：231-232．

[30] 罗秋兰，李凯，姜青云，等．“治未病”思想防治变应性鼻炎的探讨 [J]．广州中医药大学学报，2018，35（4）：742-746．

[31] 崔云馨．阎小萍教授“治未病”学术思想在风湿病诊治中的应用 [D]．北京：北京中医药大学，2016．

[32] 常冬梅．左振素教授治疗风湿病经验总结及践行“治未病”防治膝骨关节炎的临床研究 [D]．济南：山东中医药大学，2017．

[33] 王琴琴，胡顺金．“治未病”思想在糖尿病肾脏疾病防治中的应用 [J]．中医药临床杂志，2017，29（3）：316-320．

[34] 邓跃毅．基于“治未病”理论防治慢性肾脏病 [C]// 中国中西医结合学会肾脏疾病专业委员会．中国中西医结合学会肾脏疾病专业委员会 2018 年学术年会专题讲座汇编．上海：上海中医药大学附属龙华医院，2018：3．

[35] 邓福宝．《内经》“治未病”理论在防治痰湿体质胸痹病中的应用研究 [D]．沈阳：辽宁中医药大学，2010．

[36] 陈庆超，王鲜桃，李瑞垣．“治未病”理论在胸痹患者整体护理实践中的运用及探讨 [C]// 河南省护理学会．2013 年河南省中医护理学术发展研讨会论文集．[出版者不详]，2013：3．

[37] 吴春丽，吴建林．基于治未病思想的中风预防 [J]．中国中医药现代远程教育，2015，13（12）：11-12．

[38] 王玮雨．中医“治未病”理论在中风病防治中的运用 [D]．南京：南京中医药大学，2017．

[39] 白玫．从《内经》治未病论骨质疏松症的防治 [J]．中国中医骨伤科杂志，2010，18（6）：58-59．

[40] 吴丹，封燕琴，骆彩琴．中医“治未病”理论在骨伤科疾病防治中的作用 [J]．中医药管理杂志，2019，27（15）：81-82．

[41] 寇龙威，郭珈宜，李峰，等．基于“治未病”理念探讨“平衡理论”在骨伤科中的应用 [J]．亚太传统医药，2021，17（1）：177-180．

[42] 李显红，邝秀英．“治未病”思想与中医体质辨识在肿瘤防治中的作用 [J]．中医肿瘤学杂志，2019，1（4）：7-11．

[43] 陈壮忠，林丽珠．林丽珠运用中医药治未病思想防治肿瘤撷要 [J]．江西中医药，2020，51（9）：26-29．

[44] 陈娟．原发性高血压及其并发症的预防 [J]．中国中医药现代远程教育，2019，17（4）：98-100．

[45] 陶丽丽，马晓昌．从高血压指南看中医“治未病”非药物疗法的重要性 [J]．中华

中医药杂志，2018，33（11）：4859-4862.

[46] 金政，吴彤，吴伟，等. 国医大师邓铁涛防治高血压病经验探讨 [J]. 中华中医药杂志，2020，35（6）：2876-2878.

[47] 游鸿，张彤. “治未病” 思想在糖尿病前期防治中的应用 [J]. 亚太传统医药，2018，14（1）：44-45.

[48] 侯志英. 初探 “治未病” 中医理论在糖尿病前期的应用思路 [J]. 卫生职业教育，2019，37（6）：16-17.

[49] 万娟. 浅述中医 “治未病” 理论在防治糖尿病中的应用 [J]. 江西中医药大学学报，2019，31（4）：122-124.

[50] 程羽，孙增坤，袁萌，等. 基于治未病思想探索中医健康管理新模式 [J]. 中华中医药杂志，2015，30（11）：3993-3995.

[51] 张永雷，隋丽萍，胡剑春，等. 以治未病为核心的健康管理模式探讨 [J]. 光明中医，2014，29（2）：400-401.

[52] 董晓英，田凌，杨冬霞. 中医 “治未病” 在社区健康管理中的角色定位 [J]. 光明中医，2010，25（12）：2314-2316.

[53] 郑寒星，郑春雷. “治未病” 理念应用于腰椎间盘突出症的健康管理 [J]. 中国中医药现代远程教育，2020，18（6）：63-65.

[54] 杨玲玲，王济. 国医大师养生思想及其对治未病健康管理的启示 [J]. 中华中医药杂志，2019，34（10）：4785-4787.

[55] 章力. 新时代开展中医健康教育的意义和方法路径 [J]. 新中医，2019，51（4）：1-3.

[56] 余鹏飞. 对基层社区治未病的老年人健康教育的思考 [C]// 浙江省基层卫生协会. 浙江省第二十八届基层卫生改革与发展大会暨 2020 年度学术会议论文集. [出版者不详]，2020：55-56.

[57] 赵永芳. 高血压病护理健康教育中 “治未病” 理论的应用效果 [J]. 实用临床护理学电子杂志，2020，5（24）：194.

[58] 周永蓉，周建松. 治未病理念应用于糖尿病前期人群健康教育中对血糖指标及健康行为的影响 [J]. 中国临床研究，2019，32（3）：430-432.

[59] 谢春，黄宇. “治未病” 思想对中医药院校大学生心理健康教育的影响研究——以预防医学专业学生为例 [J]. 教育现代化，2020，7（8）：174-176.

附篇

| 附 1 |

2020—2021 年《黄帝内经》研究进展

《黄帝内经》(以下简称《内经》) 研究，从研究对象、方法和目的等方面，可以分为医史文献研究、理论研究、临床研究、实验研究和多学科研究等。我们基于 2020—2021 年中国知网（CNKI）中文学术期刊全文数据库学术论文和相关已出版著作，对近年《内经》研究现状进行了分析。从研究方法来看,《内经》理论研究依然是主体，多学科、医史文献、临床研究次之，实验研究较少；理论研究中，常结合临床应用进行探讨，借助数据挖掘等文献信息学方法的研究较前增加。研究较多的主题有运气学说、《内经》翻译、病因病机、十二经脉、天人相应、三阴三阳与开阖枢等；其中《内经》翻译研究、《内经》与疫病相关的研究（含《素问遗篇》“三年化疫”理论研究）等方面较前有明显增加。以下从医史文献、理论、临床、实验、多学科等方面，对 2020—2021 年《内经》研究进展进行述评。

一、医史文献研究

本领域的研究包括经文考证、注释、校勘、训诂以及修辞语法，以及《内经》版本源流、学术史的研究。对于《内经》成书年代，李经纬等[1]提出了成书于西周的不同于主流的观点。对于“运气七篇”成书年代，孟庆岩等[2]认为是西汉中后期至东汉前期，贺娟[3]将其定在西汉末年，与《内经》其他篇章同时代，或者稍前。版本源流研究方面，黄龙祥[4]指出《灵枢》《素问》是一部完整书的两个部分，二者的性质、关系是以《灵枢》为内篇，系理论创新之作，叙述方法以“撰”为主；以《素问》为外篇，为临床应用和资料整理性质，叙述方法以“编”为主，二者在传承过程中，虽内容有亡佚及添补、篇次有错乱及人为调整，但总体而论，失真的程度不大，特别是内篇《灵枢》。注释研究方面，除了常规注解或集注《内经》的图书出版外，董尚朴[5]辑宋金元医家《内经》研究专著以外的，关于《内经》校勘、注释、发挥、运用等的散在论述，可作为其他集注书籍的补充。校勘训诂方面，钱超尘[6]介绍了成都天回汉墓出土竹简正《内经》文字之失之例，顾漫[7]据全元起本《素问》校正通行本4篇错简，纠正王冰误改之处。修辞语法方面，陈战[8]出版了专著《〈黄帝内经素问〉隐喻研究》。学术史方面，主要涉及出土文献与《内经》比较、后世医家对《内经》研究的方法、贡献和成就、对《内经》理论的继承发扬以及相关历史研究，如张娟娟[9]将甘肃出土秦汉简牍针灸文献与《内经》针灸理论比较，李菲等[10]总结秦伯未研究《内经》主要方法，焦健洋[11]论《圣济经》对《内经》思想的若干突破，农汉才等[12]梳理了民国名医基于《内经》构建中医分学科的历史。其中也包括对注家贡献的重新审视，如黄龙祥[13]评价王冰对《素问》的大尺度改编是过大于功。此外，李磊等[14]还对《内经》学术史研究的范畴、现状与趋势进行了论述，倡导在研究思路上应突出整体性、时代性、真实性。

二、理论研究

本领域的研究涉及《内经》学术体系和《内经》阴阳五行、藏象、精气神、经络、形体、体质、病因病机、病证、诊法、防治思想、治则治法、药性、针灸、养生、运气等范畴的概念、原理与法则。近年来，《内经》理论研究涉及运气、病因病机、“三阴三阳”与“开阖枢”等主题较多，《内经》与疫病相关的研究（含《素问遗篇》“三年化疫”理论研究）、《内经》形体理论研究等方面较前增加。下面主要从《内经》疫病与运气学说研究、《内经》“三阴三阳”与“开阖枢”理论研究、《内经》病因病机理论研究等几个方面加以重点论述。

（一）《内经》疫病与运气学说研究

由于防治新型冠状病毒肺炎疫情的实际需求，中医疫病理论与实践研究已经成为热点。《内经》关于疫病发病与预警、防治、康复的内容，也是学者探讨的主要话题。如黄玉燕等[15]结合新冠疫情对《内经》疫病发病与防治理论进行了概述。蔡佳丽[16]基于《内经》理论对古代瘟疫发生的五运六气规律，以及预警机制构建进行研究。曾静玲等[17]论述了张觉人运用《灵枢・本神》"五神脏"理论，治疗新型冠状病毒感染患者精神康复的临床经验。周露等[18]论述了《内经》理论指导下的取嚏防疫思想。杨炀等[19]介绍了新冠疫情下"火郁发之"的治疗法则，及在心系疾病诊治中的运用体会。张金波等[20]基于《素问・热论》篇宣解通透观，探讨新型冠状病毒感染的治疗。

基于运气格局异常变化与疫病流行的关联，《素问遗篇》及"三年化疫"理论受到更多学者关注。如王永炎等[21]指出《素问遗篇》关于时疫的理论阐述，于当今社会仍具借鉴价值。郑晓红[22]基于《素问遗篇》探讨了中医对疫病的认识。王国为等[23-25]阐述了《素问遗篇》中的疫病防治策略，并对"三年化疫""刚柔失守"等理论内涵进行辨析。吕英等[26]、唐利等[27]基于"三年化疫"理论探析 2019 冠状病毒病。此外，还有学者挖掘了《内经》运气学说中的其他内容，来探讨疫病预警。如蒋雪松等[28]对岁运不及之年易出现"灾宫"之说进行研究，结合河图、洛书中的数理及历代医家的观点，提出"灾宫"理论可以作为瘟疫预测方面的补充。然而，针对运气学说及"三年化疫"概念的合理性与科学性，也有学者持谨慎态度，认为其科学机制尚不明朗。如邢玉瑞等[29]指出"三年化疫"说极有可能是古人基于模式数"三"所提出，不必以此论述疫病的流行以及防治问题。

除了结合中医疫病发病与防治进行探讨，《内经》运气学说研究还在既往基础上延续拓展，但研究思路与方式方法尚未见到新的突破。如结合气象数据、临床资料对运气学说进行验证与评价，探讨运气理论的形成、相关历法、理论模型、涉及的哲学内涵与临床思维，以及探索运气理论指导临床防治疾病和遣方用药。

（二）《内经》"三阴三阳"与"开阖枢"理论研究

本领域的研究，既是对《内经》阴阳学说的阐发，又与运气学说和

《伤寒论》六经辨证研究有密切关系。“三阴三阳”的研究，大都采用文献梳理作为主要方法，或说明其对中医学具体理论范畴构建的作用，辅以临床案例验证；而对于“开阖枢”抑或“关阖枢”的争论，仍未有确见。唐利等[30]总结了《内经》经文中“三阴三阳”有4类含义：脉象、经脉、五运六气之六气、开阖枢——阴阳离合的三种状态。张登本等[31]、刘文平等[32]从思维模式的角度阐发了三阴三阳概念和理论，张登本等[33]还指出《内经》在“三阴三阳”思维模式引领下构建藏象理论、经络理论和五运六气理论，尤其是经络理论的构建最为突出。田合禄[34]则从发生学进行探讨，认为日地相互运动是产生各种“三阴三阳”说的本源。

“开阖枢”模型是运气学说中近20年来的研究焦点之一，而其内涵却见仁见智。徐鹏等[35]认为《素问·阴阳离合论》提出“开阖枢”考量的是正常外界环境和谐状态下，人自身是一个完整机体；《灵枢·根结》提出“关阖枢”考量的为非正常外界环境状态下，人与自然的协调统一。“三阴”“三阳”开以敷布水谷精微与气机，关以抵御外邪并温养机体，开中有关，关中寓开，开关相辅相成。陆曙等[36]指出《伤寒论》六经与“开阖枢”三阴三阳“六气”一脉相承，以运气病机与“开阖枢”时相为主导的思辨模式是基于五运六气理论临床的关键之一。陈明[37]指出六经“开阖枢”理论源于四时阴阳气数离合的变化，三阴三阳“开阖枢”理论对六经病辨治，具有重要的指导意义。

（三）《内经》病因病机理论研究

本领域研究，主要分为三个方面：第一，以经文中相对宏观的病因病机为对象，如研究“春气者病在头”理论[38]、合邪发病观[39]、情志致病因素[40]、气候致病因素[41]等；第二，以《内经》具体疾病的病因病机为对象，如研究消渴病病因病机[42]、《内经》外感发热病病因病机[43]、《内经》痈肿病机[44]、《内经》“五体痿”病位病机[45]等；第三，《内经》病因病机理论的临床应用，如基于“诸气膹郁，皆属于肺”探讨肿瘤相关抑郁从肺辨治[46]等。其中，对《内经》病因概念内涵研究有一定深化，如贺娟[47]指出《内经》之“风”实则是多层概念的混合，不仅有广义、狭义之别，而且有气化、气候之分，如风为百病之始、风为百病之长、风为阳邪故先伤上等文字之“风”皆是外在邪气之总称，“风胜则动”则是运气之气化概念，属于病机学范畴，不应将诸多层面的“风”的内涵混杂于作为气候要素的六淫之一“风”的概念之中。张舒雯等[41]指出“六淫”的概念源于五运六气，实为病机学概念而非病因，并不能等同于气候性因素，据《内经》所论述气候性病因，形成的是以寒、暑为核心，易伤五脏；以湿为居处环境因素，易伤肢体筋脉的病因观。王梦琪等[48]指出《内经》“伤于湿者，下先受之”所论之湿为地之湿气，而非六淫之湿，其易伤皮肉筋脉，导致肌肉关节疼痛、痿废、肢体厥冷的病症，治疗可循《金匮要略》助阳散湿的思路，以微汗、利小便为法，以白术为治湿主药。

除了上述主题，2020—2021 年《内经》理论研究，还涉及藏象、精气神、经络、形体、体质、病证、诊法、防治思想、治则治法、药性、针灸、养生等领域。在此不一一引述。

三、临床研究

本领域研究，包括《内经》理论或治疗方法的临床试验、临床观察、验案报道等，以及以临床数据验证《内经》理论如运气学说等，总体数量不多。目前针灸研究占《内经》临床研究的多数，其中“五刺法”（如豹文刺、合谷刺、关刺）、“十二刺”（如恢刺、短刺、傍针刺）、“九刺法”（如毛刺）等刺法以及“九针”针具应用于临床的研究较多，涉及的病种主要为骨科疾病。例如以《灵枢》五刺法治疗神经根型颈椎病[49]，可明显降低神经根型颈椎病患者视觉模拟疼痛评分（VAS）、颈部功能障碍指数评分（NDI）、颈椎病症状分级量化评分，疗效分布明显优于使用普通针刺法的对照组（均 $P<0.05$）。以《灵枢》九针之大针治疗腰椎间盘突出症[50]，治疗后 VAS 评分低于使用普通针刺法的对照组（$P<0.05$）。“关刺”结合手法治疗髂胫束综合征[51]，对照组口服对乙酰氨基酚片治疗，两组治疗后美国膝关节外科学会膝关节评分（KSS）较治疗前升高，而 VAS 评分较治疗前降低（均 $P<0.05$），且治疗后观察组 KSS 评分高于对照组，VAS 评分低于对照组（均 $P<0.05$），观察组总有效率为 87.88%，高于对照组的 72.73%（$P<0.05$）。相关病种也有中风、不寐、功能性消化不良等，如恢刺结合醒

脑开窍针法治疗脑卒中后下肢痉挛性瘫痪[52]，“豹文刺法”治疗心肾不交型不寐[53]，“合谷刺法”治疗脾虚气滞型功能性消化不良[54]等。其他还有将《内经》理论应用于疾病治疗、康复乃至于患者自我管理，如基于《灵枢·经脉》“所生病”理论论治痛风[55]，将阴阳五行思想应用于社区老年高血压患者自我管理[56]，应用《内经》六经理论指导治疗朗格汉斯细胞组织细胞增生症[57]等，以及国医大师熊继柏以《内经》理论治验的系统整理[58]。此外，以临床数据验证《内经》天人关系研究也为数不少，如从“天人合一”理论出发分析月相、运气特征与精神分裂症发病的关联性[59]，基于五运六气理论分析疾病发病与六气或气象的关系[60-62]等。

四、实验研究

以实验方式研究《内经》理论的工作，总体数量不多，多集中在生理节律、脏窍关系、病因病机、治则治法、药物性味等方面。如陈文文等[63]以反映生物体整体特征的代谢组学探讨《内经》生长发育理论的科学内涵，发现各年龄段（按《内经》女七岁、男八岁划分）的血清、尿液代谢模式存在差异，男子“四八”、女子“四七”代谢轮廓显著分离，主要涉及磷脂、能量、氨基酸、核苷酸代谢。赵杨梅[64]基于《内经》“盐胜血”理论研究高盐对血压影响的分子机制，找出高盐对血压影响的关键基因及通路，从分子水平角度阐释“盐胜血”视角下高盐饮食致血压升高的机制。郑若韵[65]对基于《内经》运气理论的三因司天方治疗抑郁症开展实验研究，发现静顺汤和敷和汤均在当年运气条件下对慢性不可预见性温和刺激（CUMS）联合孤养的抑郁大鼠模型表现出较好的治疗效果，疗效略优于常规抗抑郁西药和中药，结合运气用药的治疗效果一定程度优于常用经典方剂。曾雅婷[66]基于红外热成像技术对中医脏窍理论“肺开窍于鼻”开展研究，通过艾灸受试者的中府穴，观察红外热象图显示出的热偏离，同时肺区和官窍的温度均升高，说明肺区与鼻子温度的变化存在相关关系，证明了中医脏窍理论“肺开窍于鼻”的科学性。此外，还有一些《内经》实验研究的综述，涉及基于苦味受体探究《内经》苦味用药科学内涵[67]、肠道微生态与《内经》泄泻五脏论的关系[68]、《内经》所载药熨方药的功效及其现代药理学作用[69]等。

五、多学科研究

王续琨等[70]检索 CNKI 截至 2020 年的期刊论文、学位论文和“读秀学术搜索”截至 2020 年的图书记录，发现除医学学科之外，《内经》研究还吸引了数学（含术数）、自然科学、系统科学、哲学、社会科学、思维科学、交叉科学的众多学科参与其中，呈现出多学科汇聚的态势。2020—2021 年《内经》研究仍然吸引了多学科参与，学科或主题涉及哲学、思维、美学、伦理道德、文学、人类学、神话历史、翻译、传播、天文、历法、术数、地理、气象、社会学、心理学、时间医学、气功、信息技术等。社会科学方面，《内经》文化研究，尤其是对《内经》中哲学、思维的研究仍是主流。

（一）《内经》文化研究

哲学、思维研究是《内经》文化研究主要内容。《内经》哲学研究涉及借助发生学研究《内经》理论，以及《内经》宇宙观、天人关系、生命观、身体哲学等；探讨“天人相应”“天人合一”者较多，亦有探讨《周易》和儒道佛思想与《内经》关系者，如《内经》生命哲学与儒道佛思想的共性分析[71]、《内经》与丹道的关系研究[72]等。程雅君等[73]认为《素问》医道哲学渊源于诸家之道，道家之道是《素问》医道的底色与根底，《周易》与阴阳家的象数之学构造了《素问》医道的辩证思维与理论框架，《素问》医道的正邪观、组方原则、脏腑功能则源于儒家，其标本观源于墨家，其功能思维、实践思维和形神观也与先秦诸子有内在联系。陈红梅等[74]从“正名”的角度探讨《内经》的概念运作，可谓《内经》哲学研究的一个新视角。以上研究又可与美学结合，如《内经》“天人合一”审美观念研究[75]、《内经》生命美学思想研究[76]、身体美学视角下《黄帝内经》养生思想的当代价值研究[77]等。《内经》思维研究，以象思维或象数思维为主，还涉及逻辑思维、系统思维、模型化推理等，也有对《内经》的逆从思维、三阴三阳思维模型进行研究者。

（二）《内经》翻译与传播研究

关于《内经》翻译与传播的研究在这两年较前呈现上升趋势。潘霖等[78]选取了CNKI 2000—2019年这20年收录的《内经》翻译领域研究论文，采取文献计量的方法，结合战略坐标分析，发现该领域总体发文量过少（282篇），未来有待加强研究；外语类核心期刊对中医典籍关注度过低；核心作者背景单一、研究范式局限；缺乏典籍领域内的平行对比；语料库建设进展缓慢；译本关注失衡，小语种译本和《灵枢》研究不足。笔者检索CNKI 2020—2021年收录的《内经》翻译与传播研究的论文已达到76篇，作者发文为1～3篇/人，涉及主题较多的有文化负载词、生态翻译学、文树德、英译本、翻译策略、英译研究、策略研究、传播研究、文化"走出去"、对比研究、脉系词、主体性、李照国、可视化分析、隐喻英译、接受理论、比较研究、文本特点、文化转向、国际化与传播、分析与启示、伦理视角、中医典籍、篇名英译等。译本偏好方面，文树德译本与李照国译本研究较多，也出现这两个译本的比较研究[79-80]。涉及语种方面，英译研究仍是主流，但俄语翻译研究较前增加，与此前20年仅1篇论文相比，这2年有2篇学位论文分别对《内经》中医隐喻性术语俄译策略[81]和《内经》中文化素的俄译[82]进行研究。语料库建设得到进一步重视[83]。外语类核心期刊对中医典籍关注度过低、缺乏典籍领域内的平行对比、《灵枢》研究不足的问题仍然存在，这2年未出现对《灵枢》翻译的研究。

（三）《内经》与历法、气象及时间医学研究

学者多结合天文、历法、术数、气象、时间医学等，谈《内经》中的天-人时间节律问题如四时节律、运气学说、九宫八风模型等[84-86]。历法相关的研究涉及十月太阳历[87]、东汉四分历[88]、五运六气历[89]等。气象相关的研究除验证运气学说者外，还有四时阳气消长的相关气象要素探讨[90]、气候环境变化与类风湿性关节炎的发病规律关系的研究[91]等。时间医学研究方面，田丽萍等[92]分析文献中睡眠觉醒节律、血压节律、体温节律及皮质醇节律的影响因素，认为《内经》中的生物节律与现代医

学生物节律之间存在一定的联系。

《内经》多学科研究还涉及伦理道德（如医德、师德）、文学、人类学、神话历史、社会学、心理学、气功、信息技术等，在此不一一引述。

六、未来展望

《内经》研究在 2020—2021 年稳步发展，《内经》理论研究依然是主体，集中表现在基于临床实用的因机证治研究，如《内经》与疫病相关的研究（含《素问遗篇》“三年化疫”理论研究）以及《内经》的翻译研究等较前增加。体现《内经》研究者在深耕理论的同时，积极地将理论与实践联系起来，也越来越多地借助多学科手段来研究和传播《内经》理论。

从外部因素看，世界范围内疫情持续、中医药文化的国际传播以及国家有关政策的出台，今后可能会不断吸引研究者的高度关注，并在一定程度上加快《内经》研究相关领域的进程。

（一）新冠疫情的全球流行，促进学者再次从《内经》中挖掘防治智慧

在国内各地新型冠状病毒感染疫情防控中，中医药发挥了不可替代的独特优势。因此，《内经》研究需要进一步从原有理论中挖掘、提炼有效的疫病诊治理论，与当前疫病预警、防治实践紧密联系，并提供重要理论指导；另一方面应以疫情数据为素材，基于《内经》理论（尤其是运气学说），结合气象学、流行病学、病原学等现代学科知识和方法开展多学科联合研究，落实到具体方药和其他防治手段，并开展相应的大规模临床验证研究。

（二）中医药的国际化趋势，经典理论的现代翻译助力交流传播

新时代，中医药已成为对外交流的名片之一，其中经典翻译更是讲好中国故事、推动中国文化“走出去”的重要内容。《内经》作为中国传统文化精华的具体承载，未来应抓住机遇，深化《内经》翻译研究，特别是将所蕴含的原创思维和生态理念等哲学文化思想推介给世人，进而助力中医药的国际传播交流。

（三）传承精华、守正创新，推进中医经典研究和人才队伍建设

2022年4月8日，国家中医药管理局、教育部、人力资源和社会保障部与国家卫生健康委员会联合发布《关于加强新时代中医药人才工作的意见》，提出完善人才评价体系，分类建立中医临床、基础、科研人才评价标准。中医经典研究人员作为基础研究人才，未来将重点评价其对基础理论研究和原创能力，并把重大理论创新、重要学术专著、古典医籍挖掘成果等作为经典研究人才的主要评价要素。

参考文献

[1] 李经纬.《黄帝内经》《黄帝外经》成书于西周问题 [J]. 中华医史杂志，2021，51（1）：43-49.

[2] 孟庆岩，张其成，刘圆圆，等.《黄帝内经》运气理论形成时代探讨及意义 [J]. 天津中医药大学学报，2020，39（1）：30-33.

[3] 贺娟.《素问》运气七篇成书时代辨疑 [J]. 中华中医药杂志，2021，36（8）：4456-4460.

[4] 黄龙祥.《针经》《素问》编撰与流传解谜 [J]. 中华医史杂志，2020，50（2）：67-74.

[5] 董尚朴. 宋金元医家《内经》散论辑 [M]. 北京：人民卫生出版社，2021：1.

[6] 钱超尘.《成都天回汉墓竹简》可正《内经》《伤寒》文字之失 [J]. 中医文献杂志，2020，38（1）：1-2.

[7] 顾漫. 据全元起本《素问》校正通行本四篇错简 [J]. 中医药文化，2020，15（6）：59-65.

[8] 陈战.《黄帝内经素问》隐喻研究 [M]. 北京：人民卫生出版社，2021：1.

[9] 张娟娟. 甘肃出土秦汉简牍针灸文献的比较研究 [D]. 兰州：甘肃中医药大学，2021.

[10] 李菲，付玉娟，杨杰. 秦伯未研究《黄帝内经》主要方法 [J]. 中国中医药现代远程教育，2021，19（19）：81-83.

[11] 焦健洋.《圣济经》对《内经》思想的几点突破——以“以道御数”中的阴阳与身体为中心 [J]. 周易研究，2021（3）：74-82.

[12] 农汉才，孙灵芝，李楠，等. 民国名医基于《黄帝内经》构建中医分学科探析 [J]. 中国中医基础医学杂志，2020，26（5）：629-632.

[13] 黄龙祥. 重审《素问》王冰次注的新视角及新发现 [J]. 中华医史杂志，2021，51（5）：259-268.

[14] 李磊，王梓楠，郭薇薇，等.《黄帝内经》学术史研究：范畴、现状与趋势 [J]. 医学与哲学，2020，41（10）：72-75.

[15] 黄玉燕，胡镜清，卢红蓉，等.《黄帝内经》疫病发病与防治理论概述 [J]. 中国中医基础医学杂志，2020，26（41）：421-423，429.

[16] 蔡佳丽. 基于《内经》理论的我国古代瘟疫发生的五运六气规律及其预警机制构建的研究 [D]. 长春：长春中医药大学，2021.

[17] 曾静玲，丁念，张觉人. 张觉人教授运用《灵枢·本神》"五神脏"理论治疗新型冠状病毒肺炎精神康复临床经验 [J]. 辽宁中医药大学学报，2021，23（12）：147-150.

[18] 周露，李奕祺. 论内经理论指导下的取嚏防疫思想 [J]. 亚太传统医药，2021，17（9）：171-173.

[19] 杨炀，刘强. 新冠疫情下"火郁发之"在心系疾病诊治中的运用体会 [J]. 浙江中医药大学学报，2020，44（10）：973-976，985.

[20] 张金波，王新陆. 从《素问·热论》宣解通透观探讨新型冠状病毒感染的治疗 [J]. 山东中医杂志，2020，39（9）：903-905，949.

[21] 王永炎，范逸品，张华敏，等. 从五运六气学说认识疫病流行的经验积累——读《黄帝内经·素问》遗篇《刺法论篇》《本病论篇》有感 [J]. 北京中医药大学学报，2020，43（6）：445-448.

[22] 郑晓红. 基于《内经》遗篇探讨中医对疫病的认识 [J]. 南京中医药大学学报，2020，36（6）：792-794.

[23] 王国为，杨威，黄毅，等.《素问遗篇》疫病防治策略研究 [J]. 亚太传统医药，2020，16（10）：7-10.

[24] 王国为，徐世杰，杨威. 三年化疫内涵辨析 [J]. 中国中医基础医学杂志，2021，27（3）：374-378.

[25] 王国为，徐世杰，杨威. 刚柔失守内涵解析 [J]. 中国中医基础医学杂志，2021，27（6）：898-903.

[26] 吕英，宫凤英，李爱武.《黄帝内经》三年化疫与 2019 冠状病毒病的理论探析 [J]. 中华中医药杂志，2020，35（3）：1104-1106.

[27] 唐利，古继红，杨忠华. 基于《素问遗篇》三年化疫对新型冠状病毒疾病的认识 [J]. 世界科学技术——中医药现代化，2020，22（3）：561-565.

[28] 蒋雪松，胡亚男，高宇，等. 刍议《黄帝内经》的"灾宫"理论与瘟疫 [J]. 吉林中医药，2020，40（12）：1573-1576.

[29] 邢玉瑞，胡勇，张惜燕."三年化疫"说质疑 [J]. 医学争鸣，2021，12（5）：17-19.

[30] 唐利，余佳蓓，李慧珊，等.《内经》《难经》“三阴”“三阳”的指代和含义研究[J]. 世界科学技术——中医药现代化，2021，23（3）：918-923.

[31] 张登本，李翠娟.《黄帝内经》“三阴三阳”思维模式溯源 [J]. 中医药通报，2021，20（4）：1-2.

[32] 刘文平，叶桦，周宜，等.《黄帝内经》三阴三阳概念辨析 [J]. 中华中医药杂志，2021，36（10）：5768-5773.

[33] 张登本，李翠娟，陈震霖. 论《黄帝内经》“三阴三阳”经络模型的构建 [J]. 中医药通报，2021，20（6）：1-5.

[34] 田合禄. 从发生学角度探讨《黄帝内经》三阴三阳理论 [J]. 浙江中医药大学学报，2020，44（1）：1-10.

[35] 徐鹏，孟虎彪. 试论《黄帝内经》三阴三阳之开合枢 [J]. 中医研究，2021，34（1）：3-5.

[36] 陆曙，陶国水，顾植山. 基于《黄帝内经》五运六气学说的临床思维构建 [J]. 中华中医药学刊，2020，38（4）：25-28.

[37] 陈明. 六经“开、阖、枢”解读 [J]. 北京中医药大学学报，2021，44（9）：789-795.

[38] 陈志耿.《黄帝内经》“春气者病在头”理论研究 [D]. 福州：福建中医药大学，2020.

[39] 周嘉培，王小平.《黄帝内经》合邪发病观辨析 [J]. 中华中医药杂志，2021，36（9）：5233-5236.

[40] 焦丽璞.《黄帝内经》情志致病因素及调摄方法研究 [D]. 太原：山西中医药大学，2020.

[41] 张舒雯，马师雷，王梦琪，等.《黄帝内经》气候性致病因素解析 [J]. 世界中西医结合杂志，2021，16（12）：2168-2171.

[42] 李依诺，谷峰，杨宇峰，等. 基于《黄帝内经》理论探究消渴病病因病机与治疗[J]. 实用中医内科杂志，2022，36（2）：32-34.

[43] 田栋.《内经》外感发热病因病机研究及应用 [D]. 北京：北京中医药大学，2021.

[44] 秦田雨，马师雷，贺娟.《黄帝内经》痈肿病机辨析 [J]. 北京中医药大学学报，2021，44（11）：982-986.

[45] 韩行，张林. 从“阳明系统”论五体痿的病位及病机 [J]. 湖南中医药大学学报，2021，41（8）：1235-1238.

[46] 王新苗，李杰，朱广辉，等. 基于“诸气膹郁，皆属于肺”探讨肿瘤相关抑郁从肺辨治 [J]. 中医杂志，2021，62（15）：1316-1319.

[47] 贺娟. 中医学六淫之“风”辨疑 [J]. 北京中医药大学学报，2020，43（11）：885-891.

[48] 王梦琪，贺娟.《黄帝内经》“伤于湿者，下先受之”解析 [J]. 现代中医临床，

2021，28（3）：39-42.
[49] 艾莉伟. “灵枢五刺法”治疗神经根型颈椎病的临床观察 [D]. 哈尔滨：黑龙江中医药大学，2020.
[50] 刘燚，许仕海. 灵枢九针之大针治疗腰椎间盘突出症临床观察 [J]. 内蒙古中医药，2021，40（11）：118-119.
[51] 蔡焕昭，苏维维，颜智权，等.《黄帝内经》关刺结合手法治疗髂胫束综合征临床观察 [J]. 中国中医急症，2020，29（11）：2011-2013.
[52] 李芳芳.《灵枢》恢刺结合醒脑开窍针法治疗脑卒中后下肢痉挛性瘫痪临床研究 [D]. 天津：天津中医药大学，2021.
[53] 温玉洁. “《内经》豹文刺法”治疗心肾不交型不寐的临床观察 [D]. 济南：山东中医药大学，2020.
[54] 齐惜椿. “《内经》合谷刺法”治疗脾虚气滞型功能性消化不良的临床疗效观察 [D]. 济南：山东中医药大学，2020.
[55] 张文瑞，杨爽. 基于《灵枢 · 经脉》“所生病”理论论治痛风 [J]. 中国中医药现代远程教育，2021，19（14）：141-142，161.
[56] 焦文波，盖凤春，盖国忠.《黄帝内经》阴阳五行思想对社区老年高血压患者自我管理的研究 [J]. 长春中医药大学学报，2021，37（4）：855-857.
[57] 黄波夫. 应用《黄帝内经》六经理论指导治疗朗格汉斯细胞组织细胞增生症 1 例 [J]. 广西中医药，2021，44（3）：41-42.
[58] 熊继柏. 从经典到临床——国医大师熊继柏《内经》与临证治验 [M]. 北京：人民卫生出版社，2020.
[59] 王冉然. 基于《黄帝内经》“天人合一”思想的精神分裂症发病风险因素研究 [D]. 北京：北京中医药大学，2020.
[60] 王焱，尹洁晶，王利锋，等. 基于《黄帝内经》五运六气理论对延吉市中医医院高血压病发病与六气变化相关性研究 [J]. 甘肃中医药大学学报，2020，37（5）：76-79.
[61] 王利锋，蔡佳丽，徐方易，等. 基于《黄帝内经》五运六气理论分析吉林省四平地区胃病高发岁运年份及其与气象因素相关性 [J]. 中华中医药杂志，2020，35（10）：5223-5225.
[62] 蔡佳丽，苏颖. 基于《黄帝内经》五运六气理论对吉林省四平市肺炎发病及其与气象因素的相关性研究 [J]. 中华中医药杂志，2020，35（5）：2413-2417.
[63] 陈文文，张珏，元唯安，等. 基于代谢组学初探《黄帝内经》生长发育理论的科学内涵 [J]. 中华中医药杂志，2020，35（3）：1126-1133.
[64] 赵杨梅. 基于《内经》“盐胜血”理论研究高盐对血压影响的分子机制 [D]. 成都：成都中医药大学，2020.

[65] 郑若韵. 基于《黄帝内经》运气理论的三因司天方治疗抑郁症的实验研究 [D]. 北京：北京中医药大学，2020.
[66] 曾雅婷. 基于红外热成像技术对中医藏窍理论“肺开窍于鼻”的研究 [D]. 南昌：江西中医药大学，2020.
[67] 李清仪，朱洁，王小乐，等. 基于苦味受体探究《内经》苦味用药科学内涵 [J]. 辽宁中医杂志，2021，48（9）：60-63.
[68] 李玉丽，谭周进. 基于肠道微生态探源《黄帝内经》泄泻五脏论 [J]. 世界华人消化杂志，2021，29（11）：615-620.
[69] 张庆莲，皮凤娟，黄娟，等.《黄帝内经》中经方药熨方的功效及现代药理研究 [J]. 中医研究，2020，33（1）：1-3.
[70] 王续琨，程现昆.《黄帝内经》当代研究：多学科汇聚和整合 [J]. 南京中医药大学学报（社会科学版），2021，22（3）：157-161.
[71] 王璇，马玉侠，韩兴军，等.《黄帝内经》生命哲学与儒道佛思想的共性分析 [J]. 山东中医药大学学报，2021，45（2）：159-163.
[72] 李辉，李盼飞，胡馨予. 论《黄帝内经》与丹道 [J]. 中华中医药杂志，2021，36（10）：5738-5743.
[73] 程雅君，刘春燕.《黄帝内经素问》甄论：中国哲学视域的中医之道 [J]. 江海学刊，2021（4）：51-60.
[74] 陈红梅，李如辉. 论《黄帝内经》的概念运作 [J]. 浙江中医杂志，2021，56（8）：547-549.
[75] 李志旭. 中医典籍的“天人合一”审美观念建构——以《黄帝内经》为例 [J]. 美与时代，2021（9）：42-46.
[76] 陈望衡.《黄帝内经》中的生命美学思想 [J]. 湖南社会科学，2021（1）：37-43.
[77] 蔡丽娜. 身体美学视角下《黄帝内经》养生思想的当代价值 [D]. 济南：山东中医药大学，2021.
[78] 潘霖，宁全，杨渝. 国内《黄帝内经》翻译研究的现状、问题和对策（2000—2019 年）——基于文献计量和战略坐标分析 [J]. 中医药管理杂志，2021，29（3）：7-13.
[79] 曹雨薇，温馨儿，王茜亚，等.《黄帝内经》两种译本的研究与比较 [J]. 医学与哲学，2021，42（14）：77-81.
[80] 李晴. 李照国、文树德《素问》英译本之中医术语对比研究 [D]. 南京：南京航空航天大学，2020.
[81] 孙丽丽.《黄帝内经》中医隐喻性术语俄译策略研究 [D]. 哈尔滨：黑龙江大学，2021.
[82] 郭小云.《黄帝内经》中文化素的俄译研究 [D]. 上海：上海外国语大学，2020.

[83] 闵玲. 语料库翻译学视阈下的《黄帝内经》英译研究 [J]. 中医药导报，2020，26（9）：218-220.
[84] 孙功进.《灵枢·九宫八风》“太一游宫”的两个问题 [J]. 周易研究，2021（4）：37-47.
[85] 于航，张其成. 基于太一九宫式盘分析《灵枢·九宫八风》[J]. 中医学报，2021，36（12）：2505-2510.
[86] 刘芳，李维彬，姜北，等.《黄帝内经》中医九宫时空医学理论刍议 [J]. 医学与哲学，2020，41（22）：72-74.
[87] 段阿里，鞠宝兆，孟晓媛，等. 十月太阳历法对《黄帝内经》时脏相关理论体系构建的影响 [J]. 中医药导报，2021，27（12）：151-153，181.
[88] 崔人匀，杨涛，刘寰宇，等. 基于东汉四分历探讨《黄帝内经》中“五运上应五星”理论 [J]. 中医学报，2021，36（8）：1588-1594.
[89] 孟庆岩，刘圆圆，杨柳，等.《黄帝内经》五运六气历法探析 [J]. 北京中医药大学学报，2021，44（10）：874-878.
[90] 曾广娴，赵博.《黄帝内经》影响四时阳气消长的相关气象要素探讨 [J]. 中医学报，2021，36（12）：2491-2495.
[91] 祁建华，张会择，杨斐，等. 基于《黄帝内经》中“气象医学观”探讨类风湿性关节炎的发病规律 [J]. 中医临床研究，2020，12（19）：51-53.
[92] 田丽萍，赵博.《黄帝内经》生物节律的实证研究 [J]. 中医药信息，2021，38（6）：10-14.

| 附 2 |

2020—2021 年张仲景学说研究进展

张仲景学说，历来是中医学术研究的重点与热点。纵观近两年相关研究成果，以“传承精华、守正创新”为原则，张仲景学说研究主要集中在医史文献研究、理论研究、应用研究、实验研究、信息学研究、循证医学研究以及与新冠疫情结合的研究等七个方面。本文以中国知网（CNKI）“中文学术期刊全文数据库”和已出版专著，作为文献来源和研究对象，对2020、2021 年张仲景学说的最新研究进展，进行述评。

一、医史文献研究

现代学者多关注张仲景学说的学术发展史、《伤寒论》《金匮要略》的版本流传、具体条文的校勘训诂等方面。研究工作已取得了一些成果，但仍存在不足之处。例如，忽视了医理与文理的结合，专注于文字考据而于临床实用无补等。

（一）学术史

学术史研究，主要探讨了《伤寒论》不同版本的演化脉络、流传情况与伤寒学术发展之间的关系。如付鹏等[1]通过阐述“孙思邈本《伤寒论》”出现的学术背景，考察后世流传主要文本和与之相关的伤寒学术流变，探讨二者之间互动关系，明晰了“孙思邈本《伤寒论》”单行本的出现和演变，离不开明清时期伤寒学术研究“尊经崇古”与“错简重订”的学术对峙。王翠翠等[2]认为自赵开美翻刻宋本《伤寒论》后，其后较长时间内宋本《伤寒论》并不受国内医家重视；而同时代的日本则较重视古籍版本研究，对宋本《伤寒论》进行深入考证。至江户后期，宋本已得到日本学界的普遍认可，并奉为诸多版本中的善本。清末民初，该研究思路影响国内，国内学者逐渐关注此本。

（二）版本流传

版本流传研究，主要考察《伤寒论》《金匮要略》不同时期版本与内容异同，有助于了解文本流传情况，对学术研究具备参考价值。姚鑫等[3]对 5 个古传本中的“可”与“不可”篇进行研究，认为文本章节命名大致经历了从“病某某证”到“辨某某病形证治”再到“辨某某病脉证并治”这 3 个发展阶段。范登脉[4]以台北故宫博物院馆藏明代赵开美翻刻宋本《伤寒论》缩微胶卷本为底本，利用现存不同朝代、不同时期《伤寒论》版本，对底本经文逐字对校，将各本异文尽收校注之中。付阳等[5]研究发现，《金匮要略》各种传世版本中，吴迁抄本最大程度保留了北宋官刻原貌。邹勇[6]以王叔和撰次的《金匮要略》与桂林古本《伤寒杂病论》逐条逐字比较，并参考《脉经》，客观评价王叔和的撰次和发挥，以还原《伤寒杂病论》十六卷的原貌。

（三）校勘训诂

校勘训诂研究，主要对《伤寒论》《金匮要略》文本进行字词、语句分析，在某些方面存在学术观点创新[7-9]。朱梦鸷等[10]利用中医训诂学方法并结合各家注解，分析《伤寒论》文本中 42 处“时”字，归纳其体现症状频次、疾病变化过程、古代计时单位、某个时刻状态、症状定时发生及探查 6 类含义，对研究张仲景临床用药、临证观察及时间医学等，具有参考意义。刘辰鑫等[11]认为《金匮要略》一书得之于蠹简，原书并非善本，虽有宋臣校注，但仍能发现有数处疑似脱文。通过研究宋以前的医学文献，对《金匮要略》中疑似脱文之处进行补充。吴佳豪等[12]认为《金匮要略》中的条文“心气不足，吐血，衄血，泻心汤主之”之“心气不足”因形近而误，当为“心气不定”。该研究运用他校法，结合梁代陶弘景《辅行诀脏腑用药法要》与唐代孙思邈《备急千金要方》中相关条文，发现“足”为“定”之讹，“心气不足”应为“心气不定”，是指症状而非病机，即心中不安，甚或烦悸、怔忡。

二、理论研究

在整个张仲景学说研究工作中，理论研究依旧占据重要显著位置。近两年，有1/3以上数量的文献属于此类研究，专题涉及文本中的概念诠释、理论思维、阴阳五行理论、藏象理论、六经理论、病机理论、诊法理论、辨证体系、治则治法理论等。虽然已取得一些研究成果，但仍有不足之处。例如有些研究者在理论探讨中仅以一己之见来论述某观点，缺乏认知高度和视野广度，临床验证性实践也明显不足，故难以自圆其说。

（一）概念诠释

《伤寒杂病论》部分概念，因为时代变迁，原意已发生变化；有些概念晦涩难懂，影响对仲景思想的准确理解，这些都会影响到临床运用，有必要进行厘清。张清苓等[13]诠释了《伤寒论》之“难治”，从治病之义、针药之用、生死之理等方面，讨论了可治、不治与难治，借此以论中医治病之道。徐静波等[14]对伤寒“协热利”相关条文含义的研究，将“协热利”定义为“下利兼有表证的发热”，拓展“表证发热”概念为“在表层面的发热”；依据疾病发展规律，将其分为卫郁发热、卫郁化热、里热上炎三个层次。路琼琼等[15]通过对“三焦竭部”释义与原文解析，明确“三焦竭部”是指上、中、下三焦所属脏腑之间相互影响，互相传变；且由于中焦脾胃的生理特性，“三焦竭部”重在中焦对上、下二焦的影响。

（二）理论思维

张仲景学说能够一直兴盛不衰，不是因为《伤寒杂病论》是一本治疗外感病和杂病的专书，也不是因为其是“方书之祖”，收集了很多临床有效的方剂，而是其为后学者展示了如何运用中医理论思维来解决临床实际问题，即陈修园所云“垂方法、立津梁”。姜德友等[16]通过对《伤寒杂病论》中的各种象进行归纳、总结，找出张仲景运用象的方法及规律，对于正确把握张仲景学术思想，以及启发中医临床思维具有参考。程芸蓉等[17]

以“气一元论”为认识基础，结合《黄帝内经》中的相关理论，以精、气、血、津液的最初病变作为纲目，从气机聚散方面探讨口渴症（病理性）的成因，比较《伤寒杂病论》与渴相关诸方之间的联系与差异，探讨仲景治疗口渴的规律。

（三）阴阳五行理论

《伤寒杂病论》蕴含着大量阴阳五行思想，说明《伤寒杂病论》不是一般的经验之书，而是理论之学，是对以《黄帝内经》为代表的中医经典理论的继承与发挥。如彭家柱[18]以阴阳升降、会通理论对《伤寒论》三阴三阳病证深入剖析，阐释探究《伤寒论》中的“阴阳会通”思想。马坤等[19]汇总古今诸家对于《伤寒论》第七条中“阴”“阳”及“六”“七”之数的论述，借鉴子午流注相关学说，提出“发于阳”，为邪气自外而来，发病以六经传变为主，“七日愈”为六经传遍一周所需时间；“发于阴”，为邪气自内而起，发病以五行生克制化为主，“六日愈”为五行亢害承制所需时间。

（四）脏腑理论

本领域，学者颇为关注脏腑间关系等理论研究。吴若霞等[20]通过梳理《内经》《伤寒论》及后世医家的相关著作，探讨张仲景在《伤寒论》中“心肾相关”理论的论述，以及对后世医家如朱丹溪、严用和、叶天士等产生的影响。张盼等[21]通过对《伤寒论》重点条文、脾胃及全身气机升降规律及乌梅丸作用机制的分析，得知脾胃与厥阴关系密切，提出以脾胃为枢论治厥阴上热下寒证的观点。刘派等[22]指出张仲景对于三焦的认识是在《黄帝内经》《难经》等为代表的三焦认识基础上的综合和超越，丰富了“三焦”的概念，疾病的病因、发病、发生发展均由“三焦竭部”（即气化失常致三焦阻遏，相互不通）产生。

（五）六经理论

六经理论一直是张仲景学说研究的热点。近两年，有研究者关注从《内经》开、阖、枢理论出发，来阐释六经实质；也有研究者基于《伤寒论》条文，结合临床实际来阐释六经理论。如陈明[23]借用《素问·阴阳离合论》“开、阖、枢”理论来阐释六经理论，指出“开、阖、枢”是以六经的标本中气为物质基础，以气机的升降出入为功能状态。又如赵进喜[24]提出了三阴三阳系统论、三阴三阳体质论、三阴三阳辨证方证论，并剖析了《伤寒论》有关“传经”“转属”“合病”“并病”“厥阴病”“厥热胜复”以及“六经皆有表证”“三阴三阳排序”“寒温融合”“三百九十七法”等疑难问题。

（六）病机理论

学界把《伤寒杂病论》视为辨证论治的专书，一直关注局部的症状病机、证候病机，而近年来已有学者开始系统研究和构建《伤寒论》病机理论。刘玉良团队研究发现《伤寒论》中非常重视病机阐释，其从病机的比较推测、病机的动态描述、寒热病机和以脉论病机等方面进行系统总结[25-29]。如对《伤寒论》病机的动态描述，刘玉良指出《伤寒论》对病机的分析全面精细而且方法多样，并且以动态观念进行全局研判，其中的动态病机观包括正邪交争的动态病机过程阐析，病位、病性、病势、病因病机和病性量变的精细定量等动态病机观等[28]。

（七）诊法理论

《伤寒杂病论》涉及四诊内容十分丰富，研究者多关注于诊法的某一方面，但缺乏系统性。如王宁等[30]指出张仲景重视脉诊与腹诊相结合的临床诊察方法，可进一步明确疾病的轻重（如大结胸证与小结胸证、大承气汤证与小承气汤证），鉴别诊断相类似的疾病（如痞证与结胸证、蓄水证与蓄血证），辨明虚实情况（如阳明腑实兼气血亏虚证），乃至鉴别某一个症状或体征（如腹急痛）。董硕[31]等分析了张仲景在临证中利用“司内”的方法、辨证诊断的中医思维方法，以及与现代微观辨证相结合在临床中的应用。肖啸等[32]研究了张仲景“体脉合辨”思路，认为常脉受体质及身体状态影响，临床不可拘泥于“平脉”。汪淼等[33]梳理了《金匮要略》前22篇共48条涉及浮脉的条文，阐述了浮脉出现的部位、复合脉象多样化、浮脉所主病机，及浮脉于确立治则的意义。

（八）辨证体系

六经辨证、方证辨证是研究者关注的重点，并将其视为张仲景学说的辨证精髓，而研究的泛化已导致脱离疾病来谈辨证。仲景原意“以病为纲”来“辨某病脉证并治”，需要引起研究者的注意。陈晓晖等[34]指出《伤寒论》除建立六经辨证体系外，其中更贯穿了气血辨证的内容，指出在气血传变的过程中外邪由气入血，易郁而化热，病有由气入血、由气入水以及水血之间相互转归。白长川等[35]认为《伤寒论》中的方证辨证体系包括主方辨证、类方辨证、合方辨证、药证辨证、类证辨证和随证辨证（坏病、或然证、若然证）六类并对其进行了总结和梳理。刘南阳等[36]认为《伤寒论》方证辨证不是简单的症状叠加，而是在明确病证特点的基础上，选择相应处方的一种思维模式，体现在方随证变、药随证变、量随证变、煎服法随证变和剂型随证变五个方面。冯世纶[37]认为经方辨证主要依据症状反应，不同于医经、时方的经络脏腑、五行六气、体质、病因等辨证方法。

（九）治则治法理论

研究者从多个角度出发对《伤寒杂病论》治则治法，进行系统总结。如徐文楷等[38]归纳总结张仲景“通阳十六法”。曾思宇等[39]指出张仲景运用栀子豉汤、酸枣仁汤、甘草泻心汤、瓜蒌薤白半夏汤等，采用辛开苦降法寒温并用、升降同施，能使气机复常、阴阳平衡，能够治疗“阳不入阴”之失眠。赵开政[40]就涉及灸法取穴的相关条文，发掘整理《伤寒论》灸法理论。涂力祯等[41]归纳了《金匮要略》妇人病三篇治疗妇科疾病“以治血为主，重视气血、血水、肝脾之间的关系”的特点。

三、应用研究

学者更加关注张仲景学说理论思维的临床运用、探讨具体病证的临床辨治、六经辨证的具体运用、方证的临床应用、具体药物的临床总结、配伍规律研究以及煎服法、剂型研究等，研究有深度也有广度。但相关方面仍有不尽如人意之处，如借助“多学科研究”名义研究经方运用，实质上仅仅是对文献的二次分析，“新瓶换旧酒，换汤不换药”，缺乏新意；有研究以后人对方剂与药物的应用经验为依据，以今揆古，臆测为仲景原意，反而混淆视听。

（一）临床思维

研究者多关注“血不利则为水”理论的临床运用，并探讨其在眼科、耳鼻喉科、内科、外科、妇科中的具体运用[42-46]。《金匮要略》提出“血不利则为水”，即因瘀血而致水肿的病机，指导着妇科及内科水肿病的临床治疗。方勇[44]发现这一理论对外科临床亦有指导意义，试将其运用于临床，并对其在治疗外科疾病治疗中的指导作用与现实价值，进行初步探讨。仲景关于虚劳病的诊治思路，也是临床多种疑难疾病诊治实践的重要指导。如李敏[47]认为复发性流产（recurrent spontaneous abortion，RSA）病机为脾肾两虚，而《金匮要略》虚劳病机为气血阴阳俱虚，虚实寒热错杂，二者病机相似，故 RSA 可从虚劳论治。虚劳以虚为本，故补益脾肾为其基本治则，但虚劳又有夹瘀、夹痰、虚寒、虚热的不同，治疗时当遵循“补不足，损有余”的原则。

（二）临床杂病论治

刘征堂等[48]推测历节病是 1 组中晚期阶段的风湿免疫性疾病，病机为正虚感邪，正虚包括肝肾不足、阳气虚衰、阴血不足三个方面；邪以湿邪为主，包括内湿和外湿。治疗时要标本兼治，以温通阳气为主兼以祛邪。杜林柯等[49]指出《金匮要略》情志病证治，主要有：从心肺阴虚内热论治百合病，方选百合地黄汤以养心肺之阴治本，兼清虚热治标；从心肝血虚、虚火内扰心神论治不眠，方选酸枣仁汤以补肝体、养肝血、清虚热、养心安神；从心肾不交、阴阳俱虚论治梦交，方选桂枝加龙骨牡蛎汤以交通心肾、潜镇摄纳、调畅阴阳；从心脾气血不足论治脏躁，方选甘麦大枣汤以调补气血、养心安神；从肝胆气血虚弱、邪热入里论治谵语，方选小柴胡汤解郁达邪以复少阳之机。丁元庆等[50]结合临床对《金匮要略》中风证治进行分析研究，其内容主要涉及中风病名、病因病机、证类、治法方药等，认为其已构建起中风诊疗体系。张悦等[51]建构了消渴病的证候框架，并提出相应治法与方药。

（三）六经辨证应用

关于六经辨证应用于临床的文献有很多，包括研究六经辨证治疗双心疾病、心衰、肾性水肿、癌性疲乏、不寐、围绝经期综合征等[52-57]。如李令康[55]指出临床上心血管系统疾病伴发心理疾病的情况被称为"双心疾病"，根据《伤寒论》原文展开研究，发现心胸病症、心神病症往往相伴出现，十分契合"双心疾病"的临床症状，并且六经皆有心病，在不同时间和空间上描绘了"双心疾病"发病进程。在辨证方面，系统分析六经辨证所示"双心疾病"的病因病机；在论治方面，挖掘可用于治疗双心疾病的经典方剂，简述其临床应用现状，为今后的治疗开阔思路。

（四）方证应用

方证研究一直是张仲景学说研究的重点、热点，近两年更多关注方证的临床应用，主要涉及桂枝汤证、麻黄汤证、大青龙汤证、葛根芩连汤证、葛根汤证、芍药甘草汤证、厚姜半甘人参汤证、半夏厚朴汤证、麻子仁丸证、五苓散证、苓桂术甘汤证、小承气汤证、茵陈蒿汤证、真武汤证、半夏泻心汤证、麻黄升麻汤证、当归四逆汤证、小柴胡汤证、大柴胡汤证、柴胡桂枝汤证、柴胡桂枝干姜汤证、柴胡加龙骨牡蛎汤证、黄连阿胶汤证、栀子豉汤证、竹叶石膏汤证、乌梅丸证、百合地黄汤证、风引汤证、奔豚汤证、甘草干姜汤证、桂枝加龙骨牡蛎汤证、侯氏黑散证、厚朴七物汤证、黄芪桂枝五物汤证、己椒苈黄丸证、金匮肾气丸证、麦门冬汤证、酸枣仁汤证、温经汤证、竹叶汤证等。

如王慧颖[58]等运用麻黄汤冷服治特发性耳聋，是对麻黄汤证运用的拓展，提出从辨证论治的层面出发，因肺气壅滞而影响体内气机升降失调，浊阴上逆干扰头部的清阳而致九窍内闭之不通的耳聋，可以用麻黄汤进行治疗。又如尚唱[59]等运用半夏厚朴汤治疗情志失调所致失眠、抑郁、惊恐障碍验案三则，其主症虽各有不同，但存在共同病机，即肝郁疏泄失常，津液积聚生痰，痰气搏结。此外，畅达[60]等撰写《仲景活法汤方辨证及临床》一书，对 41 种经方的方证进行了辨析示范，以便于把握方证的特点并运用于临床。

（五）用药心得

万田莉等[61]认为《金匮要略》运用含川芎的 9 首方剂治疗风疾、虚劳及妇人之疾。其特点主要为疗风疾行堵截之法，治虚劳行通阳达阴之法，治妇人之病取其引阳入阴之法。李登岭[62]从张仲景使用大黄的量、煎、服、禁方面揣度仲景活用大黄心法，该方法也适用于对经方其他方药的研究。张君合[63]发现《伤寒论》中生姜出现 39 方（次），干姜 24 方（次），两者配伍使用 5 方（次），认为生姜与干姜同用必须是脾胃虚寒、水气散漫。若重用生姜则侧重治疗水气，特别是水液代谢障碍，重用干姜则补阳，与生姜同用则两者协同。车一鸣等[64]发现经方中甘草的用量以 27.8g 居多，最多可用至 69.5g，最小用至 3.5g；生甘草多用于热证、疔毒、疮疡、饮证等，而炙甘草多用于表证、中焦虚弱、脾胃虚寒、中气不足、营卫不和等证；经方中的炙甘草应当是“炒甘草”，而非蜜炙甘草。张宇静[65]通过“析药测证”“以药串方”的形式，努力探索，还原张仲景时代诸医者的用药思辨规律，从“证 - 药”这一全新的角度诠释每味药物。

（六）经方配伍规律研究

经方配伍规律研究，一直是张仲景学说研究的热点。近年研究主要围绕经方药物中的配伍规律、经方合方与十八反的关系、经方中的药对和角药，以及经方量效关系等方面。

曲夷[66-72]从经方主治证候、配伍应用、用法用量等方面，探讨其中当归、桂枝、黄连、瓜蒌和天花粉、细辛、生姜、石膏等药物的配伍规律。有研究者借用了几何学方法来研究经方配伍[73]。马玉杰等[74]通过分析《伤寒杂病论》瘥后方，分析出核心药物组合为“人参、甘草、半夏、生姜、大枣”，推导出瘥后方的核心方证为“心下痞，呕吐，不欲饮食”，各瘥后方以瘥后核心方证为基础，再随证加减治疗非核心症状。王付[75-82]对经方合方与十八反的关系做了系统的研究，发表了多篇论文，从理论溯源及经方合方治验等方面探讨中药“十八反”配伍禁忌的不合理性，并从经方合方治病中研究如何运用中药“十八反”配伍辨治各科杂病。

关于经方的药对研究、角药研究，也得到很多学者的青睐。有研究者[83-86]关注仲景方的药对研究，希望药对研究能为临床诊疗做出有益探索。角药也是药对的一种，是基于中医基础理论对可以相互作用的 3 味药物进行的有机组合。有研究者[87-93]认为《伤寒杂病论》中蕴含着丰富的“角药”配伍形式，如橘皮、枳实、生姜，干姜、细辛、五味子，柴胡、白芍、枳实等。有研究[94-95]分析《伤寒杂病论》中半夏、葛根的量效关系及配伍用药规律。此外，还有研究进行了中日经方本原剂量比较研究[96-97]。

（七）煎服法、剂型

徐静波等[98]从《伤寒论》将息法入手分析，将药物服用时间根据时间段和次数进行整理，分析服药时间对疗效的影响，为临床判断药物服用时间提供思路。郑相敏等[99]研究发现《金匮要略》中汤剂的服用次数，是由药性、用药目的、病证性质、病势缓急、疗程长短等决定的。常规服用方法为每日 3 次，若攻邪救危，可集中药力，日服 2 次；长期服药或病轻者，可减少服药次数。邪重病急者，欲取高效、速效者应顿服。姜侠等[100]以《伤寒论》原文为基础，着重从条文主治来分析归纳大黄的炮制煎煮用法差异，总结出其炮制法主要有酒洗、酒浸、生用、去皮，煎服法有先煎、同煎、后下、麻沸汤渍之。杨泽等[101]认为张仲景运用散剂，可据制作方式和使用途径而多样细致地分类，其所用溶媒灵活，作用可概括为护胃安中、解毒补虚与助行药力、因势利导；其剂量因人体质的羸壮、药性的峻缓、疾病的缓急各异；作用可根据治疗疾病的不同而分为散水排脓，调经安胎与通闭解结。

四、实验研究

实验研究主要关注仲景理论的生物学实质、仲景方药的作用机理等。研究者对于实验研究的态度，存在正反两面的认识。赞成者认为实验研究是打破中西医壁垒的技术和方法，只有实验研究中医才有希望和未来，只有实验研究才能证明中医是科学的；反对者认为实验研究就是工具，类似于化妆品，用来粉饰中医的科学性，最终还是要卸妆的。实质上，这两种观点都是片面、极端的。如何在明确自身学术立场、保持理论本色的前提下，合理借助现代科学技术方法，在局部或者一定层面解释张仲景学说的基本规律和运用法则，探索并发现新的生命科学现象，是值得令人认真思考的重要话题。

（一）病证本质

郑智礼等[102]寻求"见肝之病，知肝传脾，当先实脾"的生物学依据；探讨其对肝郁叠加慢性肝损伤大鼠模型肝细胞凋亡的影响。研究发现"知肝传脾"有其生物学依据且与肝细胞凋亡相关。"当先实脾"之柴芍六君子汤组对该模型各指标的调节作用优于其他干预方式。刘紫微等[103]探讨麦门冬汤治疗系统性硬化症（systemic sclerosis，SSc）引起的血管病变的作用机制。研究表明麦门冬汤可通过降低SSc小鼠ACEA、VWF、TXB_2的含量，增加6-keto-$PGF_{1\alpha}$的含量，减轻SSC引起的血管病变。张喜奎等[104]研究发现桃核承气汤可明显改善慢性肾功能衰竭大鼠的贫血状态及肾功能；桃核承气汤可改善慢性肾衰竭肾纤维化，其作用机制可能与抑制Wnt/β-catenin信号通路传导，上调APC表达，下调β-catenin、TCF4的表达有关。

（二）方药机理

赵冉冉等[105]探讨半夏泻心汤治疗胃肠动力障碍性疾病的可能作用机制。研究发现半夏泻心汤可能通过调控ICC细胞凋亡相关蛋白Caspase-3、Bax、PI3K、Bcl-2及抑制NO、eNOS分泌，抑制ICC细胞凋亡，从而发挥治疗胃肠动力障碍性疾病的作用。高誉珊等[106]研究发现大柴胡汤及其拆方均能不同程度地改善非酒精性脂肪肝病（NAFLD）模型大鼠肝细胞脂肪变及肠细胞紧密连接情况，并以全方共用效果尤著，疏肝利胆、健脾化痰、通腑泄浊等治法联合运用对改善NAFLD具有较好的疗效。张婷婷等[107]研究发现当归芍药散加味方可改善乳腺增生模型大鼠乳腺组织增生状态，其机制可能与激活乳腺上皮组织Let-7a基因表达和抑制p-ERK蛋白的表达有关。李玉卿等[108]探讨防己黄芪汤治疗慢性肾炎的疗效及对其血管微炎状态的影响。研究表明防己黄芪汤对慢性肾炎临床疗效显著，可改善肾功能和血管微炎症状态。方颖等[109]研究发现黄芪桂枝五物汤可减轻糖尿病周围神经病变，其机制可能与阻断 AGEs/RAGE/NF-κB 信号通路中组织细胞表面 RAGE 的表达、抑制 NF-κB 激活及其引发 TNF-α 触发的氧化应激和过度炎症反应，从而避免细胞受损和功能紊乱有关。

近年来，研究者逐渐重视网络药理学方法，将其运用到研究经方作用机理上来。如厉越等[110]基于系统药理学方法研究葛根芩连汤治疗溃疡性结肠炎的作用机制。研究表明葛根芩连汤可通过多靶点、多通路等对溃疡性结肠炎发挥作用。楚毓博等[111]基于网络药理学的方法，探讨三物白散治疗胃癌的作用机制。研究发现三物白散可能通过调节缺氧、炎症与代谢相关因子、通路，改善肿瘤微环境，从而发挥治疗胃癌作用。王梦薇等[112]基于网络药理学研究枳实薤白桂枝汤和人参汤治疗皆主胸痹的科学内涵。研究发现枳实薤白桂枝汤和人参汤中共有靶点及靶点所在的生物过程和通路，可以共同治疗心绞痛。而枳实薤白桂枝汤特有靶点（金属蛋白酶组织抑制因子 1）和人参汤特有靶点（单胺氧化酶 A）作用的不同，可能是枳实薤白桂枝汤与人参汤皆主胸痹的生物学实质。

五、运用信息学、循证医学等方法开展研究

随着信息学、循证医学等方法在中医研究中的逐渐广泛深入，研究者开始将知识图谱、数据挖掘、Meta 分析等方法运用在张仲景学说研究中。

王菁薇等[113]通过人工抽取《伤寒论》原文的知识，基于 Neo4j 完成了《伤寒论》知识图谱的构建。石维娟等[114]搜集医案建立数据库，利用频次统计和黄金分割法分析柴胡桂枝干姜汤方证的发病规律、症状规律和用药规律，用以指导本方的临床应用。王倩倩等[115]通过对葶苈大枣泻肺汤文献的数据挖掘，深入挖掘出“泻肺”的内涵一为泻肺水，一为泻肺热。泻肺中水饮时多配伍利水、通阳药物；泻肺热降气化痰浊时多配伍清热降气化痰药物，且葶苈力峻多配伍护正之品。陈淼等[116]运用 Meta 分析方法评价桂枝汤类方治疗心系疾病的安全性及疗效，发现该类方治疗心系疾病能够提高临床疗效，且不良反应较小。

六、与新冠疫情结合的研究

王东军等[117]指出挖掘张仲景疫病理论，从六经辨证、卫气营血辨证、三焦辨证的角度浅谈对新型冠状病毒感染病因病机、方证治法的认识，可为防治新型冠状病毒性肺炎提供相应的理论指导。张喜奎等[118]认为新型冠状病毒感染是外感寒湿引起的，传染性强，流行范围广，属于中医寒疫夹湿的范畴。本病的发生发展过程与《伤寒论》的六经证候较为契合：先犯太阳，而后传入阳明、少阳，危重患者可直中少阴、厥阴，后期常见邪留太阴、少阳。吴琪等[119]也持相似的观点，认为新型冠状病毒感染乃疫毒之邪夹寒湿侵袭人体，发病符合六经传变规律，临床上以六经辨证为纲，掌握疾病传变规律，辨证用药，灵活化裁，可以取得满意的临床疗效。薛伯寿等[120]根据目前新型冠状病毒感染疫情防控和救治工作情况，结合蒲辅周先生经验，总结此次疫情为“寒湿疫”，其治疗必须善用麻黄剂，“清肺排毒汤”实为张仲景相关经方的融合创新运用，可为疫情防控和临床救治发挥重要作用。黄鸿鹏等[121]通过对新型冠状病毒感染“清肺排毒、宣肺排毒、化湿败毒三方”组方理念的解读，可以看出“三方”皆以《金匮要略》治湿理念为组方指导思想，以温药为主调，通过在上者发汗和在下者利小便去湿，同时在重型和危重型方剂中配以行气活血之品以祛深入血分之水湿，实现了上下分消，标本兼治。黄青松等[122]基于“差后劳复”理论探究新型冠状病毒感染患者核酸“复阳”的中医治疗思路。研究认为新型冠状病毒核酸“复阳”患者属于疾病的恢复期，中医病因病机为正气不充，余邪未尽，因调摄不当或劳食诱发，属于虚实夹杂之证，可按柴胡类方证、竹叶石膏汤证、理中汤证及枳实栀子豉汤证化裁而治，同时应兼顾愈后饮食调护，强调顾护脾胃的基本思想贯穿治疗始终。

七、未来展望

当前，党和国家高度重视中医药事业发展，张仲景学说研究与建设机遇与挑战并存。黄璐琦院士对中医理论传承与创新指出重要路径，主张要“基于临床实践不断验证、升华重要知识，形成新的理论，用于指导实践，促进理论的不断发展与完善”[123]。因此，深入挖掘与提炼仲景学术思想，并在当代临床实践中不断运用、验证、完善与弘扬，形成原创性理论认知，是促进中医药学术发展、提高临床疗效的基本前提。今后，通过张仲景学说研究，如何实现其科学内涵的现代表达，讲清楚说明白其防病治病的科学原理，仍然是本领域的时代主题。

参考文献

[1] 付鹏，王育林，周立群.《孙思邈本〈伤寒论〉》的后世整理与传承 [J]. 北京中医药大学学报，2020，43（4）：284-288.

[2] 王翠翠，杨东方，杨兴亮. 宋本《伤寒论》学术小史 [J]. 环球中医药，2020，13（6）：1105-1107.

[3] 姚鑫，黄作阵. 张仲景“可”与“不可”篇章节命名考 [J]. 中医学报，2021，36（8）：1802-1805.

[4] 范登脉. 宋本《伤寒论》汇校 [M]. 北京：中国纺织出版社，2020：1.

[5] 付阳，张承坤，沈澍农，等.《金匮要略》北宋官刻原貌探究 [J]. 中医学报，2021，36（3）：671-675.

[6] 邹勇. 金匮要略镜鉴 [M]. 北京：科学技术文献出版社，2020：1-3.

[7] 李楠，曾凤. 宋校《金匮要略》方剂异文的研究价值 [J]. 中国中医基础医学杂志，2021，27（11）：1709-1711.

[8] 陆跃，陈仁寿.《伤寒论》第 176 条“寒”字释疑 [J]. 时珍国医国药，2020，31（2）：398-399.

[9] 姚渊，马晓北.《伤寒论》第 176 条“里有寒”含义新解 [J]. 时珍国医国药，2021，32（5）：1196-1197.

[10] 朱梦鸷，张喜奎.《伤寒论》“时”解 [J]. 中华中医药杂志，2021，36（11）：6657-6659.

[11] 刘辰鑫，包伯航，冯惠童，等.《金匮要略》脱文考略 [J]. 中医文献杂志，2021，39（3）：10-14.

[12] 吴佳豪，何睦，杨丹倩，等.《金匮要略》泻心汤证“心气不定”考辨 [J]. 中华中医药杂志，2020，35（9）：4404-4406.

[13] 张清苓，姜元安.《伤寒论》“难治”刍议 [J]. 北京中医药大学学报，2021，44（4）：298-301.

[14] 徐静波，裘宗华，叶海勇.《伤寒论》“协热利”概念及阴阳传变法要阐幽 [J]. 中国中医基础医学杂志，2021，27（5）：711-712，729.
[15] 路琼琼，李军祥，宋佳，等.《金匮要略》“三焦竭部”释义及临床应用初探 [J]. 中医杂志，2020，61（2）：177-178，182.
[16] 姜德友，李三洋，韩洁茹，等.《伤寒杂病论》取象思维初探 [J]. 中华中医药杂志，2020，35（12）：6275-6278.
[17] 程荟蓉，卞立群，陈婷，等. 基于“气一元论”探析张仲景治渴规律 [J]. 四川中医，2021，39（11）：22-24.
[18] 彭家柱. 阴阳会通解伤寒论 [M]. 3 版. 广州：中山大学出版社，2021：1.
[19] 马坤，庞晓晨，张静莎，等. 管窥《伤寒论》第七条 [J]. 辽宁中医杂志，2021，48（1）：57-60.
[20] 吴若霞，郜文辉，邹旭峰，等.《伤寒论》“心肾相关”理论及其对后世的影响 [J]. 中医药学报，2021，49（7）：93-96.
[21] 张盼，李泽龙，刘锋，等. 从脾胃为枢论治厥阴病 [J]. 长春中医药大学学报，2020，36（1）：45-48.
[22] 刘派，刘宏岩. 从“三焦者，谓上中下也”谈张仲景三焦整体论 [J]. 吉林中医药，2020，40（1）：33-37.
[23] 陈明. 六经“开、阖、枢”解读 [J]. 北京中医药大学学报，2021，44（9）：789-795.
[24] 赵进喜. 赵进喜三阴三阳《伤寒论》讲稿 [M]. 北京：中国中医药出版社，2021：1.
[25] 刘玉良.《伤寒论》病机比较推测思辨理论探析 [J]. 浙江中医药大学学报，2021，45（12）：1285-1288.
[26] 刘玉良，朱爱松.《伤寒论》寒热病机思辨理论探析 [J]. 中华中医药杂志，2021，36（9）：5243-5246.
[27] 陶林，孙力华，刘玉良.《伤寒论》病机描述性语言文字特色探析 [J]. 中华中医药杂志，2021，36（6）：3115-3117.
[28] 刘玉良，孙力华，朱爱松.《伤寒论》动态病机观探析 [J]. 中华中医药杂志，2020，35（2）：839-841.
[29] 刘玉良，孙力华.《伤寒论》以脉象论病机思想探析 [J]. 中华中医药杂志，2020，35（3）：1224-1226.
[30] 王宁，童雪，钟玉梅，等.《伤寒论》脉诊与腹诊结合运用探讨 [J]. 中华中医药杂志，2021，36（4）：1829-1832.
[31] 董硕，周可林，陈家旭. 基于《伤寒杂病论》探讨张仲景司内揣外的诊断学术思想 [J]. 中华中医药杂志，2021，36（8）：4480-4482.

[32] 肖啸，张琦. 张仲景"体脉合辨"思路探析 [J]. 中华中医药杂志，2021，36（9）：5154-5157.
[33] 汪淼，吕翠霞.《金匮要略》浮脉探析 [J]. 山东中医药大学学报，2021，45（6）：748-751.
[34] 陈晓晖，杨耀忠.《伤寒论》气血辨证规律与特色 [J]. 中国中医基础医学杂志，2020，26（10）：1433-1435.
[35] 白长川，郜贺，李翌萌，等.《伤寒论》中的方证辨证体系 [J]. 中医杂志，2020，61（13）：1130-1134.
[36] 刘南阳，李浩. 对《伤寒论》方证辨证的认识 [J]. 中医杂志，2020，61（2）：174-176.
[37] 冯世纶. 经方辨证依据症状反应 [J]. 中华中医药杂志，2021，36（1）：22-26.
[38] 徐文楷，李赛美，刘超男. 张仲景通阳十六法浅析 [J]. 中华中医药杂志，2021，36（6）：3347-3350.
[39] 曾思宇，谢雪姣，刘国华，等. 仲景辛开苦降法论治失眠 [J]. 中医学报，2020，35（4）：742-745.
[40] 赵开政.《伤寒论》灸法取穴探讨 [J]. 时珍国医国药，2020，31（5）：1205-1206.
[41] 涂力祯，曾倩.《金匮要略》妇人病三篇治血之法浅析 [J]. 山西中医，2021，37（12）：48-49.
[42] 邓华."血不利则为水"学术思想在治疗暴聋病中的应用 [J]. 亚太传统医药，2021，17（11）：129-131.
[43] 宋雯，吴丹，丛慧芳，等. 从血不利则为水探讨多囊卵巢综合征经验 [J]. 环球中医药，2021，14（4）：610-612.
[44] 方勇. 浅谈从"血不利则为水"论治外科疾病 [J]. 四川中医，2020，38（12）：37-39.
[45] 刘畅，支勇，曹红波. 从"血不利则为水"论治肾病水肿 [J]. 中国中医基础医学杂志，2020，26（10）：1561-1563.
[46] 周世琴，霍勤. 从"血不利则为水"谈黄斑水肿的中医治疗 [J]. 国医论坛，2020，35（1）：24-25.
[47] 李敏，陈治梅，苗怡，等. 从《金匮要略》虚劳论治复发性流产 [J]. 河南中医，2021，41（4）：487-490.
[48] 刘征堂，韦云，吴斌龙.《金匮要略》历节病诊治要点探讨 [J]. 中国中医基础医学杂志，2020，26（9）：1237-1238.
[49] 杜林柯，王萌，周永学.《金匮要略》从脏腑论治神志病学术思想探析 [J]. 中医学报，2020，35（2）：257-259.
[50] 元庆，陈哲，唐赛雪.《金匮要略》对中风研究的贡献与影响 [J]. 山东中医药大学

学报，2020，44（5）：468-472.
[51] 张悦，李娟，张毅，等.《金匮要略》论治消渴病学术渊源及证治探析 [J]. 国医论坛，2020，35（3）：5-7.
[52] 毛欣，刘江梅，程敏. 基于《伤寒论》六经病证理论浅议围绝经期综合征 [J]. 湖南中医杂志，2020，36（11）：140-141.
[53] 邓哲，胡玉星，吴泳蓉，等. 六经辨证在癌因性疲乏治疗中的应用 [J]. 环球中医药，2020，13（9）：1489-1493.
[54] 韦细连，朱晨晨，李湘玉. 从六经辨证论治慢性心力衰竭 [J]. 中西医结合心脑血管病杂志，2020，18（12）：2008-2011.
[55] 李令康，谷松.《伤寒论》六经辨证论治“双心疾病”[J]. 中华中医药学刊，2020，38（6）：46-49.
[56] 高尚，于睿，郑一. 六经辨证之从少阳经论治不寐 [J]. 实用中医内科杂志，2020，34（3）：104-108.
[57] 付琳，向光维，李小会.《伤寒论》六经辨证与肾性水肿 [J]. 吉林中医药，2020，40（1）：48-51，55.
[58] 王慧颖，刘国华，梁昊，等. 麻黄汤冷服治特发性耳聋 [J]. 湖南中医药大学学报，2021，41（9）：1427-1430.
[59] 尚唱，崔向宁. 半夏厚朴汤治疗情志病验案举隅 [J]. 环球中医药，2021，14（3）：502-504.
[60] 畅达，李祥林，南晋生编著. 仲景活法汤方辨证及临床 [M]. 3 版. 北京：中国中医药出版社，2021：1.
[61] 万田莉，金春宇，王军，等.《金匮要略》中川芎应用特点探析 [J]. 上海中医药杂志，2020，54（11）：35-37.
[62] 李登岭，李瑞锋，李乔.《伤寒论》活用大黄心法 [J]. 河南中医，2020，40（4）：493-496.
[63] 张君合，潘赐明，姜义飞，等.《伤寒论》中干姜、生姜的用量经纬 [J]. 实用中医内科杂志，2020，34（10）：60-63.
[64] 车一鸣，曲夷，司国民. 经方中甘草运用撷英 [J]. 山东中医药大学学报，2020，44（2）：145-150.
[65] 张宇静.《伤寒杂病论》药证解读 [M]. 北京：人民卫生出版社，2021：1.
[66] 任玄，曲夷. 经方中黄连配伍应用规律研究 [J]. 山东中医药大学学报，2021，45（6）：742-747.
[67] 王一迪，唐尊昊，曲夷. 经方中细辛配伍应用规律研究 [J]. 西部中医药，2021，34（10）：94-98.
[68] 李涛，曲夷. 经方中栝楼实和栝楼根应用规律探析 [J]. 山东中医药大学学报，

2021，45（4）：505-510.

[69] 李娜，曲夷. 经方中生姜的运用规律探析 [J]. 山东中医药大学学报，2021，45（3）：326-330.

[70] 阚遵琪，闫文丽，曲夷. 经方中当归配伍应用规律探析 [J]. 山东中医药大学学报，2020，44（5）：509-513.

[71] 张静涛，曲夷. 经方中桂枝配伍应用规律探讨 [J]. 广州中医药大学学报，2020，37（5）：983-988.

[72] 刘军玮，曲夷. 经方中石膏配伍应用规律探析 [J]. 山东中医药大学学报，2020，44（1）：14-18.

[73] 胡紫馨，余芙欢，于河. 从几何结构解析经典方剂中麻黄与石膏的配伍规律 [J]. 北京中医药大学学报，2020，43（4）：275-279.

[74] 马玉杰，陈彦静，张治国.《伤寒杂病论》瘥后方方证探索 [J]. 中国中医基础医学杂志，2021，27（11）：1796-1798，1805.

[75] 王付. "十八反"配伍在经方合方辨治结缔组织疾病中的运用 [J]. 中医药通报，2021，20（6）：6-9.

[76] 王付. "十八反"配伍在经方合方辨治血液疾病中的运用 [J]. 中医药通报，2021，20（5）：10-13.

[77] 王付. "十八反"配伍在经方合方辨治泌尿系疾病中的运用 [J]. 中医药通报，2021，20（4）：6-9.

[78] 王付. "十八反"配伍在经方合方辨治消化系疾病中的运用 [J]. 中医药通报，2021，20（3）：5-8.

[79] 王付. "十八反"配伍在经方合方辨治鼻咽疾病中的运用 [J]. 中医药通报，2021，20（2）：4-7.

[80] 王付. "十八反"配伍在经方合方辨治心血管疾病中的运用验案举隅 [J]. 中医药通报，2021，20（1）：4-7.

[81] 王付. "十八反"配伍在经方合方辨治肺系疾病中的运用验案举隅 [J]. 中医药通报，2020，19（6）：8-11.

[82] 王付. 从经方合方治验驳"十八反"配伍禁忌 [J]. 中医药通报，2020，19（5）：14-17.

[83] 张国磊，刘健，洪靖，等.《伤寒杂病论》辨治痹证药对探析 [J]. 中医学报，2020，35（2）：244-247.

[84] 张贵君，郭晓东.《伤寒杂病论》柴胡药对规律研究 [J]. 辽宁中医药大学学报，2020，22（1）：217-220.

[85] 林伟刚.《伤寒杂病论》黄连黄芩药对应用规律探究 [J]. 山东中医杂志，2020，39（1）：18-22.

[86] 周奕，华碧春.《伤寒杂病论》中“和百药”药对的应用探析 [J]. 中医药临床杂志，2021，33（2）：230-235.

[87] 赵丹，杨志旭.《金匮要略》治疗胸痹心痛“角药”的配伍应用分析 [J]. 中国中医急症，2020，29（2）：352-354.

[88] 李梦璇，宋平.《伤寒论》六经辨证中温法角药的应用 [J]. 亚太传统医药，2020，16（9）：211-212.

[89] 何丹，郭龙龙，张家林，等.《伤寒论》治疗心下痞之角药分析 [J]. 中医学报，2020，35（12）：2536-2540.

[90] 裴育莹，王雪茜，程发峰，等.《伤寒论》中下利“角药”的配伍分析与临床应用 [J]. 中华中医药杂志，2021，36（7）：3796-3799.

[91] 魏祎，张硕，刘超. 浅谈《伤寒论》温法中角药的运用 [J]. 中华中医药杂志，2021，36（2）：1112-1114.

[92] 徐甜，王雪茜，程发峰，等. 张仲景解表类“角药”的配伍特点分析 [J]. 世界中医药，2020，15（6）：850-853.

[93] 程松，赵珍，王庆敏，等. 张仲景麻黄角药的配伍应用探讨 [J]. 江苏中医药，2021，53（2）：64-66.

[94] 孙静，万强，张伟. 从量效关系探讨《伤寒杂病论》半夏用药规律 [J]. 中国中医基础医学杂志，2020，26（5）：688-691.

[95] 樊俐慧，张伟，王志刚，等. 基于《伤寒杂病论》探讨葛根的量效关系及用药规律 [J]. 中医临床研究，2021，13（21）：28-30.

[96] 崔衣林，傅延龄，刘旎，等. 经方本原剂量中日比较研究 [J]. 天津中医药，2021，38（11）：1478-1483.

[97] 崔衣林，傅延龄，常爱文，等. 日本经方本原剂量研究溯源 [J]. 中医杂志，2020，61（2）：103-106.

[98] 徐静波，裘秀月.《伤寒论》汤剂服药时间浅析 [J]. 新中医，2020，52（22）：21-23.

[99] 郑相敏，赵海滨.《金匮要略》汤剂特殊煎服法 [J]. 河南中医，2021，41（6）：811-814.

[100] 姜侠，闫方杰，李克明.《伤寒论》大黄炮制煎煮探微 [J]. 中国中医药现代远程教育，2021，19（17）：72-73，77.

[101] 杨泽，王梦蕾，徐静波，等.《伤寒杂病论》散剂探微 [J]. 中华中医药杂志，2021，36（10）：6043-6045.

[102] 郑智礼，史兴华，于瀚，等.《金匮要略》“当先实脾”对肝损伤大鼠肝细胞凋亡的干预作用 [J]. 环球中医药，2020，13（2）：199-206.

[103] 刘紫微，王振亮，杨伟超，等. 基于血管病变探讨麦门冬汤治疗系统性硬化症小

鼠的作用机制 [J]. 中国中医基础医学杂志，2021，27（11）：1745-1748.

[104] 张喜奎，王巧花，王旭丽，等. 桃核承气汤对慢性肾衰竭大鼠的调控机制研究 [J]. 亚太传统医药，2021，17（11）：36-40.

[105] 赵冉冉，王梦薇，王启航，等. 半夏泻心汤含药血清对大鼠胃 Cajal 间质细胞凋亡相关蛋白表达及 eNOS、NO 分泌的影响 [J]. 中医杂志，2021，62（10）：893-897.

[106] 高誉珊，张鑫蕾，吴梦瑶，等. 大柴胡汤及其拆方对非酒精性脂肪肝病（NAFLD）大鼠模型“肝 - 肠轴”影响的形态学 [J]. 世界中医药，2020，15（21）：3260-3265.

[107] 张婷婷，王苹，张建伟. 当归芍药散加味方对乳腺增生大鼠 Let-7a、p-ERK 表达的影响 [J]. 福建中医药，2021，52（7）：34-37.

[108] 李玉卿，陈美雪，张雪锋. 防己黄芪汤治疗慢性肾炎的效果及对其血管微炎状态的影响 [J]. 光明中医，2020，35（3）：314-316.

[109] 方颖，王亚东，周雯，等. 黄芪桂枝五物汤对糖尿病周围神经病变大鼠模型 AGEs/RAGE/NF-κB 信号通路的影响 [J]. 中国实验方剂学杂志，2020，26（13）：52-58.

[110] 厉越，高凌卉，刘瑶萍，等. 葛根芩连汤治疗溃疡性结肠炎作用机制研究 [J]. 中医学报，2021，36（10）：2221-2227.

[111] 楚毓博，濮文渊，杨青青，等. 基于网络药理学探究三物白散治疗胃癌的机制 [J]. 中成药，2020，42（10）：2778-2785.

[112] 王梦薇，张迪，陆瑞敏，等. 基于网络药理学探讨枳实薤白桂枝汤与人参汤“皆主胸痹”的科学内涵 [J]. 环球中医药，2021，14（6）：1039-1046.

[113] 王菁薇，肖莉，晏峻峰. 基于 Neo4j 的《伤寒论》知识图谱构建研究 [J]. 计算机与数字工程，2021，49（2）：264-267，396.

[114] 石维娟，司国民. 柴胡桂枝干姜汤应用规律的数据分析 [J]. 中国中医基础医学杂志，2020，26（2）：238-240.

[115] 王倩倩，陈豪，辛泰然，等. 基于数据挖掘的葶苈大枣泻肺汤“泻肺”内涵及临床配伍规律探析 [J]. 世界科学技术——中医药现代化，2021，23（7）：2434-2439.

[116] 陈淼，史筱笑，安冬青. 桂枝汤类方治疗心系疾病的 Meta 分析 [J]. 河南中医，2021，41（12）：1807-1814.

[117] 王东军，孙璇，孙旭，等. 基于张仲景疫病理论浅析新型冠状病毒肺炎六经、三焦证候与调治策略 [J]. 天津中医药，2020，37（7）：733-738.

[118] 张喜奎，朱为坤. 六经辨治新型冠状病毒肺炎探析 [J]. 福建中医药，2020，51（1）：4-5，18.

[119] 吴琪，张新雪，赵宗江. 从《伤寒论》六经传变理论探讨新型冠状病毒肺炎的转

归 [J]. 世界科学技术——中医药现代化，2020，22（3）：544-551.

[120] 薛伯寿，姚魁武，薛燕星. “清肺排毒汤”快速有效治疗新型冠状病毒肺炎的中医理论分析 [J]. 中医杂志，2020，61（6）：461-462.

[121] 黄鸿鹏，姬爱冬. 基于《金匮要略》的治湿思想探讨新型冠状病毒肺炎“三方”的组方思路 [J]. 四川中医，2021，39（9）：3-5.

[122] 黄青松，安兴，谢春光，等. 基于《伤寒论》“差后劳复”理论浅谈新型冠状病毒肺炎患者核酸“复阳”的中医治疗 [J]. 中药药理与临床，2020，36（3）：45-46.

[123] 黄璐琦. 传承精华 守正创新 推动中医药现代化和国际化 [N]. 中国医药报，2022-07-16.

| 附 3 |

2020—2021 年中医学术流派研究进展

中医学术流派是中医学在长期历史发展过程中形成的具有独特学术思想或学术主张及独到临床诊疗技艺，有清晰的学术传承脉络和一定历史影响与公认度的学术派别[1]。这个概念也涵盖了目前中医学术流派研究的三个层次或类别：其一是在中医学发展过程中，形成独特的学术思想，对于中医学术的进步与发展有着重要影响的学术流派，这也就是中医院校“中医各家学说”课程对于中医古代学术流派的划分及学术思想研究所涉及的内容；其二是提出了一定的学术主张，但是其学术传承和影响主要在一定地域的学术流派，这就是目前地域性学术流派所涉及的研究，多以某某地域加医派的形式命名，如龙江医派、孟河医派等；其三是提出了一定的学术主张，但是以独到的临床诊疗技艺为特色的学术流派，多以某某专科加流派的形式命名，如岭南妇科流派、清宫正骨流派等，也就是专科性学术流派涉及的研究。2020—2021 年，本领域研究主要围绕以上这三个方面展开，同时还有对于学术流派研究中的共性问题的思考。本文重点以中国知网（CNKI）中文学术期刊全文数据库和出版相关著作为主要信息来源，对 2020—2021 年中医学术流派领域的最新研究进展进行述评。

一、学术流派研究的共性问题

围绕如何认识学术流派研究、怎样进行学术流派研究、既往学术流派研究的情况和面临问题等几个方面展开。

（一）学术流派研究的意义与作用

从医学教育和学科发展角度来看，学术流派研究具有较为积极的意义。郑洪[2]认为中医学术流派研究源自“辨章学术、考镜源流”的中国传统学术史研究方法，是一种研究范式，强调中医理论和临床各科的教育均应充分重视和发挥流派研究范式对思辨能力培养的作用。谷建军[3]认为医学流派是一种学科组织形式，应该通过学派的建设来促进新学科形成。文章提出学派的存在不是一成不变的，其在学科发展过程中逐步形成，也同时随着学科的发展而或壮大，或分化，或融合，甚或走向衰亡。从学科组织的角度而论，一个医家因其创立的多个学说思想，完全可以分属于多个学派。

（二）学术流派研究的方法

已有学者利用多学科方法研究学术流派，并初步建立相关评价指标和要素，促进学术流派的保护与建设。郜峦等[4]分别应用历史地理学、文献计量学、问卷调查等方法进行评价和分析，在综合分析地域性中医学术流派的基础上，初步拟定了“地域性中医学术流派评价体系”的一级、二级、三级评价指标和评价要素以及内涵解释，在此基础上拟定了“地域性中医学术流派评价标准”，初步得到领域专家认可，认为能够初步定性定量地客观评价地域性中医学术流派。

（三）学术流派研究的现状与面临的问题

通过信息学手段和文献横断面分析，概括学术流派研究热点、趋势以及存在问题，具有一定新意。王鑫等[5]通过知识图谱可视化分析了近20年中医流派研究领域的概况、热点和研究趋势，发现三个方面问题：一是中医流派研究大多关注某个特定流派本身，不同流派间的学术交流和比较研究不足；二是中医流派学术思想的信息学研究是目前流派研究的一个方向，但主要集中在数据挖掘技术的应用，鲜有利用知识图谱和人工智能的技术；三是对中医流派传承人才培养的关注度待加强，可能存在“名传而实未传”“传而不承”的现象。

郜峦等[4]关注了当前地域性中医学术流派研究中存在的问题，主要表现在三个方面：其一是关于地域性中医学术流派等基本的概念尚有待进一步明晰；其二是研究方法相对单一，多数是着重于文献的整理和学术思想的归纳总结；其三是现有的地域性医学流派研究常常是自说成派，缺乏客观公认的评价体系，研究成果缺乏定性定量的评价标准。

代玄烨等[6]通过分析中医学术流派研究的学术论文，认为：从数量来看，集中于新安医学、海派中医、岭南医学、孟河医派、江西医派。从空间来看，江苏、浙江的地域性医学流派多于其他地域。从时间来看，历史上，新安医家世传最多，而当代医学流派传承工作室最多的地区在上海。最后，北方各省医学流派研究论文数量少于南方医学流派。

二、既往学术流派研究的深入挖掘

对于在学界内基本形成共识的八个传统学术流派，经历了过去的几十年的研究，积累了丰厚的研究成果，相关研究更加趋于细化。有个别学者在丹溪学派、伤寒学派、易水学派等领域，深入挖掘其中的一些学术问题，提出有新意的观点，补充既往研究的不足。

（一）伤寒学派

杨必安等[7]从五运六气的角度分析 5 位代表医家（张仲景、韩祗和、庞安时、朱肱、许叔微）治伤寒之学的学术特色以及学术形成原因，认为五运六气尤其是大司天的影响，直接导致了疾病发病病机的变化，从而影响了医家的临证用药风格，形成了对张仲景学说的不同阐发。李泽明[8]以明清伤寒辨证派代表性医家为研究对象，分析其发展成因、代表医家生平及伤寒著作，探究其思想源流及伤寒学术思想，认为辨证派代表医家开山鼻祖为柯琴，其研究伤寒学说主要方法有以方归类证、以法统领证、以症分类证、以经串解证等。顾漫[9]对华佗、张仲景两家的伤寒学体系从辨证和治法两个方面进行比较，运用库恩提出的“范式”理论，分析了华佗与张仲景两套伤寒学体系的学术论争，认为华佗是旧范式的代表，而对于治疗手段安全性的重视是仲景伤寒学“新范式”一以贯之的主线，对用药安全性的追求越来越高，所以《伤寒论》是一部“因弊缮法”之作，反能为中医学“立万世法”。

（二）易水学派

研究主要表现在三个方面：其一，是通过数据挖掘的方法，分析易水学派医家治疗某些疾病的用药规律。如陈婕[10]用数据挖掘的方法对易水学派及河间学派医家治疗痞满的方药进行总结分析，李昀熹等[11]基于数据挖掘分析补土医派治疗情志病的用药规律。其二，是对易水学派诊疗思想的研究与运用。蔡青城等[12]梳理了易水学派对咳喘病因病机的认识及辨治咳喘的治则治法经验，赵鑫等[13]研究了易水学派刺血疗法理论及应用，认为其将脾胃理论与刺血疗法相结合，扩大了刺血疗法的主治范围，阐述了刺血工具的选择、刺血部位、出血量、适应证等内容。其三，是对易水学派医家学术思想的挖掘。王雨[14]研究了易水学派医家对于李中梓学术思想的形成所产生的影响以及李中梓对易水学派的发展所做出的贡献，认为李中梓在易水学派的发展进程中起到了承上启下的作用。一方面，继承了易水学派诸家的学术成果，在脏腑辨证、方药理论等方面都进行了发展。另一方面，通过学术传承，推动了易水学派学术思想的发展和传播。

（三）丹溪学派

目前对丹溪学派的研究，主要集中在学派的传承、后世影响、对外传播等方面。冯丹丹等[15]对丹溪学派形成与传承特点进行了研究，特别介绍了与丹溪过从甚密的宋濂、戴良、胡翰、叶仪、郑太和、葛乾孙、楼友贤和项昕等八君子的学术贡献。研究认为在丹溪弟子中，也逐渐形成了自己的医学世家。其中最著名的有赵氏、戴氏、楼氏三大家。许宝才[16]对浙江衢州的雷氏医学与金华的丹溪学派之间的渊源以及雷氏医学对丹溪学说的传承发挥进行了研究。傅晓骏等[17]对丹溪学派在浙江省内、江苏、陕西、安徽、江西地区以及海外传播的概况作简要探索。朱建平[18]对《东医宝鉴》引用丹溪学派医著进行了研究，共涉及 4 种 2900 多次。认为朱丹溪提出的“阳常有余，阴常不足”，创用的大补阴丸、越鞠丸等核心学说和主要经验，已经被 17 世纪的朝鲜医学所接纳并呈现出本土化朝向。

（四）温病学派

2020—2021 年由于新冠疫情的流行，使得很多研究集中于温病学派中的温疫派学术思想的研究，通过对古代医家防疫治疫的思路探讨，探求对新冠病毒防治的启示。马俊杰等[19]系统梳理江南各医派对疫病的防治思路，回顾了 COVID-19 中医治疗方案的演变过程，提出了中医药干预新冠病毒变异毒株的“防 - 治 - 养”模式。张功[20]通过全面系统地整理研究明清温疫学派学术思想，认为应以“天地人”三才发病观探究新冠感染的发病，立足“时 - 位”“和 - 解”等治法思想探究在此次新冠感染中的应用与不足。同时提出“大疫良方，专方专药”，治疫要“守正创新”的观点。郭玉琴等[21]通过挖掘明清温疫大家临证对辨症、辨证、辨病、辨舌、辨体质、辨病因论治的应用，从辨症论治急治标、辨证论治重病位、辨病论治鉴寒温、辨舌论治知应下、辨体论治明常变、审因论治捣病源六个方面，论述总结温疫学派代表医家的多元辨治思维，尝试探讨并建立“症 - 证 - 病 - 舌 - 体 - 因”一体化的温疫综合辨治模式。林敏等[22]根据达原饮的立法和运用思路及温疫学派相关论述，认为瘟疫的治疗“以逐秽为第一要义”，瘟疫伏邪理论和逐邪法可为确立新发传染性疾病的中医病因病机及治疗方法提供参考。

三、新的学术流派的提出与研究

所谓新的学术流派，包括两种情况：一是指通过挖掘文献资料，研究古代中医学发展过程中曾经出现的、但在当今学界研究不多的学术流派；二是在当代中医学术发展过程中，新出现的有代表性医家及学术主张、形成明确的传承脉络的医学学术派别，如国家中医药管理局认定的全国 64 个中医学术流派、国家级非遗项目所形成的特色流派和国医大师、院士等近现代著名专家的传承脉络体系等。

（一）扁鹊学派的梳理

对扁鹊学派的历史梳理，有助于解析早期医学发展脉络。阎敏敏等[23]

对原始史料结合现代研究成果进行重新梳理，就扁鹊人物形象及其医学源流进行分析解读，认为围绕他的医学主张和职业技术所形成的扁鹊医派在先秦时期社会影响很大，其学术上以脉学为宗。扁鹊学派传承人物有淳于意及其弟子、涪翁、程高和郭玉、华佗及其弟子、南北朝世医徐氏及宋代医家窦材等。扁鹊医派衰落原因主要有扁鹊医经的亡佚、禁方传授的限制、理论与技术的难度等方面。

（二）中和学派的提出

中和医派是近来学者在继承国医大师孙光荣的学术思想过程中提出的一个新的学术流派。其临床诊疗中的学术观点为：扶正祛邪益中和、存正抑邪助中和、护正防邪固中和，提出了调气血、平升降、衡出入、达中和的临证思维特点[24]。有学者分别应用中和医派思想对糖尿病[25]、风湿免疫性疾病[26]、肾病综合征[27]等疾病的治疗进行了研究，体现了将辨病治疗与辨证施治相结合，以平为期，即为“中和”，达到最佳治疗效果的特点。

四、地域性学术流派的研究

地域性学术流派的研究始于20世纪末。首先是对集中在某一个地域出现的医籍的整理，较有代表性的有《新安医籍丛刊》《吴中医集》《孟河四家医集》等。然后在此基础上逐步提出了新安医学、吴中或吴门医派、孟河医派等称谓，并且开展了相关的学术研究。随着2013年国家中医药管理局公布了第一批64家全国中医药学术流派传承工作室建设单位，各省也相继制定了本省的中医学术流派工作室的建设方案。这些举措有力地引领和带动了这一领域工作的开展，使得地域性学术流派的研究与发展成为中医学术流派研究领域的热点。据不完全统计，2020年至2021年，地域性学术流派研究涉及的省市有北京、上海、江苏、陕西等19个；涉及的学术流派有吴中医派、孟河医派、龙砂医派、长安医学流派等47个，其中涉及全国中医药学术流派传承工作室建设单位18家。这其中较为集中的省份有江苏、上海、广东与黑龙江。试做主要论述。

（一）江苏地区的医学流派

江苏自清代以来，在中医学术流派发展方面就有深厚的积累，在本省的多个地区都有学术流派的传承和发展，也是国内较早开展地域性学术流派研究的地区。目前研究较为集中的仍然是学术积淀丰厚的苏州的吴门医派和常州的孟河医派。

1. 吴门医派

吴门医派是对清代以来在苏州太湖一带行医、著述、传承的医家群体的总称，涉及的医家众多，涉及的专业领域也非常广泛。目前的研究主要可以分为三类：其一，是吴门医派中具体医家学术思想的研究。如胡婷[28]用数据挖掘方法研究了奚凤霖治疗冠心病的用药规律。陈赟虎[29]研究了陆继进治疗外感热病的学术思想。其二，是研究吴门医派医家对某一种疾病的治疗思想。如李翰坤[30]研究了吴门医派皮肤科治疗特点，于吉超等[31]运用数据挖掘的方法研究了吴门医派治疗消渴的用药规律，汤颖超[32]研究了吴门医派治疗心衰的学术思想和用药规律。其三，是吴门医派的学术思想在当代临床实践中的运用。如任燕[33]基于“吴门医派络病理论”益肾活络方治疗慢性肾脏病三期的临床研究，姜程帆等[34]研究了吴门医派气机升降学说在胃食管反流病中的应用，孔佳俊[35]做了吴门医派手法复位塑形夹板外固定治疗外展型肱骨外科颈骨折的临床疗效评价研究等。

2. 孟河医派

孟河医派的研究主要围绕费、马、巢、丁等孟河医家的学术思想展开，之前已经开展了相当多的工作，2020 年至 2021 年主要集中在四个方面：其一是运用数据挖掘的方法开展孟河医派医家用药规律的研究。如韩析霖等[36]基于数据挖掘的方法研究了孟河四家治疗咳嗽用药规律，完成了用药频次、关联规则、聚类分析的研究，认为孟河医家注重从五脏论治，尤以肺、脾、肾论治为主，善用温药，重视存阴液，善用温润、凉润等方法滋阴存津。相似的研究还有：朱淑君等[37]基于数据挖掘的方法对孟河医派治疗情志病的用药规律研究、熊倪等[38]基于中医传承辅助平台探讨孟河医派治疗水气病的组方用药规律研究等。其二是孟河医派的学术思想在当代临床中的运用和发展的研究。如沙滨等[39]总结了孟河医派虫类药运用经验在当代风湿病治疗中的应用，文翠芳等[40]探讨了孟河医派膏滋药方在调治内科病证中的运用，薛红良等[41]对孟河医派思想指导下治疗湿热下注型尿路感染进行了临床疗效观察等。其三是对孟河医派药物炮制方法的研究。张晓鸣等[42]研究了白芍的炮制沿革，金莹等[43]对比研究了孟河医派与《修事指南》的中药材加工炮制方法，探讨了二者在炮制辅料、炮制工艺等方面的异同。最后是对孟河医派传承模式、教育方法方面的研究。吴承艳等[44]研究了孟河医派的传承模式，认为有"以血缘关系为基础的家族内传承""通过婚姻关系产生的家族传承""师带徒模式""院校教育模式""函授教育模式"等五种。顾敬平[45]研究了孟河医派的中医教育思想，认为以"临床疗效"为媒介的中医文化教育，是孟河医派最重要的教育思想，其教育思想的历史演进过程对流派学术思想继承发展起到了关键作用。孟河医派的发展史也是孟河医者群体学术思想、教育思想发展的历史过程。

3. 其他方面

吴承艳等[46]对明清江苏地区的吴门医派、孟河医派、山阳医派、龙砂医派的学术特点进行了剖析，认为吴门医派以温病学说的创立、多世医家族、多御医官医、多医学论著为特点；孟河医派以重经典广临床、遣药和缓轻灵、对医道传授的多样化而闻名；山阳医派则以精研温病进一步完善温病学说、医家著作在民间的广泛流传为特色；龙砂医派以善使运气、重视《伤寒论》六经及经方的运用而名噪医界。陶国水等[47]介绍了龙砂医学流派源流与主要学术特色，认为其肇起宋元、隆盛于清乾嘉时期、再兴于清末民国至今，其特点主要有：重视经典研究与应用，重视中医教育与学术传承，临床多有创见，对五运六气学术的实践以及经方、膏滋方的运用独树一帜。

（二）海派中医流派

"海派中医流派"是发展、形成于上海地区的，具有独特的学术思想、独到的临床技艺和诊疗特色、较为清晰的学术源流、传承脉络以及一定的历史影响与公认度的中医学术派别[48]。其来源有自清末从临近的江浙地区迁移到上海的，也有沿长江流域从四川、湖北、安徽等地迁至上海，逐渐传承发展而成。上海中医药大学附属龙华医院作为“海派中医流派”传承研究基地，承担多项中医流派的传承及特色技术研究工作，在 2020 年至 2021 年发表系列文章“龙医传薪——海派中医流派”，介绍承担的各流派研究的一般情况和取得的进展，包括丁氏内科[49-51]（程门雪、黄文东、徐嵩年）、石筱山伤科[52]、顾氏外科[53]、陈氏妇科[54]、蔡氏妇科[55]、徐氏儿科[56]、范氏眼科[57]、陆氏针灸[58]等，系统展示了海派中医在龙华医院的传承与发展。林志康等[59]对比研究了海派中医张、颜二氏流派对于内科病诊疗特点的异同，认为二者都强调脾胃在病机变化中的作用，重视痰瘀的致病作用，张老施药轻巧平和而颜老用药老辣，张老在胃肠疾病诊治的造诣深厚而颜老则尤精于冠心病的诊疗。

（三）岭南医派

岭南医派主要是广东的地域性学术流派，尽管岭南的地理概念要远大于广东。近年来在对这一学术流派的研究也取得了长足进展，包括医籍的整理、医家学术思想的研究以及流派传承工作室的建设等。2020 年至 2021 年，研究主要涉及岭南中医肿瘤学术流派、岭南温病流派、岭南妇科流派及皮肤科流派等方面的研究。林丽珠等[60]研究了岭南中医肿瘤学术流派代表人物国医大师周岱翰治疗肺癌的学术历程，张恩欣[61]总结了周岱翰国医大师在岭南中医肿瘤学术流派发展过程中的学术贡献，特别阐述了其在肿瘤领域发扬温病学说、倡导“带瘤生存”的治癌观念、善用南药论治岭南常见肿瘤等方面的学术思想。刘秋卉等[62]总结了岭南温病学派用药特色，研究认为对岭南温病影响最大者当属清代何梦瑶，近代以来，潘名熊、陈任枚、杨鹤龄、郭梅峰、刘赤选、梁子居、刘仕昌、邓铁涛等名家在促进岭南温病的研究和发展等方面功不可没。其用药特点有用药轻清，善用花、叶、汁、鲜品、虫类、当地及进口药材，重视清热解毒、祛湿护阴、调畅气机、食疗食养等方面。

（四）龙江医派

龙江医派是在黑龙江省内的地域性学术流派，对龙江医派的研究是近十年逐渐开始的，在医籍的整理出版、医家学术思想研究方面做了很多工作。近两年的研究主要集中于对于学术流派传承脉络的梳理、代表性医家学术思想研究等方面。李富震等[63]研究了龙江医学发展源流及著名流派分支传承，认为龙江医派从明清以后渐成规模，从清代以后逐渐分为六支。该研究总结了龙江医派的学术特点，并分别介绍内、外、妇、针灸、推拿各科的流派源流及当代的传承情况。近两年，开展了对该医派医家高仲山[64]、王选章[65]、陈景河[66]学术经验的研究。该医派于2016年入选黑龙江省级非物质文化遗产保护名录，所以也有研究涉及了该流派的非遗档案保护[67]和口述史研究[68]工作等方面。

（五）其他地区的医学流派

除了前文提及的几个主要的地域性学术流派之外，还有很多研究涉及多个省域，篇幅所限，不能一一赘述，有以下四个研究方向是值得关注的。

其一是对地域学术流派历史源流的梳理。较有代表性的是谢强等[69]所做的盱江医派志的研究工作。其二是对当前省内学术流派传承工作室现状的总结。较有代表性是邹丽珺等[70]对浙江首批“全国中医药学术流派传承工作室建设单位”建设现状的研究。其三是对不同地域性学术流派学术思想的对比研究。如区绮琪[71]基于文献对新安与其他主要流派医家临床诊治经验进行的比较分析。其四是地域性学术流派研究较弱省份的研究工作。较有代表性的是河北的燕赵医学流派在2020年的研究与发展[72]。

五、专科性学术流派的研究

前文所述的地域性医学流派，多以内科临床为主，或是全科、多科临床。还有很多地域性医学流派主要是擅长某一科临床，在实践中形成了独到的学术主张与特色诊疗技艺，本文以专科性学术流派来总结讨论，包括妇科、儿科、外科等，其中针灸的学术流派研究较之其他各科更为系统、全面，也是这一研究领域的热点。

（一）妇科

田海燕[73]运用数据挖掘的方法研究了27个妇科流派治疗崩漏的处

方用药规律。涉及中药 110 味，前 5 位为白芍、地黄、当归、熟地黄、阿胶。通过关联规则分析得到 28 个药物组合，常用的是牡丹皮和地黄。聚类分析得到 7 个药物聚类组合。认为各流派在治疗崩漏中灵活运用多种止血法，均不忘顾护阴血。王彦彦[74]研究了岭南中医妇科治疗月经病的学术源流与诊疗特色。认为岭南中医妇科主要有南海罗氏妇科和潮汕蔡氏妇科。其主要治疗月经病的特色有：重视调理气机、注重湿热致病、重视调畅情志、强调补益先后天、善用南药花药及结合岭南饮食药膳调理等方面。赵宏利[75]研究了浙江何氏妇科从肺论治月经病的思想，并介绍了代表性传承人何嘉琳从肺论治围绝经期综合征、多囊卵巢综合征、宫腔粘连等疾病的医案。

（二）儿科

马榕花[76]研究了福州桂枝里陈氏中医儿科学术流派源流与特色，研究认为陈氏中医儿科起源于距今 200 多年前的清乾嘉年间，至今已经传承八代，并从师古不泥、重视脾胃、擅长清热、中西兼容、擅用外治等几个方面论述了学术流派的特色。韩飞[77]研究了辽派中医姚氏儿科清润流派疗法，结合上气道咳嗽综合征、感染后咳嗽、咳嗽变异性哮喘等具体疾病总结了这一疗法在小儿慢性咳嗽治疗中的应用体会。陈华[78]研究了浙派中医儿科的学术特色与传承发展，总结了“因人因地制宜，擅长滋阴清热；重视后天之本，强调健运脾胃；详辨虚实夹杂，巧用和解之法；注重风邪为病，善用祛风之药”四大特色。

（三）外科

外科学术流派的研究主要集中在津沽外科和燕京外科两个方面。津沽外科主要指清末天津外科名医高思敬对清代外科心得派高秉钧学术的传承，刘振雷[79]基于数据挖掘探析了这一流派治疗阴疽类疾病的用药规律，曹芳[80]研究了该流派治疗下肢复发性丹毒的思路，指出初期应重清热化湿、益气健脾、宣畅气机，以防湿邪缠身，活血化瘀、疏经通络之法要体现在治疗的全过程。燕京外科学术流派主要包括赵炳南和朱仁康两位先生的外科学术传承，张雨琪等[81]研究了两个流派的用方经验知识图谱构建，探索了学术流派研究的方法与路径。韩雪[82]、张董晓[83]等分别研究了燕京外科学派治疗荨麻疹、乳腺病的治疗特色。

（四）骨伤科

孙慧明等[84]研究了国家首批中医学术流派传承工作室建设单位中的13家中医骨伤流派的发展现状。研究主要运用了文献计量学分析法，研究了流派传承工作室成立以来发表的学术论文，从形成传承体系、凝练学术思想、优化技术方法、弘扬流派文化、探索保护方式、搭建交流平台六个方面分析了发展现状。对于具体的骨科学术流派研究，主要集中在清宫正骨流派[85]、平乐郭氏正骨流派[86]、长安李氏骨伤学术流派[87]等，涉及流派的传承、学科的发展、工作室的精细化管理及具体疾病的诊疗经验等方面。

（五）针灸科

较之其他各临床学科，针灸学有着漫长的发展历程，形成了系统、全面而又独特的学术理论体系，在发展过程中也产生了许多学术流派，一直以来也是针灸学术界关注的一个问题。在近两年里，这方面研究可以分作两类：一是对于针灸学术流派总体的认识，包括对现状的回顾、问题的思考、未来的展望等方面；一是对于地域性针灸学术流派学术特色的研究。

1. 针灸学术流派总体的研究

杨金生等[88]依托国家级非物质文化遗产“针灸”项目和人类非物质文化遗产代表作名录“中医针灸”项目的传承保护工作，出版了《中医针灸传承保护丛书》系统地介绍中医针灸代表性传承人学术思想和临证经验。其中的《代表流派》分册专门对中医针灸的学术流派进行了系统总结研究。该书除了系统梳理古代与当代针灸学术流派传承发展之外，特别对非物质文化遗产针灸项目（包括世界级、国家级、省级）、国家中医药管理局认定的中医药学术流派中的针灸项目所涉及学术流派与代表性传承人的学术思想进行了详细介绍。这既对针灸非遗保护工作具有重要的意义，同时也是对针灸学术流派的一次深入研究。

吴焕淦等[89]对中国针灸流派的确立要素、影响因素、发展源流、发展现状以及未来发展趋势作了系统研究。认为有鲜明的学术主张或特有的临床技法、明确的奠基者和相对稳定的传承体系、学术著作及学术影响力是中国针灸流派确立的基本要素。传统宗族文化、地域特征、文化意识形态和社会历史背景影响中国针灸流派的形成。该研究按照古代、近代、现代 3 个阶段，梳理了中国针灸流派的发展过程，对当代由国家中医药管理局公布的首批 11 家针灸学术流派做了详细介绍。研究指出针灸流派的发展促进了针灸学术和学科的发展，学术发展促进新流派产生，学科发展为流派传承提供保障。

王锐卿等[90]认为目前针灸学术流派的研究中，存在着相关概念（主要指学术流派、学派与流派）混淆、学术流派形成条件不统一、划分方法不统一、命名不统一的问题。有学者亦关注了针灸的学派与学术流派的差异问题，认为二者所关注的问题在针灸学体系的结构当中处于明显不同的位置。针灸学派主要关乎学科的理论与思想，处于学科体系的核心，涉及的问题非常关键、非常集中，数量较为稀少。针灸流派主要关乎技术的特色与优势，处于学科体系边缘的外部，涉及的问题十分发散，数量比较庞大。

刘炜宏[91]基于针灸学术流派的研究，对针灸学发展方向做了思考。指出要区别现代语境下的学派和流派，前者应该指学术理论上的派别，后者应该是临床治疗技术的派别。现代针灸学术流派的划分最好以有特色的治疗技术为纲，重点研究流派的学术思想。现代针灸流派应该更包容、更开放，要有“门户之见”，不要有“门户之限”。现代针灸流派的发展是针灸学科发展的重要推手，应当为重构针灸医学理论作出贡献。

2. 地域性针灸学术流派研究

地域性针灸学术流派研究主要集中在澄江针灸学派和湖湘五经配伍针推学术流派。前者如陈玥澔[92]对澄江学派特色治疗技术颤针疗法治疗经筋病的研究，方婷[93]、何婷[94]分别对澄江针灸学派传人杨长森、赵尔康学术思想与临床经验的研究等。后者包括运用湖湘五经配伍针推学术流派的学术思想治疗慢性胰腺炎[95]、偏头痛[96]、便秘[97]等疾病的研究。其他的地域性针灸学术流派研究还涉及上海陆氏[98]、昆明管氏[99]、长安方氏头针[100]等流派的诊疗思想研究。王洪彬[101]探讨了依托“河南邵氏针灸流派传承工作室”和“甘肃郑氏针法学术流派二级工作站”的建设，如何培养针推人才、开展针灸学术流派的传承与创新的模式与路径。

（六）推拿科

华海洋[102]研究了中医脏腑推拿流派现状，涉及“脏腑图点穴法流派”“骆氏腹诊推拿流派”等9个流派，对各流派的创始人、学术特点、代表性著作及传承情况进行了介绍。张星贺等[103]基于数据挖掘的方法，研究了近现代齐鲁医派小儿推拿治疗脑瘫的特色，认为在治疗中以补肾治脑的揉二人上马、补肾水为核心，根据不同的症状表现选用不同手法，推三关、补脾土、运内八卦等手法使用较为频繁。所采用的穴位共有28个，形成了主次清晰的组方配伍关系。其他研究还有对于津沽推拿流派学术概要[104]、柳氏广意派小儿推拿发展史的研究[105]等。

六、未来展望

纵览2020—2021年中医学术流派研究，在古代学术流派、地域性学术流派、专科性学术流派等领域开展了大量研究工作，取得了丰厚的研究成果，但是也存在一些问题。首先，在本领域研究中，出现了学术流派、学派、流派、医派等概念，这些概念定义模糊，概念之间的层次关系不清，在使用上缺乏规范性；其次，部分中医学术流派学术思想缺少鲜明特色，尤其是缺少对于学科发展具有推动性的学术思想；其三，学术流派研究偏重于地域、专科、家族等限定条件，研究的着力点较为分散，缺少横向的对比与时空联系。今后本领域的研究，应该形成合力，加强顶层设计和宏观把控。首先厘定学术流派、学派、流派、医派等概念定义，明确概念之间的层次关系，规范其使用；其次要注意同一历史时期学术流派的群体特征，以及同一历史时期不同地域、不同专科在学术上的共同特点；最后，要加强对医家学术思想全方位理解和把握，既不能以特色之偏概医家学术之全，更不能片面理解和人为夸大特色学术思想与经验，人为进行流派的划分。

参考文献

[1] 国家中医药管理局. 中医学术流派传承工作室建设项目实施方案 [EB/OL].（2012-10-22）http://rjs.satcm.gov.cn/zhengcewenjian/2018-03-24/1949.html.

[2] 郑洪. 中医学术流派研究的范式功能及其对中医教育的意义 [J]. 中医教育，2021，40（4）：9-12.

[3] 谷建军. 医学流派在中医学学科中的位置、作用与走向 [J]. 中医教育，2021，40（5）：13-16.

[4] 郜峦，王振国，张丰聪. 地域性中医学术流派评价要素的构建 [J]. 中医杂志，2020，61（8）：686-689.

[5] 王鑫，黄敏，尹浩，等. 近 20 年中医流派研究知识图谱分析 [J]. 中国中医药信息杂志，2022，29（4）：34-40.

[6] 代玄烨，陈丽云. 从文献的整理看中医学术流派的发展 [J]. 中医文献杂志，2021，39（1）：44-47.

[7] 杨必安，高楠楠，曹丽娟，等. 基于五运六气理论分析主要伤寒学派医家学术思想 [J]. 中华中医药杂志，2020，35（12）：6369-6371.

[8] 李泽明. 明清伤寒辨证派代表医家学术思想研究 [D]. 南昌：江西中医药大学，2021.

[9] 顾漫. 隐匿的范式之争：华佗与张仲景伤寒学体系的争鸣与消长 [J]. 中医典籍与文化，2021（2）：36-49，299.

[10] 陈婕. 基于数据挖掘易水学派及河间学派治疗痞满的用药规律研究及比较 [D]. 长沙：湖南中医药大学，2020.

[11] 李昀熹，林婉儿，杨玲玲，等. 基于数据挖掘分析补土医派治疗情志病的用药规律 [J]. 中国医药导报，2021，18（10）：8-11.

[12] 蔡青城，毛玉璇，常甜，等. 从易水学派调补脾胃学术思想探析咳喘辨治经验 [J]. 河北中医，2021，43（10）：1589-1592，1597.

[13] 赵鑫，石芳，兰向东，等. 易水学派刺血疗法理论及应用探析 [J]. 中医杂志，2020，61（23）：2109-2112.

[14] 王雨. 李中梓对易水学派学术思想的继承与发展 [D]. 北京：北京中医药大学，2020.

[15] 冯丹丹，朱杭溢，傅晓骏，等. 丹溪学派形成与传承特点探讨 [J]. 中医药管理杂志，2020，28（11）：7-8，23.

[16] 许宝才，陈伟，邱根祥. 丹溪学派与雷氏医学的交汇融通 [J]. 浙江中医药大学学报，2021，45（7）：752-757.

[17] 傅晓骏，胡小峋，朱杭溢. 丹溪学派流传的探索 [J]. 中医药管理杂志，2020，28

（22）：9-11.

[18] 朱建平.《东医宝鉴》对丹溪学派医著引用情况研究 [J]. 中国中医基础医学杂志，2020，26（4）：436-440，450.

[19] 马俊杰，邓菊，王紫薇，等. 基于江南医派疫病思想探索中医药干预新冠病毒变异毒株的“防 - 治 - 养”模式 [J]. 中国实验方剂学杂志，2022，28（16）：221-228.

[20] 张功. 明清温疫学派学术思想挖掘及对当代传染病防治启示的研究 [D]. 济南：山东中医药大学，2020.

[21] 郭玉琴，鲁玉辉. 温疫学派综合临证辨治模式探讨 [J]. 中华中医药杂志，2021，36（8）：4623-4626.

[22] 林敏，鲁玉辉. 由达原饮管窥温疫学派治疫要旨 [J]. 中华中医药杂志，2021，36（4）：1817-1819.

[23] 闫敏敏，杨必安，黄作阵. 扁鹊医派相关问题探析 [J]. 医学与哲学，2022，43（2）：73-77.

[24] 杨建宇. 中和医派基本学术观点 [J]. 光明中医，2022，37（5）：830.

[25] 李杨，庞丹丹，王秀阁，等. 中和医派防治糖尿病及其并发症经验概述 [J]. 中国中医药现代远程教育，2020，18（13）：159-162.

[26] 范业斌，刘章凯. 基于中和医派之当归四逆中和汤治疗类风湿性关节炎的临床研究 [J]. 光明中医，2021，36（24）：4209-4211.

[27] 张瑞方. 中和医派思想指导下益气温阳补肾汤治疗肾病综合征机制探讨 [J]. 光明中医，2022，37（8）：1349-1352.

[28] 胡婷. 吴门名医奚凤霖中医药治疗冠心病经验的研究、传承及举隅 [D]. 南京：南京中医药大学，2020.

[29] 陈赟虎，丁烨青，高红勤. 吴门医派陆继进治疗外感热病医案分析及验案赏析 [J]. 中医临床研究，2021，13（26）：31-33.

[30] 李坤翰. 吴门孟河医派皮肤科特点的初步研究 [D]. 南京：南京中医药大学，2021.

[31] 于吉超，欧文，崔永健，等. 吴门医派治疗消渴用药规律研究 [J]. 河南中医，2021，41（3）：406-409.

[32] 汤颖超. 吴门医家治疗心衰的学术思想、用药规律的传承部分研究 [D]. 南京：南京中医药大学，2020.

[33] 任燕. 基于“吴门医派络病理论”益肾活络方治疗慢性肾脏病 3 期的理论及临床研究 [D]. 南京：南京中医药大学，2020.

[34] 姜程帆，彭君伟，陈江. 吴门医派气机升降学说在胃食管反流病中的应用 [J]. 河南中医，2020，40（8）：1159-1162.

[35] 孔佳俊. 吴门医派手法复位塑形夹板外固定治疗外展型肱骨外科颈骨折的临床疗效评价 [D]. 南京：南京中医药大学，2021.

[36] 韩析霖，秦空，傅延龄. 基于数据挖掘的孟河四家治疗咳嗽用药规律研究 [J]. 环球中医药，2020，13（2）：224-228.

[37] 朱淑君，战丽彬. 基于数据挖掘孟河医派治疗情志病的用药规律研究 [J]. 辽宁中医杂志，2020，47（3）：112-116.

[38] 熊倪，战丽彬. 基于中医传承辅助平台探讨孟河医派治疗水气病的组方用药规律研究 [J]. 世界科学技术——中医药现代化，2020，22（2）：504-510.

[39] 沙滨，朱婉华. 从孟河医派的传承谈虫类药在风湿病中的应用 [J]. 风湿病与关节炎，2020，9（8）：64-65，75.

[40] 文翠芳，顾振宁，刘华东. 孟河医派膏滋药方调治内科病证用药规律研究 [J]. 南京中医药大学学报，2020，36（5）：780-782.

[41] 薛红良，蒋丽君，梅建锋，等. 孟河医派思想指导下治疗湿热下注型尿路感染的临床疗效观察 [J]. 天津中医药，2021，38（12）：1533-1536.

[42] 张晓鸣，张晶，蒋婷. 孟河医派临方炮制白芍历史沿革研究 [J]. 今日药学，2022，32（6）：431-433.

[43] 金莹，朱月琴. 孟河医派临方炮制与《修事指南》中药炮制之比较 [J]. 上海中医药杂志，2022，56（4）：46-49.

[44] 吴承艳，任威铭，吴承玉，等. 孟河医派的传承模式及相关因素 [J]. 辽宁中医杂志，2021，48（12）：56-58.

[45] 顾敬平. 孟河医派中医教育思想研究 [D]. 成都：成都中医药大学，2020.

[46] 吴承艳，张蕾，吴承玉，等. 明清江苏医派的特点剖析 [J]. 中国医药导报，2022，19（8）：130-133，138.

[47] 陶国水，顾植山，黄煌，等. 龙砂医学流派源流与主要学术特色 [J]. 中华中医药杂志，2021，36（1）：158-161.

[48] 上海中医药大学附属龙华医院传承办公室. 龙医传薪——海派中医流派概览 [J]. 上海中医药杂志，2021，55（1）：2.

[49] 上海中医药大学附属龙华医院传承办公室. 龙医传薪——海派中医流派（丁氏内科程门雪学术思想研究基地）[J]. 上海中医药杂志，2021，55（5）：2.

[50] 上海中医药大学附属龙华医院传承办公室. 龙医传薪——海派中医流派（丁氏内科黄文东临床传承研究基地）[J]. 上海中医药杂志，2021，55（6）：2.

[51] 上海中医药大学附属龙华医院传承办公室. 龙医传薪——海派中医流派（丁氏内科徐嵩年学术思想研究基地）[J]. 上海中医药杂志，2021，55（7）：2.

[52] 上海中医药大学附属龙华医院传承办公室. 龙医传薪——海派中医流派（石氏伤科石筱山伤科学术研究中心）[J]. 上海中医药杂志，2021，55（11）：2.

[53] 上海中医药大学附属龙华医院传承办公室. 龙医传薪——海派中医流派（顾氏外科）[J]. 上海中医药杂志，2021，55（2）：2.

[54] 上海中医药大学附属龙华医院传承办公室. 龙医传薪——海派中医流派（陈氏妇科）[J]. 上海中医药杂志，2021，55（9）：2.

[55] 上海中医药大学附属龙华医院传承办公室. 龙医传薪——海派中医流派（蔡氏妇科）[J]. 上海中医药杂志，2021，55（4）：2.

[56] 上海中医药大学附属龙华医院传承办公室. 龙医传薪——海派中医流派（徐氏儿科传承研究分基地）[J]. 上海中医药杂志，2021，55（8）：2.

[57] 上海中医药大学附属龙华医院传承办公室. 龙医传薪——海派中医流派（范氏眼科）[J]. 上海中医药杂志，2021，55（10）：2.

[58] 上海中医药大学附属龙华医院传承办公室. 龙医传薪——海派中医流派（陆氏针灸）[J]. 上海中医药杂志，2021，55（3）：2.

[59] 林志康，秦建晔，李晨蕾，等. 海派中医张、颜二氏流派关于内科病诊疗特点 [J]. 上海医药，2022，43（2）：7-10.

[60] 林丽珠，孙玲玲. 岭南中医肿瘤学术流派治疗肺癌历程与展望 [J]. 中医肿瘤学杂志，2021，3（6）：22-26.

[61] 张恩欣. 国医大师周岱翰拓展岭南中医肿瘤学术流派内涵 [J]. 中医肿瘤学杂志，2020，2（2）：84-88.

[62] 刘秋卉，丁品品. 浅探岭南温病学派用药特色 [J]. 光明中医，2021，36（16）：2826-2828.

[63] 李富震，苏金峰，姜德友. 龙江医学发展源流及著名流派分支传承现状调查研究概要 [J]. 中国医药导报，2022，19（9）：140-143.

[64] 刘艳，王立民. 在龙江医派档案中挖掘高仲山先生辨治咳嗽经验 [J]. 黑龙江档案，2020（5）：114.

[65] 谭曾德，张明明，潘军英，等. 龙江医派著名医家王选章学术经验 [J]. 四川中医，2020，38（9）：13-16.

[66] 陈星燃. 龙江医派杰出医家陈景河学术经验探讨 [D]. 哈尔滨：黑龙江中医药大学，2020.

[67] 李凤莲，翟煜，霍丽丽."龙江医派"非物质文化遗产档案保护的实践探索 [J]. 黑龙江档案，2020（1）：27-28.

[68] 刘佳明，李凤莲，秦艺萌，等. 龙江医派非物质文化遗产"口述史"研究的实践与思考 [J]. 黑龙江档案，2020（1）：93-95.

[69] 谢强，章德林，谢萌，等. 盱江医派志略：续十一 [J]. 江西中医药，2020，51（7）：3-5.

[70] 邹丽珺，程霜，陈滨海，等. 浙江首批"全国中医药学术流派传承工作室建设单位"建设现状及建议 [J]. 浙江中医药大学学报，2020，44（3）：265-268.

[71] 区绮琪. 基于文献的新安与其他主要流派医家临床诊治经验比较分析 [D]. 合肥：

安徽中医药大学，2021.

[72] 吴以岭，李红蓉. 燕赵医学的学术地位与研究价值 [J]. 河北中医，2021，43（1）：5-7.

[73] 田海艳，杨益雯，詹娟晓，等. 基于数据挖掘的中医妇科流派治疗崩漏的处方用药规律分析 [J]. 云南中医学院学报，2020，43（5）：85-89.

[74] 王彦彦. 岭南中医妇科治疗月经病学术源流及诊疗特色整理研究 [D]. 广州：广州中医药大学，2020.

[75] 赵宏利，何嘉琳. 浙江何氏妇科流派从肺论治月经病验案三则 [J]. 中华中医药杂志，2021，36（3）：1482-1484.

[76] 马榕花，肖诏玮. 福州桂枝里陈氏中医儿科学术流派源流与特色 [J]. 福建中医药，2022，53（2）：48-52.

[77] 韩飞，王聪，龙旭浩，等. 辽派中医姚氏儿科清润流派疗法在小儿慢性咳嗽治疗中的应用体会 [J]. 中医药临床杂志，2022，34（4）：671-674.

[78] 陈华，赵文坛，陈健，等. 论浙派中医儿科的学术特色与传承发展 [J]. 浙江中医药大学学报，2021，45（2）：107-110，115.

[79] 刘振雷. 基于数据挖掘探析津沽疮疡学术流派治疗阴疽类疾病中药规律研究 [D]. 天津：天津中医药大学，2020.

[80] 曹芳，彭娟，张朝晖. 津沽疮疡学术流派治疗下肢复发性丹毒思路探析 [J]. 湖南中医杂志，2021，37（10）：129-131.

[81] 张雨琪，李宗友，王映辉，等. 赵炳南、朱仁康皮肤科流派用方经验知识图谱构建 [J]. 中国中医药图书情报杂志，2021，45（2）：1-5.

[82] 韩雪，郝燕梅，徐丽丽. 赵炳南中医皮科流派名家治疗慢性荨麻疹经验 [J]. 中国中医药图书情报杂志，2021，45（4）：53-56.

[83] 张董晓，高畅，付娜，等. 燕京外科流派之脾胃理论在乳腺疾病治疗中的应用 [J]. 北京中医药，2021，40（2）：155-157.

[84] 孙慧明，李成华，王振国，等. 国家首批中医骨伤科学术流派传承工作室发展现状研究 [J]. 中华中医药杂志，2020，35（8）：3909-3911.

[85] 殷京，孙树椿，赵宝力，等. 清宫正骨流派传承与其特色理筋手法运用探析 [J]. 中华中医药杂志，2021，36（1）：267-271.

[86] 叶艳蓉，郭艳幸，郭珈宜. 平乐郭氏正骨学术流派传承与发展的实践与思考 [J]. 中国医药导报，2021，18（29）：134-137.

[87] 余红超，康武林，王占魁，等. 长安医学关中李氏骨伤学术流派治疗慢性筋伤病学术思想概述 [J]. 现代中医药，2022，42（1）：65-68.

[88] 夏有兵，杨金生. 中医针灸传承保护丛书：代表流派 [M]. 北京：中国中医药出版社，2020：1.

[89] 吴焕淦，陆嫄，纪军，等. 中国针灸流派的形成和发展 [J]. 上海针灸杂志，2021，40（8）：1018-1025.

[90] 王锐卿，刘敬萱，张子迪，等. 针灸学术流派研究中存在的问题与思考 [J]. 中国针灸，2021，41（6）：663-665.

[91] 刘炜宏. 从针灸流派研究思考针灸学发展方向 [J]. 中国针灸，2021，41（9）：951-955，978.

[92] 陈玥澔，田丰玮. 颤针疗法治疗急性经筋病探析——澄江学派特色技术系列 [J]. 中国中医急症，2021，30（3）：468-471.

[93] 方婷. 澄江针灸学派传人杨长森先生的学术思想及教育思想研究 [D]. 南京：南京中医药大学，2021.

[94] 何婷. 澄江针灸学派传人赵尔康先生的学术思想及临床经验研究 [D]. 南京：南京中医药大学，2020.

[95] 肖山峰，黎铭玉，周巍，等. 湖湘五经配伍针推学术流派运用“针五经、调五脏”治疗慢性胰腺炎经验 [J]. 湖南中医杂志，2020，36（2）：26-29.

[96] 邓泽成，唐媛媛，牛子青，等. 基于湖湘针推学术流派“五经配伍”论治偏头痛 [J]. 中医学报，2020，35（9）：1882-1884.

[97] 罗容，钟峰，章薇. 运用湖湘针推学术流派理论论述针灸治疗便秘 [J]. 湖南中医药大学学报，2022，42（3）：406-409.

[98] 舒予，裴建，高正，等. 陆氏针灸流派治疗糖尿病周围神经病变经验 [J]. 中华中医药杂志，2021，36（5）：2763-2765.

[99] 王艳梅，管傲然，管薇薇，等. 管氏针灸学术流派名老中医管遵惠辨治小儿脑瘫经验总结 [J]. 中华中医药杂志，2020，35（10）：4836-4839.

[100] 杨鹏程，黄琳娜，安军明，等. 长安方氏头针学术流派的形成与传承研究 [J]. 中医学报，2020，35（3）：555-558.

[101] 王洪彬，崔建美，武淑娟，等. 学术流派传承与创新在针推人才培养中的实践 [J]. 中国中医药现代远程教育，2022，20（1）：176-178.

[102] 华海洋. 中医脏腑推拿流派现状初探 [J]. 河南医学研究，2020，29（21）：4032-4034.

[103] 张星贺，郜先桃，郭太品，等. 基于数据挖掘的近现代齐鲁医派小儿推拿治疗脑瘫临床特色研究 [J]. 山东中医杂志，2020，39（8）：826-831.

[104] 李华南，张玮，刘斯文，等. 津沽推拿流派学术概要 [J]. 天津中医药，2020，37（2）：182-186.

[105] 王永前，柳小岸. 柳氏广意派小儿推拿史略 [J]. 中国民间疗法，2022，30（6）：19-22.

| 附 4 |

2020—2021 年中医历代名家病证治法研究进展

在中医药发展史上，名医辈出，继承前人的学术经验，挖掘名家的学术特色，仍是中医药传承发展的重要主题。临床疗效是中医的生命力，因而中医病证治法的研究也越来越受到众多学者的重视。就中医历代名医而言，各学术流派的代表人物则是具有一定代表性的。故本综述从中医传承发展的历史沿革中所形成的伤寒学派、河间学派、易水学派、攻邪学派、丹溪学派、温补学派、温病学派、扶阳学派、龙砂学派等的代表人物以及其他一些著名医家的病证治法研究情况，来总结 2020—2021 年中医历代名家病证治法的研究进展。

一、伤寒学派

对张仲景、庞安时、成无己、柯琴等伤寒学派代表人物，特别是对张仲景的病证治法研究有一定的进展。如王荣荣等[1]对《伤寒杂病论》中的相关条文进行解读，从证、法、方、药等方面进行分析，阐明仲景从脾论治六经病（太阳病、少阳病、阳明病）、他脏病、整体虚损的学术思想和特色。高雅婷等[2]从益胃以助解表、益胃生津滋肺、温中培土生金、健脾益气扶正、温阳培土制水、清热和中平喘、行气通腑除邪七个方面梳理了张仲景《伤寒杂病论》从调理脾胃论治肺系疾病的学术思想，为从脾胃论治肺系疾病提供了新思路。王章林等[3]指出，张仲景开创了从脾胃论治中医心病的先河，灵活采用温中助阳、和胃行气、清泄湿热、温胃化饮、滋养心脾、甘温建中等治法，选取人参汤、橘枳姜汤、栀子大黄汤、小半夏加茯苓汤、甘麦大枣汤、小建中汤等调节脾胃功能的方剂来治疗心病。郑晓丹等[4]初步探讨了张仲景辨证论治水气病规律，指出其在《内经》“开鬼门，洁净府”基础上，提出了“诸有水者，腰以下肿，当利小便；腰以上肿，当发汗乃愈”“有水，可下之”之治疗大法。谷红苹等[5]指出，张仲景温肾阳每每选用附子、桂枝、干姜等辛温之品，然常合用阴中求阳、利水通阳、健脾生阳、心肾相济、风药升阳等助阳法，有效地增强了温补肾阳的效果。石维娟[6]通过文献研究，梳理了调和营卫法的历史源流，通过理论研究与数据挖掘相结合，探讨了调和营卫法与八法的关系，总结了调和营卫法的概念和分类，并结合了仲景有关的调和营卫方分析调和营卫法的具体应用。

黄鸿鹏等[7]指出，对于肾着病，张仲景强调缓补脾以实内，缓渗湿以祛邪，采用甘姜苓术汤治疗，甘姜苓术汤重用茯苓，增强温脾祛湿之效。肾着病与带脉病为本虚标实之证，治疗当兼顾本虚，慎用攻伐之品。通过对肾着病证治思路的挖掘，可为带脉病的治疗提供思路。郭仲凯等[8]以张仲景治疗失眠代表方剂的主要药味入手，以药测证，以证求机，以机溯理，总结归纳仲景治疗失眠的基本方法。李丹妮等[9]指出，从《伤寒杂病论》中所载的方剂中可以看出，其对咳喘的认识深受“聚于胃，关于肺”思想的影响。张仲景认为水饮聚于肺胃是引发咳证的重要因素，治疗当肺胃并重，常用辛散药化肺胃水饮，辅以降逆药降肺胃逆气，以达到饮邪去而咳自平的效果。他还认为“聚于胃，关于肺”的思想亦适用于喘证，通过祛胃中或膈间实邪的方式平喘止咳，体现出其对此思想的深刻理解。徐文楷等[10]归纳总结了张仲景发汗解表、化气解表、和解枢机、清降阳明、承降阳明、祛湿微汗、温化水饮、逐水利窍、豁痰行气、活血化瘀、升阳举陷、温养血脉、安蛔复厥、清热滋阴、甘调温潜、暖水降冲共 16 种通阳的具体方法。

二、河间学派

刘完素及其门人、私淑者属于河间学派。石芳等[11]从刘完素治疗外感热病的“火热论”角度出发，探讨胃食管反流病证治思路。针对胃食管反流病“气”与“热”的关键病机，认为胃食管反流病的治疗应着眼于开通郁结，注重宣畅气机、通降胃火，同时巧用苦寒并兼顾滋养阴液。临证提出清、化、疏、宣、养五大治法，具体从清热毒、化湿热、疏肝气、宣肺气、养阴液五方面论治。魏凯善等[12]提出基于玄府理论辨治脾瘅，认为脾瘅之“内热”的核心病机源于“散精障碍、脾玄府郁闭，疏泄失常、肝玄府郁闭，蒸化失用、肾玄府郁闭”，由此提出脾瘅之治当以“开通玄府”为要，包括“运脾开玄、助脾散精，调肝开玄、畅调气机，补肾开玄、宣通气液”三法，以期为临床治疗脾瘅、阻断消渴病发生提供新的治疗思路。赵春雷等[13]通过对刘完素火热论的阐释，结合慢性咳嗽的各家认识与治疗经验，尝试从火热致病的角度对慢性咳嗽的病因病机进行探究，认为火热邪气贯穿于慢性咳嗽发生发展之中，指出“肺气怫郁”是慢性咳嗽的关键病机，并运用清火解郁法进行论治。唐瑞雨等[14]指出，在玄府疾病的治疗上，以“开通”为根本。对玄府实证主要有解表散寒开玄法、清透火热开玄法、清利湿热开玄法、泻下通腑开玄法、化痰开玄法、活血通络开玄法等；对玄府虚证则有补气通玄法、养血通玄法、养津通玄法、健脾通玄法、滋阴通玄法等。

三、易水学派

张元素、李东垣、王好古、罗天益是易水学派的重要代表人物。蔡青城等[15]指出，易水学派精于脏腑辨证论治，在先后天元气论的认识基础上，重视后天元气之本在治疗咳喘中的重要性，同时强调脾胃为人体气机升降枢纽，脾胃受损是导致肺失宣降的关键病因之一。易水学派将脾胃学说运用于咳喘的临床辨治中，以补脾胃、调气机、培土生金为其治疗咳喘的治疗思路，灵活运用甘温、升浮之药。赵鑫等[16]指出，易水学派在继承《黄帝内经》刺血理论的基础上，重视脏腑辨证，发展脾胃学说，将脾胃理论与刺血疗法相结合，在应用于热证、经络壅滞之证等实证治疗的同时，扩大了刺血疗法的主治范围，将其应用于虚证、虚实夹杂之证。同时对刺血工具的选择、刺血部位、出血量、适应证等内容进行详细的阐述，为后世医家对刺血疗法的传承与应用提供了思路与方法。侯仙明等[17]认为糖尿病周围神经病变基本病机是玄府气化失司，因此提出了针对性治疗大法即升阳通玄法。在升阳通玄法指导下，将易水学派两大名方升阳散火汤与元戎四物汤（桃红四物汤）结合，创立了达玄饮，并在升阳通玄理论指导下对方义进行了重新解读，充分展现了燕赵医学的特色与优势。蒋先伟等[18]指出甘温除热法为阴火之治疗大法，临证根据阴火的形成机制及病情发展不同，应用不同治法，或益气升阳，补泻共用；或益气升阳，滋水伏火；或益气升阳，梳理气机；或益气升阳，疏散邪火；或益气升阳，燥湿泻火；或益气升阳，养阴泻火。

黄挺[19]认为放疗后耳鸣的基本病机为水衰火实，热郁于上，气机升降出入失常。耳为清窍，以通为用，故治疗上可取甘温除热之法，一则开通郁结，二则温通气血，三则补益脾肾。蒋於琨等[20]探讨了甘温除热法在虚热肺痿证治中的应用。张耀夫等[21]指出，李杲认为小便淋闭是邪热为病，分上焦气分及下焦血分。治疗上以阳中之阴药清肺渗泄治上焦，以阴中之阴药补水泄热治下焦。组方上重视药物气味、剂量、数量，防止药过病所。创通关丸、清肺饮子等方，并对气血兼病及杂病进行论述。泌尿系感染、肾盂肾炎、肾功能不全等病，均可参考其经验进行治疗。唐旖旎等[22]对李东垣与傅青主诊疗带下病学术思想进行比较后指出，李东垣在《兰室秘藏》中认为带下病病因以“湿”“寒”“虚”为主，采用“温补中焦”之法，形成了具有鲜明特色的学术思想。傅青主在《傅青主女科》中认为带下病病因以“湿”“热”为主，治疗上采用疏肝、健脾、利湿、清火等多种治法。常燕等[23]认为，李东垣“阴火论”始于《黄帝内经》“阴虚生内热”之文，脾胃虚损是阴火根本起源，相火之妄动是其本质，升降失调是其核心病机。室性期前收缩作为临床常见的心律失常之一，与“阴火论”因机证治密切相关，运用阴火理论代表方药补中益气汤、朱砂安神丸治疗室性期前收缩，方证结合已被证实。因此，从“阴火”角度辨治室性期前收缩为该病治疗提供了一种新的思路，具有一定临床指导意义。

四、攻邪学派

张从正是攻邪学派的代表性医家。汪琳等[24]指出张从正临证治疗疑难杂症以攻邪思想为指导，认为病由邪生，论治疾病注重祛邪，邪去则正安。治疗上灵活运用汗、下、吐三法；创新应用外治法治疗疑难杂症；发挥《内经》情志相胜思想和“惊者平之”的思想治疗情志病；基于攻邪思想治疗急症着眼于速，开创了中医急诊的先河。张涵等[25]认为，张从正提出了“三消当从火断”的学术思想，并对消渴病的传变作了进一步的阐述。在治疗消渴病方面主张“调下并用”同时兼顾饮食、情志、节欲的调护，丰富了消渴病诊治的理论体系，为临床诊治提供了宝贵的经验。玄霄宇等[26]指出，张从正结合《内经》理论和自己的经验，扩展了多种情志疗法。其中的精髓就是气机互调，即利用不同气机间的相互作用治疗疾病，利用某种情绪引发气机改变，改变的气机作用于致病的气机，使气机归于平衡，则情志得舒。张从正对情志疗法的创新还有移精变气法等，情志疗法多种多样，但根本上都是调畅气机。李欣等[27]认为，张从正提出消渴病“病因火生、证由火定”的论断，从“三邪理论”角度阐述消渴病因，进一步提出“三消当从火断”学说以及“趋火下行”的治疗方法，并将药攻与食补相结合，提出“下之”“调之”与食疗相结合的治法，在祛邪的基础上补益人体正气，形成一套完整的结构框架理论，丰富了消渴理论体系。

五、丹溪学派

丹溪学派朱丹溪、戴思恭等的治法思想有一定的研究进展。翟争等[28]指出，朱丹溪提出血虚内热夹痰瘀而致痹，在痹证诊疗全过程处处体现阳有余阴不足的学术思想，如忌辛散燥热劫阴，顾护阴液。富有创造性地提出痹证痰瘀同治，更配合针灸等中医特色疗法圆机活法，同病异治。武子健等[29]指出，朱丹溪治疗痰证有其独到的见解，主要从气、火、湿、瘀、积、风及攻邪七个方面论治，多以二陈汤为基础方，酌情加减。郑凡超等[30]探析了“倒仓法”的独特之处及作用机制，指出“倒仓法”是朱丹溪在《格致余论》中所记载的中医特色疗法，此法单用黄牛肉配合特殊的熬制和服用方法，用以治疗各种停痰瘀滞导致的无名奇病，同时有延年益寿的功效。

杜非等[31]指出，朱丹溪在论著中提出“痰挟瘀血遂成窠囊”之说所论窠囊，是以气病日久成痰化瘀、胶结隐匿于体内深处为主要病机，具有不易清除、病势缠绵、病症繁多的临床特点。在治疗上朱丹溪注重疏调气机、导痰破瘀力求直捣窠囊，以二陈汤、四物汤为主方佐以痰瘀同治之药，积累了丰富的临床经验。所附医案以窠囊学说为指导，采用痰瘀同治、调气解毒之法治疗早期胃癌和结肠息肉，临床疗效确切。肖战说等[32]认为，朱丹溪首次明确了痛风病名，系统论述了病因病机，认为痛风病因为风、寒、湿、热、气、痰、瘀、虚、酒毒，病机为风、寒、湿等外邪侵袭，血热、湿热、痰浊、酒毒内蕴，患者素体亏虚为邪所乘，致使经络血脉受阻不通作痛而成痛风。针对复杂的病因病机，朱氏提出以祛风散寒、利湿清热、行气化痰、活血补虚为主的通治大法，拟定上中下通用痛风方作为本病的通治方，并根据病位不同、虚实有异、外感内伤有别灵活加减以提高疗效。孙鹏等[33]指出，朱丹溪在《丹溪心法》《金匮钩玄》等著作中对水肿做了较为详细的阐述。其将水肿分为阴水、阳水进行辨证，认为"脾虚不能制水，水渍妄行"为水肿主要病因。治疗水肿当重视补脾，化湿利水，不忘调气，并随症加减；应用汗法，当有表证，为防劫阴伤正，主张慎用泻下逐水之剂。郭晋斌等[34]认为朱丹溪论治中风既有家传，又有师承，在继承《内经》基础上，广纳金元各家经验，集诸氏之大成，以内风立论，重视气血，分辨痰瘀，且强调辨证，纠正时弊，活用汗吐下法。

方洿灏[35]指出，戴思恭在其所著《证治要诀》中将腰痛的病因病机责之于风寒湿瘀虚，在治疗上则根据辨证结果灵活选择五积散、渗湿汤、肾着汤、黑神散、复元通气散、十全大补汤、四物汤、养荣汤等名方加减用药，尤擅用五积散治疗腰痛。曾慧珍等[36]总结了戴思恭治疗郁证的经验后认为，在郁证治疗上，首先要注重调中焦，用药升降兼施，以恢复脾胃的升降功能，首推川芎、苍术和香附三药。其次，要区分表里、辨兼证以及经络，根据表里、兼证的不同，分别施以汗法、下法、和法、补法、温法等治疗；注重审查病因，确切辨别病在哪条经络，再根据经络与脏腑的联络关系而选择对应的药物来治疗，以达药至病所之效。

六、温补学派

张景岳、李中梓等是温补学派的代表人物。沈钦荣[37]从病宜速治、法贵圆通、汗法有六要五忌三大原则，汗、补、温、清、吐、下六法，探讨了张景岳治疫经验，对防治新型冠状病毒感染提供借鉴。沈琦等[38]指出，《景岳全书·杂证谟·积聚》专篇对积聚进行了全面系统探讨，对经典及前人的论述进行总结并加以阐释，详分积聚，渐成、坚硬不移、有形、属血分者为积，作止不常、聚散、无形、属气分者为聚，认为积聚的病因有饮食、血气、风寒三者，确定积聚的治则及攻、消、散、补四治法，强调审疾病缓急择攻补之机，论述了积聚的阶段分治，专列积聚治方，详述内外治法，对现代肿瘤的辨证论治具有很大的参考价值。吴安迪[39]通过对张景岳有关血证理论及治疗血证相关方药的研究，整理出了张景岳论治血证学术思想与用药规律，认为其在治法上重视调补气血，亦不忽视祛除火热外邪，擅补脾肺元气，滋养肝肾命门精血，为现代临床治疗出血性疾病提供参考。秦思等[40]认为，新型冠状病毒感染属中医学“湿毒疫”范畴，早期多以湿邪外袭为主，恢复期则多以正虚邪恋，气阴两伤，肺脾不足，夹湿夹瘀为主。针对疾病恢复期的特点，可以参考张景岳的学术思想和用药经验，以注重肾阳祛痰湿、重用地黄益脾肺、以心为本畅情志、中兴思想养元气的方法进行预防保健、治疗。张馨尹等[41]指出，张景岳探求病源，明辨八纲，对痹证有着深刻的认识，认为外因之风寒湿及内因之气血虚是痹证的主要病因，从温补论治，药灸并用，用温补之方药和灸法达到温阳散寒、祛风除湿、补益气血而除痹止痛的作用，不仅系统总结了前人的学术思想和临床实践，又发前人所未发，于临证处变中多有创见，为后世作出了绳墨之范。吴燕等[42]对张景岳所著《景岳全书》中的小儿疾病诊治经验进行探析后指出，张景岳认为小儿之病，易治难辨，尤其虚实辨证，更要四诊合参。但因小儿独特的生理特点，临床疾病多以虚证常见，故治疗上十分重视培补脾肾元气，同时慎用苦寒清泻之药。对于小儿服药即吐或药后无效甚或加重的情况，除调整药物口感之外，更要有守方的信心和及时调整用药思路的决心。

陈少枪等[43]指出，李中梓治疗咳嗽当首辨外感与内伤，再分虚实。在咳嗽的治疗上外感主张辛温散邪，内伤强调壮水润金，老人、虚人咳嗽，擅用温补，固护正气，培土生金，重视脾肾先后二天。周彤等[44]认为明代医家李中梓以脾为主脏、湿为主因论治泄泻，执简驭繁掇菁撷华凝炼出“治泻九法”，为后世治泄泻之典范。治疗放射性肠炎的全程应将升提中气、疏利气机贯穿始终，以复脏腑气机升降运动。放射性肠炎急性期以湿热互阻、水湿壅盛为主，急则釜底抽薪，以清凉、淡渗、甘缓为先，方可选用葛根芩连汤、平胃散、小建中汤加减；慢性期以脾肾两虚、气阴两伤为主，缓则培本固脱，以温肾燥脾、酸收固涩为重，使用乌梅丸、四君子汤配合四神丸收效甚佳。王梦媛等[45]指出，李中梓认为一切虚证归属脾肾，脾肾阳虚、风湿阻滞为慢性溃疡性结肠炎的根本。李中梓治泻九法广泛应用于慢性溃疡性结肠炎的各个发病阶段，其中升提法、燥脾法和温肾法在慢性期最为多见。金子开等[46]认为，李中梓论治痿证法宗《黄帝内经》《难经》，下启诸家，在张仲景、李东垣、朱丹溪等治疗方法的基础上进行了发挥与补充，临证尤为重视辨证论治，不妄投成方，注重因时、因地、因人三因制宜，针对痿证虚损的性质，以温补为善，多用温药补阳，并注重先后天之本脾肾的顾护。此外，李中梓论治痿证以初法攻伐、中法既济、末法宽补三法分阶段论治，通过标本择治拓宽了“治痿独取阳明”的治疗方法。

七、温病学派

明清时期是温病学派发展的鼎盛阶段，吴有性、叶桂、薛雪、吴瑭、王士雄等是温病学派的重要医家。丁瑞丛等[47]探讨了运用吴有性《温疫论》中达原饮治疗新型冠状病毒感染的体会，认为新型冠状病毒感染属于中医学疫病湿温范畴，其病位中心在脾胃，随着病情进展可先后波及肺、心等多个脏腑。治疗上以清热祛湿泄浊为治疗大法，遵循宣上、畅中、渗下的治疗原则，重症者兼以化瘀开窍。治疗上选用达原饮作为基础方，寒热并用，清热祛湿并举，灵活加减运用可缩短患者发热时间，减轻肺部炎症，改善症状。黄玮玲等[48]通过对温病大家吴有性及其著作进行分析、归纳和总结，认为吴氏立足于温疫全程，除攻下法外，其临证早期预防和纠正误治的思想，温疫治疗中重视调护正气，倡导补泻兼施、生津养阴和慎用寒凉等具体临证思路，康复期注重饮食调护，均对现代温疫的诊疗有着较好的指导意义。马金玲等[49]指出，《温疫论》作为我国第一部论述急性传染性疾病的专著，体现了吴有性在疫病辨证及论治方面的诸多独到见解，即在病因上明确提出“异气”致病，创造性地以膜原为主要病位，提出“治疫以逐邪为第一要义”，倡导治疗以攻邪为主兼顾扶正，重视“汗法”“下法”的使用，运用灵活多变的药物配伍创达原饮、三消饮等名方，奠定了疫病辨证治疗的理论基石。

郭永胜等[50]指出，叶天士将《黄帝内经》中肝之苦欲补泻气味治法——甘缓、辛散、酸泄，总结归纳为“《内经》肝病主治三法”，指出此治法的本质乃是调肝之体用：辛以理用，酸以治体，甘以缓急。王彩娣等[51]指出叶氏治喘，以肺体为中心，着眼于肾、肝、脾胃、三焦等脏腑，依据脏腑经络、气血阴阳的相互关联及转化，分而治之。治疗喘证以辨阴阳、辨虚实、辨脏腑、辨缓急为特点，治疗方法包括温肺化饮法、清热泻肺法、宣肺利水法、补中益气法、补肾纳气法、温阳利饮法、分消走泄法、降气活血法、益胃养阴法、固元收摄法 10 种。陈旭等[52]指出《临证指南医案》中“培土制风”法为叶天士治疗内风的重要方法，叶天士以岐黄、张仲景学说为立法之旨，创立脾阴、脾阳、胃阴、胃阳分治法，辨治脾阳立以甘温益气、温阳封固、化痰息风法；辨治胃阳通补和胃，辨治脾阴、胃阴提倡养血和营，力厚填阴（奇经虚风）、甘凉濡胃、清火养阴法，诸法直切“阳化内风”病机颇具特色。陈琳琳等[53]指出，叶天士在《临证指南医案》中详述温病热入血室之病因病机，认为感受温邪为主要致病因素，同时根据妇人体质之差异，邪热入侵部位之不同，多从卫气营血辨证结合三焦辨证进行诊疗。热入血室作为妇人特有之疾病，在邪热发病过程中易耗伤阴津，易与血相结，故叶天士提出从热伤营阴、血结、气分、和解温通、驱邪通络论治温病热入血室。柳红良等[54]指出，叶天士在《温热论》中完整地提出“分消上下”法治疗气分湿热证。虽然叶天士将湿热的病位定位于三焦，但其重心仍在中焦脾胃。根据脾胃湿热证偏于上焦、中焦和偏于下焦不同的症状体现，以及“湿重于热”“热重于湿”病理性质的差异，进一步将“分消上下”法分为“芳香辛散”“开泄”和“苦泄”三法，为后世指导临床治疗脾胃湿热证提供了法门。王仕奇等[55]指出，温阳祛湿法为叶天士一大创建。此法主治脏腑虚寒湿病，随三焦和脏腑之异别进一步细化。上焦证治中，温通心阳分为辛滑温通和诸脏联治，温宣肺阳有寒湿蕴肺证治和肺肾合病证治。中焦证治中，温运太阴有脾阳虚证治和脾阳困证治，通补阳明常法有三，变法有二，脾胃同调则有三种治法。下焦证治中，温厥阴肝有厥阴寒湿证治和厥阴阳明证治，温少阴肾有肾阳虚寒湿证治和脾肾阳虚寒湿证治。

曲永龙等[56]指出，薛雪治虚劳病主要从天时、地利和人事三个方面入手，尤其注重人事调摄在恢复健康中的作用，而人事当中尤以做静摄功夫为要点。在此基础上使患者情志怡悦、戒怒戒劳，再论药饵。立方时注重参考四时运气之升降浮沉来衡定处方的寒热温凉以及治疗的标本缓急；注重顾护脾胃中州之气来选择填充滋补的恰当时机；注重补养填充奇经八脉、疏通络脉结合使用，使得补而不滞、养而不壅；注重调和营卫、平补三阴而稳步建功等，为虚劳病的治疗提供了借鉴思路。

戚璐等[57]研究吴鞠通治肝思想后指出，病毒性肝炎以正虚为本，湿热为标。治湿热首当疏利气机、调理脾肾、清泻肝胆。病毒性肝炎患者多以脾阳不运、肾阳不温为根本，可从肾治之。温补肾阳方药多温燥，临证在补肾方中加入清泻之品可起到事半功倍的效果，这也是吴鞠通“温肾必助凉肝”思想的具体应用。因此，温肾法也是治疗病毒性肝炎的有效措施之一。索文栋[58]认为，运用吴鞠通养阴之法治疗糖尿病，契合糖尿病阴虚燥热的核心病机，并可依据糖尿病发生发展的不同阶段、不同证候，时时护阴，辨证施治，予以甘寒生津、酸甘化阴、咸寒滋阴、清热养阴、泻下存阴之法。

八、扶阳学派

扶阳派又称火神派，始于清末郑钦安，以注重人体阳气为指导思想，以宣通、温补为治疗原则，擅用姜附桂为用药特色。陈晓慧等[59]指出，郑钦安之学术思想重视人身阴阳，并形成了以先天坎离为主的阴阳观。辨析围绝经期疾病可单从肾论，也可从心肾关系调。而从郑钦安之阴阳观分析，则当抓住阳衰阴不足、虚阳上浮、心肾不交的特点，以扶阳抑阴为大法，兼潜摄浮阳、交通心肾。叶孟婷等[60]通过介绍“火神派”鼻祖郑钦安之“阳主阴从”学说，借以阐述前列腺癌伴骨转移的发病机制以及临床治疗思路，为更好地认识及治疗前列腺恶性肿瘤提供新方案。刘红鑫等[61]利用扶阳法治疗广泛性焦虑障碍，认为本病的本质是阳虚，与心、肝关系密切，着重调整心阳、肝阳，兼顾脾肾阳气，同时祛除因阳虚不运所产生的气滞、水湿、瘀热痰浊等病理产物，多用桂枝去芍药加蜀漆龙骨牡蛎汤合吴茱萸汤化裁，为广泛性焦虑障碍提供了新思路。梁新梅等[62]基于扶阳理论，着眼于内阳外阴本体结构，认为原发性肝癌是由于阳气运行障碍或阳虚失运导致阴成形太过，进一步产生气滞、血瘀、痰浊等病理产物，因此在治法上提倡先温通上焦以“去其血脉”，继而温固下焦，最后培元固本的次第治疗。

九、龙砂学派

江苏锡澄地区的龙砂医学流派肇起宋元，隆盛于清乾嘉时期，涌现出许叔微、沈金鳌、柳宝诒、张聿青等著名医家。潘一等[63]指出清代名医沈金鳌于《杂病源流犀烛》中总结泄泻的辨治源流，并指出泄泻的病因乃以湿为主，兼夹各邪。重视病因辨证，治疗主张脏腑同调，如肺肠同调、脾肠同治、太少兼顾等。处方用药强调温养脾胃、分利水湿、升阳止泻、收敛固涩等。刘德果等[64]认为沈金鳌在男科疾病的治疗上，多结合按摩、导引之法，注重临证应用，参以引经药物直达病所，组方配伍相当精当。

邹汶珊等[65]探析了柳宝诒治疗痰证的特色，认为柳宝诒将痰之成因多责于木火，临证辨治时重视调理气机，多从胃、肝着手，降肺、和胃、清木以泄痰，以斡旋枢机气化，恢复脏腑功能。邹汶珊等[66]还指出，柳宝诒在深入研究伏气温病的基础上提出了女科疾病多为热邪内蕴、伏而发病，瘀热内蕴、营阴受损为主要病因。其辨证时重视女科疾病易损营伤阴的特点，治疗用疏瘀化热、养营托邪之法，巧用经方灵活化裁，擅长以药制药，尤擅用生地黄顾护阴津。

郑齐等[67]指出，张聿青治湿的学术特点体现在其具体治湿法度的运用中，这些治法中如流湿润燥法和苦辛开泄法是其独具特色的治湿之法，而芳香化浊法、清热化湿法、攻逐水湿法等则是其传统的治湿之法，在运用中赋予了新意。过忆[68]等探讨了张聿青治肝的用药规律，指出张聿青治肝用药在归经上五脏相对平均，六腑偏重胆、胃；药性以寒性、平性为主；药味以甘味为主，苦味次之；功效上以补虚类为主，利水渗湿类、清热类次之。认为张聿青治疗肝阳肝火注重滋养阴血；治疗肝气时兼顾脾肺；治疗肝风时，注重胆胃之降。

十、其他医家

1. 孙思邈

陈耀等[69]指出，孙思邈其所著《备急千金要方》中续命汤及小续命汤、大续命汤、大续命散、续命煮散、西州续命汤等续命汤类方，诸方皆以“辛味治风”为特色。辛味药具有行散润养、升阳开窍之效。总结其在治疗中风的续命汤及其类方中发挥作用的理论基础为：辛者，发汗散风，以辛之走散开窍，开鬼门以散风邪；通达表里，标本兼顾，走表发汗以散邪治标，入里以破癥坚积聚顾里；散邪荡瘀，益气养血，以辛之行散，行气散瘀，荡涤瘀滞，润养气血，扶助正气。续命汤及其类方中诸辛味药合用，既辛散宣通、涤荡瘀滞，又益气养血、活血化瘀，对中风之表里、寒热、虚实之证皆适用。栾振先等[70]认为在临床辨治重症肌无力时，首先应抓住重症肌无力“脾虚气陷”和“肺热叶焦”的两大基本病机，以“黄芪、人参、甘草”和“黄芩、石膏、麻黄”为两组基本药对。尤其是“清泻肺热”的治法在临床中应引起足够重视。栾振先等将孙思邈治疗“肉极”的核心处方架构归纳为“麻黄、葛根、防风、黄芩、石膏、甘草、白术、黄芪、山药、附子”，融“温、补、托、清”于一炉。

2. 王清任

卢泰成等[71]指出，活血化瘀法作为中医药治疗肿瘤病的核心治法之一，临证效果颇佳，但也需与益气、化痰、祛湿、解毒等治法相伍为用，方能不失偏颇。通过简述王清任活血化瘀法的学术思想，并基于王清任对积聚病的认识，总结其运用活血化瘀法在肿瘤治疗过程中的经验，探讨王清任活血化瘀法在肿瘤辨治过程中的具体应用，以丰富中医肿瘤病机学说，为肿瘤临证辨治提供一定的借鉴。任思思等[72]指出，王清任在《医林改错》中以气血关系为基，创立了一系列有关活血化瘀的方剂，完善了益气活血的理法方药，为后世医家论治疾病提供了新思路。

3. 陈自明

李露等[73]指出，《妇人大全良方》中提出了气血亏虚、肾气亏虚、外邪侵袭、气滞血瘀是产后痹的关键病机；并提出了益气活血散瘀、补气养血祛风的治疗原则；方剂选用趁痛散、黄芪散、木香散、人参散等。崔粲等[74]指出，陈自明在诊治血证时，调畅气机、调节冲任、调理脏腑以治经病，凉血止血、调畅气机、补益肝脾肾以治出血，行气化瘀以治瘀血，调和气血以治气血不和，但是不论是在诊治出血、瘀血还是气血不和、经病时都要在调血的同时注重调气。

十一、未来展望

多位学者基于文献著作和相关医家的学术特点等，对中医历代名家的病证治法研究取得了一定的进展，这些研究将有助于临床诊治失眠、咳喘、痿证、痹证、腰痛、痰证、血证、带下、围绝经期疾病、疫病、糖尿病、痛风、肿瘤等病证。对不同医家治法进行比较的研究，主要体现在金元四大家诊疗痿证、痹证等[75-77]，相对还比较少。从年横截面的角度看，历代名家病证治法思想及其具体应用，还有待逐步的积累和概括，也可针对某一医家、某一流派、某一病证或某一治法，进行十年、二十年或更长期的纵向研究总结。

参考文献

[1] 王荣荣，高飞，吕翠霞. 张仲景从脾论治学术思想探析 [J]. 江苏中医药，2020，52（2）：12-14.

[2] 高雅婷，杨勤军，张星星，等. 论张仲景调理脾胃论治肺系疾病 [J]. 中国中医基础医学杂志，2020，26（9）：1232-1233，1236.

[3] 王章林，黄海，郭明章. 浅析张仲景从脾胃辨治心系疾病 [J]. 新中医，2020，52（20）：161-163.

[4] 郑晓丹，盛炜，高想. 张仲景论治水气病经验浅析及临床体会 [J]. 云南中医学院学报，2020，43（1）：57-61.

[5] 谷红苹，徐程，鲍平波，等. 张仲景温补肾阳合用助阳法治疗肾阳虚证探讨 [J]. 江苏中医药，2020，52（6）：18-19.
[6] 石维娟. 张仲景调和营卫法及应用研究 [D]. 济南：山东中医药大学，2020.
[7] 黄鸿鹏，徐笋晶，姬爱冬. 从肾着病证治浅析张仲景治疗带脉病思路 [J]. 河南中医，2021，41（11）：1621-1623.
[8] 郭仲凯，周永学，李翠娟. 基于药机对应探析仲景治疗失眠的基本方法 [J]. 陕西中医，2021，42（11）：1594-1597.
[9] 李丹妮，马作峰. 基于"聚于胃，关于肺"的思想论张仲景对咳喘的治疗 [J]. 中国中医基础医学杂志，2021，27（12）：1858-1860.
[10] 徐文楷，李赛美，刘超男. 张仲景通阳十六法浅析 [J]. 中华中医药杂志，2021，36（6）：3347-3350.
[11] 石芳，张乃霖，郑晓佳，等. 从"火热论"探讨胃食管反流病证治思路 [J]. 中医杂志，2020，61（3）：213-216.
[12] 魏凯善，罗敏，魏静，等. 基于玄府理论探讨脾瘅辨治 [J]. 中国中医基础医学杂志，2020，26（8）：1200-1202，1213.
[13] 赵春雷，石绍顺. 基于火热论探讨慢性咳嗽的病因病机和治疗 [J]. 山西中医，2021，37（5）：1-2，6.
[14] 唐瑞雨，金子豪，赵蕊，等. 刘完素玄府学说初探 [J]. 中医药通报，2021，20（6）：19-21.
[15] 蔡青城，毛玉璇，常甜，等. 从易水学派调补脾胃学术思想探析咳喘辨治经验 [J]. 河北中医，2021，43（10）：1589-1592，1597.
[16] 赵鑫，石芳，兰向东，等. 易水学派刺血疗法理论及应用探析 [J]. 中医杂志，2020，61（23）：2109-2112.
[17] 侯仙明，张怡，贾云芳，等. 从升阳通玄论治糖尿病周围神经病变 [J]. 河北中医药学报，2021，36（3）：5-8，17.
[18] 蒋先伟，张瓅方. 李东垣阴火论及甘温除热法 [J]. 河南中医，2020，40（6）：844-846.
[19] 刘瑶，黄挺. 黄挺运用甘温除热法治疗放疗后耳鸣经验介绍 [J]. 新中医，2021，53（24）：141-143.
[20] 蒋於琨，杨帆，张伟. 论甘温除热法在虚热肺痿证治中的应用 [J]. 吉林中医药，2021，41（10）：1270-1272.
[21] 张耀夫，洑晓哲，王彤歆，等. 李杲辨治小便淋闭思想浅析 [J]. 中华中医药杂志，2021，36（10）：6206-6208.
[22] 唐旖旎，刘文娥. 浅析李东垣与傅青主诊疗带下病学术思想比较 [J]. 云南中医中药杂志，2021，42（1）：10-12.

[23] 常燕，李成，仲东生，等. 从李东垣“阴火论”辨治室性期前收缩 [J]. 北京中医药，2021，40（12）：1355-1357.
[24] 汪琳，丁子惠，李萍. 张从正疑难杂症论治特色 [J]. 吉林中医药，2020，40（11）：1439-1441.
[25] 张涵，陈晓云，钱晓璐，等. 张从正《儒门事亲》论治消渴浅析 [J]. 天津中医药大学学报，2020，39（5）：525-526.
[26] 玄霄宇，陈存川，苏振华. 张从正情志疗法初探 [J]. 湖北中医杂志，2021，43（4）：56-59.
[27] 李欣，王仁和. 张从正对消渴病因病机及治法理论体系的贡献 [J]. 西部中医药，2021，34（5）：73-75.
[28] 翟争，巩勋，崔家康，等. 朱丹溪痹证论治特色探析 [J]. 中国中医基础医学杂志，2020，26（5）：583-584，612.
[29] 武子健，李娜，王丽，等. 朱丹溪治痰之法刍议 [J]. 浙江中医药大学学报，2020，44（10）：963-966，972.
[30] 郑凡超，陈龙娇，李裕思，等. 朱丹溪“倒仓法”探析 [J]. 中国中医基础医学杂志，2020，26（1）：30-31.
[31] 杜菲，陈明显，沈堂彪，等. 朱丹溪“痰挟瘀血，遂成窠囊”学说的临证应用 [J]. 浙江中医药大学学报，2021，45（6）：633-636，640.
[32] 肖战说，殷海波. 朱丹溪痛风通治思想探赜 [J]. 江苏中医药，2021，53（6）：12-14.
[33] 孙鹏. 朱丹溪水肿辨治思想探析 [J]. 江苏中医药，2021，53（5）：18-19.
[34] 郭晋斌，杨路庭，李毓娇，等. 朱丹溪论治中风经验探讨 [J]. 山西中医，2021，37（1）：1-2.
[35] 方涔灏，张洋. 越医戴思恭《证治要诀》中的腰痛诊治经验探析 [J]. 中医正骨，2021，33（10）：62，66.
[36] 曾慧珍，周红. 戴思恭治疗郁证经验 [J]. 中医学报，2021，36（03）：529-532.
[37] 沈钦荣. 张景岳治疫经验 [J]. 浙江中医杂志，2020，55（5）：321-322.
[38] 沈琦，朱津丽，贾英杰.《景岳全书》积聚证治探析 [J]. 山东中医药大学学报，2021，45（2）：191-194.
[39] 吴安迪. 张景岳论治血证学术思想研究 [D]. 长沙：湖南中医药大学，2021.
[40] 秦思，曲永龙，张淑文，等. 基于张景岳学术思想浅谈新型冠状病毒肺炎恢复期的中医治疗思路 [J]. 北京中医药，2021，40（3）：230-232.
[41] 张馨尹，边致远，沈醉，等. 张景岳温补法论治痹证浅析 [J]. 浙江中医杂志，2021，56（5）：318-319.
[42] 吴燕. 张景岳治疗小儿疾病经验探析 [J]. 中医儿科杂志，2021，17（5）：23-26.

[43] 陈少枪，蒋宇宽，张晓琳. 李中梓辨治咳嗽经验浅析 [J]. 湖北中医杂志，2020，42（6）：18-20.
[44] 周彤，胡帅航，李铮，等. 基于李中梓“治泻九法”论放射性肠炎的分期治疗 [J]. 环球中医药，2021，14（9）：1617-1620.
[45] 王梦媛，刘艳，李佳楠，等. 从李中梓治泻九法谈温补脾肾在慢性溃疡性结肠炎治疗中的应用 [J]. 河北中医药学报，2021，36（1）：5-9.
[46] 金子开，郭子为，张思雅，等. 李中梓痿证诊疗思想探微 [J]. 河南中医，2021，41（1）：36-39.
[47] 丁瑞丛，龙清华，王平，等. 运用达原饮治疗新型冠状病毒肺炎的体会 [J]. 中医杂志，2020，61（17）：1481-1484，1511.
[48] 黄玮玲，张晓军. 吴有性治疗温疫学术思想探析 [J]. 湖南中医杂志，2021，37（11）：132-133.
[49] 马金玲，于海，魏岩，等. 吴有性《温疫论》之“证、法、方”浅析 [J]. 长春中医药大学学报，2021，37（4）：713-715.
[50] 郭永胜，黄书婷，渠景连. 叶天士“肝病主治三法”理论的运用规律探析 [J]. 吉林中医药，2020，40（2）：178-180，184.
[51] 王彩娣，李贝贝，龚丽，等. 从《临证指南医案》探析叶天士治疗喘证的思路与方法 [J]. 浙江中医药大学学报，2020，44（12）：1246-1250.
[52] 陈旭，贾波. 叶天士《临证指南医案》“培土制风”法探析 [J]. 中国中医基础医学杂志，2020，26（10）：1438-1439，1447.
[53] 陈琳琳，杨燕贤. 叶天士论治温病热入血室经验撷菁 [J]. 环球中医药，2021，14（2）：275-277.
[54] 柳红良，董斐. “分消上下”法治疗脾胃湿热证理法探讨 [J]. 中华中医药杂志，2021，36（6）：3362-3365.
[55] 王仕奇，黄菁，李思泽，等. 叶天士《临证指南医案》温阳祛湿法述要 [J]. 长春中医药大学学报，2021，37（6）：1188-1191.
[56] 曲永龙，郭玉红，刘清泉. 薛雪虚劳病论治要点探析 [J]. 北京中医药，2021，40（2）：164-167.
[57] 戚璐，徐俊，程良斌. 吴鞠通治肝思想指导病毒性肝炎治疗 [J]. 中医学报，2020，35（3）：547-550.
[58] 索文栋，周雨桐. 吴鞠通养阴护阴法治疗糖尿病的思路探析 [J]. 北京中医药，2021，40（3）：278-281.
[59] 陈晓慧，纪云西. 从郑钦安阴阳观浅析围绝经期疾病辨治 [J]. 新中医，2021，53（18）：193-195.
[60] 叶孟婷，刘梦然，曹午阳，等. 基于郑钦安“阳主阴从”观论治前列腺癌伴骨转

移 [J]. 中国民族民间医药，2021，30（23）：78-80，84.
[61] 刘红鑫，赵杰. 浅谈经方扶阳法论治广泛性焦虑障碍 [J]. 中医药临床杂志，2021，33（10）：1900-1903.
[62] 梁新梅，黎军宏，苟尧，等. 从扶阳理论与内阳外阴本体结构探讨原发性肝癌的次第治疗 [J]. 中华中医药杂志，2021，36（02）：897-900.
[63] 潘一，张凯钰，王资涵，等. 沈金鳌辨治泄泻思想探析 [J]. 江苏中医药，2021，53（7）：15-17.
[64] 刘德果，陈其华.《杂病源流犀烛》论治男科疾病思想探微 [J]. 陕西中医，2021，42（1）：93-95，130.
[65] 邹汶珊，魏岩，周丽雅. 由医案探析柳宝诒治痰特色 [J]. 吉林中医药，2021，41（4）：447-449.
[66] 邹汶珊，魏岩，周丽雅.《柳宝诒医案》女科临证特色探析 [J]. 吉林中医药，2021，41（7）：862-864.
[67] 郑齐，于峥，王芳，等. 张聿青治湿学术特点与法度 [J]. 中国中医基础医学杂志，2020，26（12）：1760-1762，1774.
[68] 过忆，彭健，陶国水.《张聿青医案》治肝用药规律研究 [J]. 中医药临床杂志，2021，33（12）：2355-2359.
[69] 陈耀，张效科，张欢，等. 从"辛味治风"角度探析孙思邈用续命汤及其类方治疗中风的理论基础 [J]. 中医杂志，2021，62（19）：1736-1739.
[70] 栾振先，李绍旦，杨明会. 从《千金方》探讨重症肌无力的中医辨治思路 [J]. 环球中医药，2021，14（9）：1634-1637.
[71] 卢泰成，许博文，李杰. 王清任活血化瘀法在肿瘤治疗中的应用 [J]. 世界中医药，2021，16（10）：1616-1619.
[72] 任思思，郭文娟，韩庆贤，等.《医林改错》之益气活血法浅析 [J]. 山西大同大学学报（自然科学版），2021，37（1）：77-79.
[73] 李露，唐孟杰，杨越，等.《妇人大全良方》中产后痹辨治浅析 [J]. 北京中医药，2021，40（9）：996-998.
[74] 崔粲，翁家俊，龙健，等. 陈自明《妇人大全良方》诊治血证特色浅析 [J]. 江西中医药，2021，52（1）：1-3.
[75] 李宇欣，朱惠鉴，张晓轩，等. 金元四大家论治暑病特色 [J]. 长春中医药大学学报，2020，36（4）：630-632.
[76] 李羲子，金子开，高思远，等. 金元四大家痿证诊疗思路探微 [J]. 陕西中医药大学学报，2021，44（4）：61-66.
[77] 郝冬林，汪悦，高忠恩. 论金元四大家治痹特点 [J]. 中国中医基础医学杂志，2021，27（2）：209-211.

| 附 5 |

2020—2021 年中医理论方法论研究进展

方法论作为一个哲学概念，是关于认识世界、改造世界的根本方法的学说，就某一门具体学科而言，则是指采用的研究方式和方法的综合。20 世纪以来，科学方法论的重心开始向多元方法论转移，出现了如控制论方法、信息方法、系统方法等新方法，促进了方法论研究的快速发展。

关于中医学方法论的研究一直是关乎中医发展方向的重要问题，近几年来中医理论研究的方法论呈现蓬勃发展的态势，不少其他学科的新技术、新方法已引入中医学研究领域，引领了方法学创新的趋势。本文以中国知网（CNKI）中文学术期刊全文数据库和出版相关著作为主要信息来源，对近两年（2020—2021 年）中医理论的方法论研究进展情况进行述评，以期对中医理论的发展有所裨益。

一、马克思主义哲学方法论处于指导地位

从哲学层面而言，马克思主义方法论一直占据整个中医研究乃至国内学术研究的指导地位。虽然近年来研究方法大为丰富，但在哲学层面上历史唯物主义和辩证唯物主义仍然具有不可取代地位，且作为一种不断发展的思想，表现出旺盛的生命力。程雅君[1]从中国传统辩证思维的角度出发，对中医辨证思维的特点进行了分析，认为“阴阳学说”为代表的矛盾论是中医辨证思维的核心，做好天人合一与天人相分、整体论与还原论、辩证逻辑与形式逻辑、道与术四个方面的辩证统一是守正开新的方向。麻晓慧等[2]用唯物论与辩证法的思想对中医的精气、阴阳、五行、整体观念、辨证论治等理论进行分析，认为这些思想构成了中医学的生命与方法

论。庄学村等[3]用马克思主义的辩证思维方法分析天人相应、阴阳五行、辨证论治等中医思维观念，探讨四种辩证思维方法在中医学中的具体运用。吴昊等[4]提出了一种基于“数据喂养”模式的中医理论化进程，认为中医理论化进程的本质是以人脑为物质基础、以唯物辩证法为指导原则，以广义的“临床信息”构建数据库，实现中医学“数据喂养”的数字化决策学的生命观与方法论。

二、以象数思维为代表的古代哲学方法是中医的基础

象数思维是中医学重要的原创思维方法，在形成并丰富中医药学理论、构建中医学理论体系中发挥了巨大作用。它是建立在直观感象基础上的思维方式，其中象思维又包括取象比类、取象推理两种，数即为数术的方法。近两年相关研究集中在对中医象数模型的解析上，以及对中医遣方用药思想的分析。

徐云浩等[5]提出象思维是构建中医学人体生命模型的关键思维，在辨证环节中微观指标可通过取象比类赋予其中医学内涵，而证素辨证可以为取象比类、构建微观辨证体系提供现代方法学工具，人工智能技术和大数据拟合分析可进一步优化取象比类的结果。李洪海等[6]以象数思维为指导，运用取象比类、取数联象的思维方法，根据后天八卦的卦辞、卦形、卦象、卦性等方面与各个脏腑的生理性质和功能特征相联系，将对应关系细化到各脏腑具体的功能上，深入总结了八卦 - 脏腑体系。丘述兴[7]运用中国“气 - 阴阳 - 五行 - 象数”模型，取类比象，对乐曲进行分析归纳，阐述音乐的中医认识方法与分析方法。杨凤等[8]运用象数思维对《黄帝内经》十二经脉理论中的象数模型进行解析，认为《黄帝内经》中最终以“二体三用”模型定型十二经脉体系并阐释理论。赵国慧[9]以数术为理论方法切入点，对《黄帝内经》以脾胃为枢的藏府模型进行解构，提出以脾胃为枢的藏府模型建构思想。赵洋洋等[10]假《易》之数术变化，从开枢阖论角度阐述“体阴用阳”与“体阳用阴”的二维及三维架构机理，建构“体用 - 阴阳”方法论。在方药研究方面，王亚东等[11]运用数术的方法对张仲景的桂枝新加汤的组方思想进行了分析，认为药物的剂量与数术相

对。陈宇等[12]运用象思维分析守宫治疗食管肿瘤的作用。

此外，部分学者从关系实在论视域提出“气-阴阳-五行”关系模型[13]，并进一步精炼为“关系-场”；在身体哲学视域下，提了中医的身体观认识[14]；在辨明气、一气分阴阳的概念实质基础上，提出道、应象与全息感应是藏象学说的思想方法[15]。

三、以诠释学的方法阐明中医理论内涵

诠释学又称解释学，其本质上是实现一种语言转换，从词源上至少包含理解、解释和应用三个要素。2000年后诠释学被引入中医学研究，发展了中医经典的诠释学研究、中医理论的诠释学研究、中医诠释学方法探讨、创建中医诠释学的探索及诠释学在中医其他领域的应用五个方面[16]。

中医诠释学研究主要集中在名词术语的研究、理论研究与经典研究上。倪菲等[17]运用语义关系和本体诠释学的研究方法对中医药膳术语进行标准化研究，完成了语义关系及规范表述，建立中医药膳术语释义语料库。李祖民等[18]开展基于诠释学的《伤寒论》“伤寒”名词术语研究，将“伤寒”在不同时期的定义进行诠释学“视域融合”。张宇兴[19]借助诠释学的“效果历史”“诠释学循环”“视域融合”等理论与方法对《伤寒论》文本、文蛤散方剂和本草的诠释思想进行分析与评价。张涛等[20]对《伤寒论》条文中“不可余药”进行诠释学研究，辨析统编教材所作的“不可使用其他药剂”与“不可剩余药渣”的两种注释，提出其含义应为“不可过度用药”。闫敏敏等[21、22]从诠释学视野对《温疫论》学术思想和喻昌“秋燥论”进行研究，认为此创新是特定时代下医者运用正确的叙述方法对中医经典及前人之论的再创造，实现了效果历史下的视域融合。

四、以现象学的方法揭开中医理论本源

现象学是一种西方的哲学方法，相对于传统的认识论预设的认识主体与被认识现象的二元分离，胡塞尔围绕“意向性”提出“还原法”，即一种悬置掉我们习惯地用来规范意识现象的理论预设或存在预设，以看到原

本现象的方法。

从现象学研究中医理论的代表性学者是广州中医药大学的邱鸿钟，主要研究思路是以现象学分析中医理论的内涵，包括中医的空间概念、“烦”、命门学说等，他认为法天则地是生物和人类进化适者生存的结果，取类比象是中医实现法天则地目的现象学方法[23]；中医的空间概念是以人的感性经验为前提，因在场的意指性不同而异，在诊疗活动中具有指引、标识、划分、显现存在者等多种基础性的认识功能和范畴意义[24]；又提出“命门”原指一个穴位，逐渐被意指为不同的指称对象和赋予不同的指称意义，而这一演变与中医左右空间范畴的文化偏好和针灸临床操作有关[25]。方向红等[26]以五行理论入手，通过现象学分析了中医五行的分类方法，对比自然态度的分类和康德的分类方法，说明了五行分类的独特与科学所在。臧守虎等[27]融合海德格尔生存现象学理论与本土现象学资源对《黄帝内经》“情 - 志”予以分析阐发，认为“情”“志”分别对等于海德格尔“遮蔽”“去蔽”状态的情绪，是生命内隐与外显状态的统一。

针对中医现象学也有一些学者提出看法，李亚飞等[28]认为现象学视域的引入有助于多维、深度诠释中医学，是值得借鉴的研究方法。刘玉良[29]提出准确把握现象学理论实质有益于教学和临床中的中医思维的培养。

五、以发生学的方法厘清中医理论脉络

发生学是揭示和反映自然界事物、人类社会和人类思维方式发生、发展以及演化的历史阶段、形态和规律的方法[30]。发生学一词引入中医学可追溯到 20 世纪 80 年代，至 2000 年以后兴起，现以发生学作为研究方法的中医理论研究越来越普遍。

发生学的研究主要围绕中医理论以及以肿瘤为代表的疾病病因病机开展。田合禄[31]运用发生还原论的方法分析《黄帝内经》中对“三阴三阳”各种说法来源，发现日地相互运动是产生各种“三阴三阳”说的本源。王丹[32]开展营卫学说的发生学研究，发现营卫学说的发生内源为临床实践、解剖学知识以及对生活现象的体悟；外源为古代天文学、军事学以及天人合一、圜道观、阴阳学说。齐元玲等[33-34]以发生学视域对心主神明理论

的成因进行探析，认为古代医家吸收了自然之神要义，借鉴封建官制制度，结合中国古代哲学，形成医学的藏神概念。许睿等[35]从发生学角度对《黄帝内经》胆腑理论进行诠解，认为中医胆腑理论可能由两个不同的解剖学基础发源而来，分别形成六腑之胆和奇恒之胆，后世医家们摒弃了二者形态上的差别，而以胆统括了六腑之胆与奇恒之胆的功能。李朝[36]对脾主运化进行了发生学的研究，认为影响脾运化功能的形成的发生学背景是多元的复杂的，但是其中主要包括古代哲学思想、古代文化因素和实践因素。孟庆岩等[37]认为通过发生学研究应确定运气理论成文年代，梳理运气理论知识要素层次，把握运气理论的认知思维方式，在理论和实践上具有现实意义。

以肿瘤为目标疾病开展的发生学研究主要以成都中医药大学肿瘤研究所为代表，他们从整体观[38]、形神一体观[39]的视角探究肿瘤的发生机制，又从阴火学说入手构建了气火失调的病理模型[40]，提出“肺朝百脉 - 血小板 - 血管生成 - 肿瘤转移”发生学假说[41]。

六、以隐喻认知的方法解析中医理论深意

隐喻属于认知语言学的范畴，之所以从隐喻角度研究中医，源于中医的理论是以象数思维为基础，蕴含了丰富的隐喻和认知思维。近年来从隐喻角度开展的中医理论研究取得了丰富的成果，最具代表性的是贾春华团队，2021 年其发表《中医隐喻研究 12 年》一文，系统回顾了自 2008 年以来中医隐喻研究的历程，至此已从阴阳五行、病因病机、中药方剂、临床疾病、经典理论等多维度开展了隐喻的相关研究，分析了中医隐喻研究存在的一些问题[42]，也进一步明确了中医隐喻研究的目的和意义[43]。团队成员陈洁[44]从多模态隐喻的角度，对中医古籍中记载的声音进行举例分析，展示了声音在隐喻构建中对中医临床思维的影响。赖敏等[45]在班固“六书”中形、事、意、声的认知模式基础上提出六书四象的隐喻认知模式；以古籍中的脏腑图为素材，运用隐喻认知理论探析脏腑位置形态在参与脏腑间关系、脏腑功能构建过程中发挥的作用[46]。

胡瑛等[47]从认知语言学隐喻的角度对“五轮学说”进行分析，运用

隐喻理论解读和认识这一系统模型，并从这一学说的临床应用及局限性方面做简要探讨，深化“五轮 - 五脏”配属关系。吴彤等[48]基于认知神经科学提出五行推理工作假说，认为五行推理本质是“推类”，其认知过程是“个别 - 普遍 - 特殊”，包含复杂的分类和类比机制。针对疾病病机的隐喻认知研究主要有中医肿瘤类疾病[49]和消渴脑病[50]。

也有学者针对隐喻的研究方法做出了反思，胡正旗[51]认为中医隐喻、转喻认知都是有局限性的，由此创立起来的理论往往难以证实或证伪，未来应坚持隐喻、转喻思维方式和实证的有效结合。

七、以社会科学的质性研究方法进行理论构建

质性研究方法广泛用于社会学、教育学的研究中，它认为理论是在特定的情境下产生的，注重关系的研究，对资料的分析主要采用归纳的方法，自下而上建立分析类别和理论假设。目前应用于中医药的质性研究方法包括扎根理论、内容分析法、文本分析法等，主要是针对古籍文献、名家医案、访谈资料等文字资料开展理论构建。

屠燕捷等[52]上海中医药大学温病教研室团队认为可运用扎根理论的方法从深度与广度对温病文献研究进行再拓展、再挖掘，并提出学科学术理论建设中可行的研究模式与思路。杨茗茜等[53]结合本体构建及扎根理论方法，获取《素问》脾藏象理论咳类相关疾病术语 49 个，建立术语关系 63 条，形成并诠释脾藏象理论相关咳类疾病知识本体。杨凤等[54]运用知识元标引与扎根理论的方法构建《伤寒论》病因病机理论框架，包括 5 类病因与 11 类病机，厘清了张仲景辨析病因病机的思路和特点。赵家有等[55]认为质性研究方法具有重视原始资料、分析严谨性和分析创造性的特点，利于提升中医医案研究的可信度，并运用质性文本分析法研究叶天士医案，明晰了叶氏著述“病 - 机 - 症 - 方药”一体化研究路径。付璐等[56]运用文本分析的方法对中医皮肤病经典古籍进行分析，提出中医皮肤病的发展存在病名分类逐渐细化、不同时代病名变化较大、历代皮肤病皆以“疮疡”“恶疮”一类的感染性皮肤病为主 3 个特点。郝闻致等[57]运用扎根理论和内容分析法对肝郁证的现代文献进行分析，总结出 7 种常见证

型，并分析归纳了异病同证的模型的主要症状。

此外，质性研究方法还常用于名医经验传承的各个阶段。例如以访谈资料为研究方式的名医经验传承[58]，以名医医案为对象的诊疗经验总结[59]，以及名医经验传承的模式研究[60]。

八、以系统科学的方法为中医理论提供现代科学的语言

钱学森先生提出了关于系统科学的内容和结构框架，他认为“中医理论包含了许多系统论的思想，而这是西医的严重缺点”，但“中医理论是经典意义的自然哲学，不是现代意义的自然科学”。这也奠定了中医理论与系统论融合发展的基础，当代中医思想学说的发展已经有了显著的系统科学及复杂性科学特征。

主要研究进展在于建立了中医系统论的理论体系。以祝世讷先生为代表的山东中医药大学团队自20世纪80年代起一直致力于中医系统论的研究，2021年祝世讷发表《中医系统论基本原理阐释》[61]一文，从系统科学原理出发，提出中医学关于人的复杂性的7条基本原理，即非加和原理、元整体原理、天生人原理、有机性原理、功能性原理、有序性原理、自主性原理，并对原理进行了较为详细的阐释。马淑然主编的《中医系统论原理》作为中医药行业高等教育“十四五”创新教材正式出版，标志着一个较为完整的理论框架初步成形。此外，不少学者运用系统论对中医某些理论进行了较为深入的诠释，包括解析《黄帝内经》蕴含的朴素的系统论思想[62]；探讨了系统论基本原理与中医方剂治法的对应关系，认为有机性原理可对应和法，有序性原理可对应汗、吐、下、清、消法，自主性原理可对应温、补法[63]；应用系统论耗散结构、功能态、开放系统等观点分析未病先防、既病防变、瘥后防复的中医预防理念[64]。陈启龙等[65]提出证候具有整体性、非线性、动态性以及“不确定性”或“人为因素”等复杂性特征，建立中医证候的评价方法是证候复杂性研究的重要途径。

系统科学学界近年来对中医也颇有研究的意向，他们认为中医是系统科学的典型范例，用古老的中医智慧同样能够推动系统科学的进一步发展。例如林海鹏等[66]针对中医五行理论，运用仿真建模的方法，围绕五

行自生、自灭、我生、我克、生我、克我 6 项关系，探讨了不同演化状态下的稳定性和耗散性，论文已在中国控制会议上进行了交流。

九、未来展望

从 2020—2021 年的研究进展可以看出，中医理论研究在方法论层面呈现出百花齐放的特征，根植于传统的东方认知思维，受到西方科学主导的现代科学与认知思想的影响，在碰撞与交融中带来了方法论的发展与创新。整体上可以概括为两个特点：一是在中医原创思维的基础上，充分地与各学科方法交叉，包括哲学、社会科学、自然科学、系统科学等多领域，定性与定量的方法并存；二是当前引入多学科的理念与方法主要在于利用现代科学的语言阐明中医理论的内涵，偏重在理论的科学化诠释与辨析，而对理论的进一步发展相对不足。在后续的研究中，应遵循中医学的原创思维，在哲学方法的基础上，自上而下进一步深入的探讨，特别是加强运用数学、物理的具体技术与方法来解决实际问题，以此推动理论的进一步发展。

参考文献

[1] 程雅君. 论中医辨证思维的特点及在新时代的守正开新 [J]. 哲学研究，2021（5）：93-101.
[2] 麻晓慧，高占华，熊鑫. 中医生命观的唯物论与辩证法——《中医基础理论》与马克思主义哲学的链接 [J]. 承德医学院学报，2020，37（5）：432-434.
[3] 庄学村，胡炜圣. 马克思主义辩证思维方法视阈下的中医学理论运用 [J]. 北京城市学院学报，2021（5）：24-30.
[4] 吴昊，王倩，刘宏，等. 基于“数据喂养”模式的中医理论化进程探讨 [J]. 北京中医药大学学报，2020，43（9）：718-722.
[5] 徐云浩，王洋，陶文娟，等. 中医辨证的象思维属性及对微观辨证的指导价值 [J]. 中医杂志，2022，63（10）：901-904.
[6] 李洪海，韩琦，马月香. 基于易象思维探析八卦 - 脏腑体系 [J]. 北京中医药大学学报，2021，44（7）：585-590.
[7] 丘述兴. 基于象数思维的音乐分析与音乐疗法研究 [D]. 南宁：广西中医药大学，2020.
[8] 杨凤，钱会南. 从象数思维角度解析《黄帝内经》十二经脉理论 [J]. 中华中医药杂

志，2020，35（7）：3400-3402.

[9] 赵国惠.《黄帝内经》中以脾胃为枢的藏府模型的数术解构 [D]. 成都：成都中医药大学，2012.

[10] 赵洋洋，李彬. “体用 - 阴阳”方法论及其在中医理论中的应用 [J]. 医学与哲学，2021，42（9）：37-41.

[11] 王亚东，陈媛，龚轩. 桂枝新加汤组方剂量术数分析 [J]. 河南中医，2020，40（6）：850-854.

[12] 陈宇，李智杰，周勇，等. 从象思维探析守宫治疗食管肿瘤的作用 [J]. 中医学报，2022，37（5）：940-943.

[13] 薛公佑，程旺. 关系实在论视域下的中医哲学体系新释 [J]. 医学与哲学，2021，42（19）：19-22.

[14] 张洪雷. 身体哲学视域下对中医学的思考 [J]. 医学与哲学，2020，41（18）：19-22，45.

[15] 毕伟博，姜旻. 论阴阳藏象学说的基本思想方法 [J]. 中华中医药杂志，2021，36（10）：5777-5781.

[16] 邢玉瑞. 诠释学与中医学研究述评 [J]. 北京中医药大学学报，2016，39（9）：714-719.

[17] 倪菲，于睿，曲金桥，等. 基于语义关系和本体诠释学方法的中医药膳术语标准化研究 [J]. 中国中医药现代远程教育，2020，18（11）：62-64.

[18] 李祖民，张宇兴，张涛. 基于诠释学的《伤寒论》“伤寒”名词术语研究 [J]. 吉林中医药，2021，41（6）：724-726.

[19] 张宇兴. 基于诠释学理论与方法的《伤寒论》文蛤散方证研究 [D]. 天津：天津中医药大学，2021.

[20] 张涛，张宇兴，李祖民，等. “不可余药”之诠释学研究 [J]. 上海中医药杂志，2022，56（1）：46-48.

[21] 闫敏敏，杨必安，黄作阵. 基于诠释学视角的“秋燥论”研究 [J]. 中医杂志，2020，61（15）：1307-1310.

[22] 闫敏敏，黄作阵，杨必安，等. 基于诠释学视野的《温疫论》学术思想研究 [J]. 长春中医药大学学报，2021，37（4）：724-728.

[23] 黄婷，李学盈，梁瑞琼，等. 法天则地的中医现象学 [J]. 中华中医药杂志，2021，36（3）：1298-1301.

[24] 谢晓琳，李学盈，邱鸿钟. 中医空间概念的现象学分析 [J]. 医学与哲学，2021，42（9）：30-32，46.

[25] 李学盈，谢晓琳，梁瑞琼，等. 中医命门学说的现象学分析 [J]. 医学与哲学，2021，42（19）：16-18，29.

[26] 方向红，张晋一. 五行如何行——从现象学看中医学的分类 [J]. 中医典籍与文化，

2021（1）：57-69，282.

[27] 臧守虎，徐胤聪.《黄帝内经》“情 - 志”的现象学分析 [J]. 南京中医药大学学报（社会科学版），2022，23（1）：23-27.

[28] 李亚飞，张其成. 当代中医科研现状的哲学反思 [J]. 中医杂志，2021，62（1）：11-15.

[29] 刘玉良. 现象学与中医学思维方式结合研究的概况与思考 [J]. 医学与哲学，2021，42（3）：17-20.

[30] 冯契. 哲学大辞典 [M]. 上海：上海辞书出版社，1985：318-319.

[31] 田合禄. 从发生学角度探讨《黄帝内经》三阴三阳理论 [J]. 浙江中医药大学学报，2020，44（1）：1-10.

[32] 王丹. 营卫学说的发生学研究 [D]. 西安：陕西中医药大学，2020.

[33] 齐元玲，张庆祥. 发生学视阈下心主神明理论的成因探析 [J]. 北京中医药大学学报，2020，43（6）：475-481.

[34] 齐元玲. 心藏象理论发生学研究 [D]. 济南：山东中医药大学，2021.

[35] 许睿，鲁明源.《黄帝内经》胆腑理论发生学研究 [J]. 山东中医药大学学报，2021，45（1）：44-48.

[36] 李朝. 脾主运化的发生学研究 [J]. 陕西中医药大学学报，2021，44（3）：65-68.

[37] 孟庆岩，张其成，张庆祥，等. 运气理论发生学研究的思路及意义 [J]. 长春中医药大学学报，2020，36（5）：847-850.

[38] 付西，肖冲，任益锋，等. 整体观视域下的中医肿瘤发生学 [J]. 北京中医药大学学报，2021，44（8）：688-693.

[39] 韦梦铃，付西，王玉婷，等. 基于形气神一体观论中医肿瘤发生学 [J]. 中医杂志，2021，62（14）：1197-1199，1204.

[40] 黄文博，潘丽，黄娅，等. 基于能量代谢重编程论“阴火”与中医肿瘤发生学 [J]. 中医杂志，2022，63（10）：905-909.

[41] 杜磊，王倩，李克娟，等.“肺朝百脉”与肿瘤转移发生学 [J]. 中华中医药杂志，2020，35（11）：5449-5451.

[42] 黄慧雯，贾春华. 中医隐喻研究 12 年 [J]. 世界中医药，2021，16（6）：942-946.

[43] 窦嘉乐，赖敏，郭瑨，等. 中医隐喻研究的目的和意义 [J]. 世界中医药，2021，16（19）：2905-2909.

[44] 陈洁，赖敏，贾春华. 多模态隐喻视角下的中医闻声法 [J]. 世界中医药，2021，16（10）：1557-1560，1566.

[45] 赖敏，陈洁，贾春华，等. 从六书四象认知模式解读中医基本概念与命题 [J]. 中医杂志，2020，61（21）：1862-1866.

[46] 赖敏. 来自脏腑图的隐喻 [D]. 北京：北京中医药大学，2021.

[47] 胡瑛，张明明，陈仁波，等. 基于隐喻分析的中医眼科“五轮学说”研究 [J]. 中国中医眼科杂志，2020，30（10）：745-746，755.
[48] 吴彤，黄慧雯，贾春华. 基于认知神经科学的五行推理研究及工作假说——中医思维研究的新动态 [J]. 中华中医药杂志，2021，36（10）：5787-5791.
[49] 刘宁. 中医肿瘤类疾病的隐喻认知研究 [D]. 北京：北京中医药大学，2021.
[50] 吕敏，王旭. 消渴脑病的中医病机隐喻分析 [J]. 中医学报，2021，36（12）：2487-2490.
[51] 胡正旗. 中医隐转喻研究得失及展望 [J]. 浙江中医杂志，2022，57（4）：238-240.
[52] 屠燕捷，方肇勤，郭永洁，等. “扎根理论”于温病学科建设的研究思路及理论价值探析 [J]. 中医教育，2020，39（2）：16-19.
[53] 杨茗茜，袁东超，倪菲，等.《素问》脾藏象理论相关咳类疾病知识本体探究 [J]. 中国中医基础医学杂志，2021，27（2）：199-202.
[54] 杨凤，侯鉴宸，李芊芊，等. 基于知识元标引与扎根理论的《伤寒论》病因病机理论研究 [J]. 北京中医药大学学报，2022，45（2）：120-125.
[55] 赵家有，宋春生. 运用质性文本分析法研究中医医案的思考与实践 [J]. 中国中西医结合杂志，2021，41（9）：1127-1130.
[56] 付璐，朱彦，王哲，等. 中医皮肤病经典古籍源流梳理与文本分析 [J]. 中医学报，2020，35（2）：429-432.
[57] 郝闻致，龚炼，薛飞飞，等. 基于扎根理论与内容分析法的肝郁证候定性与定量研究方法探析 [J]. 中华中医药杂志，2020，35（2）：607-610.
[58] 于河，崔丽军，骆长永，等. 实例解析名老中医传承质性研究访谈实施要点 [J]. 北京中医药大学学报，2020，43（9）：723-728.
[59] 徐裕坤，孙洁，岑秉融，等. 基于质性研究之扎根理论探究王坤根名老中医辨治湿热类证阳痿特点 [J]. 浙江中医药大学学报，2021，45（2）：142-145.
[60] 韩琦. 基于扎根理论的项颗教授经验传承创新研究 [D]. 长春：长春中医药大学，2021.
[61] 祝世讷. 中医系统论基本原理阐释 [J]. 山东中医药大学学报，2021，45（1）：7-21.
[62] 卢倩.《黄帝内经》的系统科学思想研究 [D]. 太原：太原科技大学，2020.
[63] 沈仲琪，王均宁，赵地，等. 基于中医理论探讨系统论基本原理与方剂治法的对应关系 [J]. 山东中医药大学学报，2022，46（2）：148-151，156.
[64] 王浩，高地纪，齐向华. 系统论视域下中医预防理念的整体性探讨 [J]. 山东中医药大学学报，2020，44（4）：385-388，424.
[65] 陈启龙，苏式兵. 中医证候及辨证施治复杂性研究的思路与方法 [J]. 山东中医药大学学报，2020，44（1）：1-7.
[66] Lin H, Han J. Analysis of Dynamic Five-Element Model[C]//2020 39th Chinese Control Conference (CCC). IEEE, 2020: 777-781.

| 附6 |

2020—2021年中医诊法与证候学研究进展

中医诊法和证候一直是中医诊断学研究的热门领域。近年来，随着国家重点研发计划“中医药现代化”专项的实施，以及证候辨证标准研究、重大疾病核心病机及证候演变规律研究、中医诊断健康等信息采集设备研发等研究的深入，推动了诊法客观化和证候规范化的发展。本专题以中国知网（CNKI）中文学术期刊全文数据库和相关出版著作为主要信息来源，重点对2020—2021年中医诊法与证候最新研究进展进行述评。

一、中医诊法研究进展

（一）中医诊法理论内涵研究

1. 中医诊法原理及思维研究

诊法是获得患者病情的重要方法。中医诊法具体分为望诊、闻诊、问诊、切诊。近些年来，中医诊法原理及思维研究主要集中在对诊法中哲学原理和基础理论探讨等方面。2021年李亚飞、张其成[1]发表论文《脉学天人同构的空间意蕴》，通过三部九脉法、寸口脉法的会意直观，展现上中下的天地人纵向结构与四面八方的横向结构；陈谦峰等[2]基于皮部理论在局部望诊中的应用，根据其色泽、形态、部位的局部变化可以辨识病情程度、病位、病性的整体状态；陈洁等[3]从多模态隐喻的角度对中医古籍中记载的声音进行举例分析；李金霞等[4]以中医四诊精细化为主题，提出中医诊法具有以人为本、注重自我感觉、二次分候、时空多维的优势。

2. 具体诊法研究

（1）望诊

望诊的理论基础源于中医藏象学说。通过体表捕获信息，从而推断体内脏腑机能状况[5]。望诊有利于提高临床疗效，并有效规避临床风险[6]。韩鹏鹏等[7]对《黄帝内经》有关面部区域的脏腑组织器官分属和面部形态望诊的内容框架进行梳理，分析归纳其在诊察疾病判断预后及辨识体质、推断寿夭方面的应用，为今后进一步的深入研究及临床应用提供参考。望诊的最高境界是望神[8]。申力等[9]通过对“望神”这一名词术语进行文献归纳整理、理清脉络，为中医诊疗理论体系的研究提供文献依据。局部望诊是望诊中非常重要的一部分内容。欧阳芸和彭建平[10]对《望诊遵经》之“鼻诊”加以探析，以期对临床查体有所帮助。李书楠等[11]基于整体观念对中医眼科望诊体系进行重构，为中医眼科的诊断与治疗提供新的依据。舌诊是观察舌象从而了解病情的诊察方法，是中医望诊的重点内容，也是最能体现中医诊断学特色的组成部分之一。望舌可以了解脏腑气血的盛衰、病邪的深浅、邪气的性质及病情的进退，对指导临床处方遣药和判断疾病的预后具有重大意义[12]。舌诊作为中医诊断的重要方式，在临床应用中发挥着巨大的作用。例如舌象的变化对于冠心病诊治具有重要意义。早期正确地辨别舌象，可以了解冠心病病情的变化及其转归，对于临床上治疗冠心病及判断其预后具有一定的指导作用[13]。李君等[14]发现在病毒性传染病，如SARS、病毒性肝炎、艾滋病等的研究中，舌诊起到了协助判断病邪性质和病情轻重以及指导临床治疗和判断预后的作用。正确辨识舌象，四诊合参，对于患者病情做出正确的评估，处以合理治疗，可以更快控制甚至治愈疾病。小儿食指络脉是富有中医特色的儿科诊法。李晨和申秉炎[15]对《幼幼集成》中小儿指纹诊法的理论依据及其所包含望三关、颜色、浮沉等内容进行逐一梳理，并列举该诊法的部分现代临床应用，进而为临床诊断及治疗提供更准确的依据。

（2）闻诊

闻诊通过听声音、嗅气味辅助判断疾病、辨证分型，是中医诊断学的重要部分。王守富[16]阐述闻诊在四诊中的地位与意义。闻诊为“四诊之要”，古往今来，中医一直在通过实践，总结人体发出声音和散发气味的变化反映内在病变的关系，不断提高通过闻诊来推断邪正盛衰和疾病种类的精准性。

（3）问诊

中医问诊是临床诊断的重要一环，无论是问的技巧还是问的内容都有深入探寻。例如儿科问诊主要采用直接问诊与间接问诊相结合的方法。在小儿肺系疾病问诊时以“热、咳、食、便”四字为领，再分以问诊要点与伴随症状两部分，兼问体质、旧疾与服药等，直击要点，层次分明，有助于全面把握病情 [17]。王健 [18] 提出“四定”问诊法，有助于骨伤科医生提高问诊效率。问诊是诊疗思路的体现，问诊水平的高低不仅可以反映临床基本功的扎实程度，更可以展现运用中医思维进行辨证论治的能力。这一能力的提高不仅需要加强对中医经典古籍的阅读，也需要有着丰富的临床实践经验，再不断进行反思总结，关注各因素对问诊的影响，从而达到融会贯通境界 [19]。

（4）切诊

切诊是中医四诊之一，包括切脉和按诊。脉诊是通过按触人体不同部位的脉搏，以体察脉象变化的一种切诊方法。周小青 [20] 以为，脉诊有三种境界。第一种境界：心中已了，指下难明。第二种境界：心中已了，指下似明难明。第三种境界：心中已了，指下精明。孙媛媛和张庆祥 [21] 认为脉诊可通过分析气机动向来诊断脏腑病变的病因病机及机体气血阴阳之盛衰。诊脉对临床针刺有指导意义。《灵枢・九针十二原》所言之“凡将用针，必先诊脉”。由此可见，针刺治疗配合诊脉有理论依据并具有临床意义 [22]。按诊中以腹诊最为突出。中医腹诊对于诊察病位之在气、在血、在脏、在腑，辨病性之寒热虚实、鉴别诊断、指导遣方用药等方面具有重要的临床意义 [23]。

（二）中医诊法现代化研究

1. 中医诊法客观化研究

中医四诊合参是中医诊断中最重要的思想，将中医四诊进行融合研究是中医诊断现代化的必然发展趋势。近年来，得益于现代科技的发展和人工智能的引入，中医诊断客观化研究取得了不错的进展 [24]。

（1）望诊客观化

望诊信息客观化是中医诊断现代化研究的重要内容。舌诊仪、面部色诊仪是实现中医望诊客观化的重要工具，结合颜色空间提取、分析舌面部颜色参数，可为中医望诊提供客观化指标，该方法被广泛运用于中医健康管理、辨证论治及中西医结合研究等方面[25]。舌诊是中医诊断的重要手段，随着相关学科的进步以及舌诊客观化研究的广泛应用，舌诊研究取得了一定的进展[26]。例如舌诊客观化在2型糖尿病及并发症的运用。舌诊作为一种极具中医特色的无创性科学诊断方法，在一定程度上可以反映血糖的变化，可为临床诊断提供参考依据[27]。

（2）闻诊客观化

随着计算机技术、声音采集技术和信息处理技术的不断发展，闻诊的数字化、客观化诊断也在不断地提高。声诊客观化使用硬件设备主要由声音传感器和计算机声音采集分析系统构成。陈聪[28]对冠心病患者的声诊进行采集，对构建冠心病高危患者识别模型，为冠心病风险评估提供数据支持。

（3）问诊客观化

问诊在四诊中占有重要地位。但因其受医患双方的主观因素影响最大，其客观化、规范化研究也就有一定的难度。近年来，许多学者对问诊客观化、规范化研究进行了探索，取得了一定的进展[29]。迪盼祺等[30]基于协同过滤算法的中医智能问诊系统研究，实现了快速获取关键症状并完成辨证，为中医问诊智能化、客观化提供了一种新的思路和方法。

（4）脉诊客观化

近年来，脉诊的客观化研究随着国家对中医药产业的重视和对科研创新的激励机制建立，取得了可观的发展[31]。脉诊客观化是利用现代仪器和设备，客观记录脉象信息、提出分析方法与参数指标，并结合中医脉象信息量化原理服务中医病证辨识的过程。罗静静等[32]介绍了脉诊仪的柔性、面阵式压力传感器，及其在多位点脉搏检测性能上的优势，并展望了脉搏传感器的发展方向及应用领域，为中医脉诊传感器及客观化的进一步研究提供了新的思路。

2. 中医诊法标准化研究

规范中医症状名词术语、确定疾病状态中医基本证候的指标范围、制定证候计量诊断和组合规律的业内标准具有重要意义[33]。全国中医标准化技术委员会2020年年会在京召开。张伯礼主任委员在讲话中指出，要深入贯彻落实《中共中央 国务院关于促进中医药传承创新发展的意见》和全国中医药大会精神，当前国家支持中医药事业传承创新发展，大力推进中医药标准化建设，要抓住发展机遇。要提高对标准化工作的认识，注重基础标准的统一性协调性，组织标准化培训，建设标准化人才队伍，开展标准化项目立项，推进标准制修订进程，提升标准化工作水平[34]。脉诊是国际标准热逐领域，目前已出版国际标准 1 项（ISO19614：中医脉诊压力传感器，中国，2017），为脉诊的规范化采集提供了可能[35]。

3. 中医诊法信息化研究

随着“互联网＋”时代的到来，物联网、移动互联网、云计算和大数据等技术在医疗领域的应用越来越广泛而深入，给医疗行业带来了积极而重大的影响，中医诊断信息化领域的研究与实践工作也取得许多颇具意义的成果[36]。在最新设备发明专利方面，有设计出中医脉诊定位系统、用于脉诊仪的机械手指、手掌和腕固定装置、远程中医切脉系统、中医脉诊仪脉搏波采集定位装置、智能穿戴式脉诊分析仪等，其中有研究超声技术运用于脉诊中的探索，这也给脉诊的研究提供了一个新方向[37]。

4. 中医诊疗仪器研究

中医诊疗设备借鉴西医医疗器械发展思路，将中医诊疗技术与现代技术进行融合，以中医的理念、方法进行合理嫁接，通过对计算机、数字技术、虚拟现实等技术的应促进了中医诊疗技术的发展，并进一步揭示了中医诊疗技术的科学内涵，进而促进中医诊断设备不断朝着客观化及标准化方向发展[38]。徐维晴等[39]在脉搏信号采集技术和处理与分析技术研究的基础上，设计了一种能够实现佩戴舒适、精确施压以及多路采集的穿戴式脉诊仪系统，为揭示脉搏信号所反映人体生理信息和健康状态的科学机理提供数据支撑。人工智能技术应用在问诊环节可提高门诊医生工作效率，缩短患者的候诊时间，系统准确度高，医生认可度高，在病历完整性上与医生人工采集无统计学差异[40]。

二、中医证候研究进展

“证候”是中医学的专用术语，概括为一系列有相互关联的症状总称。

即通过望、闻、问、切四诊所获知的疾病过程中表现在整体层次上的机体反应状态及其运动、变化，简称“证”或者“候”。简单而言，借用四诊的方式得到证候这一结果。四诊是方法，证候是结论。所以，四诊与证候关系密切。证候诊断又称为辨证，是确定病人所患疾病现阶段的证候名称。辨证论治是中医特色，证候诊断在疾病诊断中占有重要地位。因此，对证候进行深入研究，具有重要的理论意义和实用价值。

（一）中医证候理论研究

中医证候是辨证论治的起点和核心，辨证论治作为中医理论体系的核心思想，是影响中医药临床疗效的关键部分。现有八纲辨证、气血津液辨证、脏腑辨证、六经辨证、三焦辨证等多种辨证体系服务于临床。中医证候理论研究主要集中于辨证思维研究等方面。如汪剑[41]通过探讨了《伤寒论》六经辨证实质，发现其与《周易》先天八卦排列有着密切的联系。刘玉良等[42]提出复杂病机的动态整体关系思辨以及结合现代科学方法构建辨证察机的思辨模式，包括纵向思辨（病证发生、发展的时间顺序）、横向思辨（围绕证候病机各要素进行同位思辨）、纵横结合思辨和动态整体性思辨。

一般认为，证候是证的外候，即疾病过程中一定阶段的病位、病因、病性、病势及机体抗病能力的强弱等本质有机联系的反应状态，表现为临床可被观察到的症状等[43]。随着证候研究的多学科交叉，对证候概念的定义存在多种方法，例如张海龙等[44]基于代谢组学的中医证候研究意义及实践探索，为从代谢物水平探讨证候本质及证候疗效评价提供思路和方法。针对新型冠状病毒感染，中华中医药学会内科分会制定了新型冠状病毒感染中医证候诊断标准[45]。

（二）中医证候方法学研究

辨证论治是中医理论体系的核心，也是病证结合模式下中医临床研究疗效评价与质量控制的关键环节，开展高质量证候临床研究是明确疾病证候规律的重要方法。冷玉琳等[46]通过文献研究总结发现，中医证候临床研究的主要类型包括专家问卷调查研究、横断面研究、回顾性研究、多时点动态测量、队列研究及微观层面的证候生物学实质研究等，多元数理统计方法、数据挖掘、人工智能技术贴合证候概念的模糊性和证候变量数据的多重共线性、非线性等特点。卢冬雪等[47]认为大部分研究采用单一组学技术，虽取得一定进展，但仍缺乏系统生物学技术的整合性，单层次、单系统的研究难以完全反映机体的复杂性与统一性。

（三）中医证候诊断标准研究

胡海殷等[48]检索 CNKI、万方、维普、SinoMed，收集已发表的中医证候诊断标准相关研究，提取发表年份、作者分布、地区单位合作情况、研究方向、涉及疾病、涉及证候及研制方法等信息。纳入 327 篇相关文献，涉及 138 个证候诊断标准，按疾病类型划分为 17 类，按证候类型划分为 12 类，其中，72 个证候诊断（定量诊断）标准研究涉及的研制方法共 36 种。证候诊断标准的建立和实施有助于规范中医临床诊疗工作，促进中医诊疗的规范化和客观化[49]。

（四）中医证候规范化研究

证候诊断客观化、标准化是辨证论治规范化的前提和基础[50]。中医证候规范化主要体现在三个方面：中医证候名称规范化、中医证候分类规律规范化、中医证候诊断标准规范化。中医证候名称规范化，中医证候名称繁多，命名方式不统一，证候命名尚未在国家标准层面达成共识。以病邪命名者，以病变性质命名者，以病位命名者，以脏腑经络气血津液失调命名者，以病名为证候名者，以主治方剂命名者，一证多名或一名多义者皆有之。探索合理的证候命名方法，以期使证候名称规范化，是当前研究者共同的努力方向[51]。中医证候分类研究是中医辨证论治研究的核心问题之一，挖掘病例样本中不同证候间的关联关系、处方信息与证候间的关联关系具有重要的研究价值与临床应用意义。许立辉等[52]合中医证候分类中关联分析的特征选择需要，以四诊信息标准化为基础，提出了一种新的病例样本量化方法。以量化后的病例样本为挖掘分析的多维数据集，基于关联规则优化的 FP-Growth 算法构建了中医证候关联分析模型。中医证候诊断标准规范化，刘槟等[53]从建立中医证候量化诊断标准的关键步骤以及具体方法入手，总结相关方法的利弊，并提出以疾病为基础的单证量化模式，结合宏观、微观两方面建立量化模型，可为未来研究提供思路与方向。

（五）中医证候客观化研究

随着科技的进步，中医证候的客观化也随之发展。中医证候客观化一直是学者研究的热点。中医证候客观化，主要是通过精密仪器采取样本，从而对疾病证候做出诊断。例如樊亚东等[54]通过西医辨病与中医辨证相结合，运用现代医学客观检查指标和量化手段，实现心血管疾病中医证候的客观化和规范化，揭示中医证候的宏观和微观病理生理机制，能够提高疾病诊疗水平，进一步促进中西医结合医学的发展。蛋白质组学在中医药研究中得到多方面应用，尤其是对中医证候客观化的认识意义重大。梁华等[55]对蛋白质组学相关技术及其在中医精准医学和中医证候研究领域的应用进展进行简要归纳和分析，可为证候客观化深入研究提供理论依据。

三、中医诊法与证候研究存在的问题

（一）中医诊法研究存在的问题

1. 中医传统诊法客观化研究不够完善

传统中医诊法主要是通过医生的目测观察、语言描述、经验辨析来判断病证，但是缺乏对各类信息的客观记录。其诊断结果缺乏客观评价标准，使得状态辨析的精确性和重复性难以满足临床需要，极大地影响诊断的可信度和可重复性，已成为制约中医发展的瓶颈[56]。研发中医四诊相关仪器，使诊断更加客观，更加符合实际情况，已经成为中医诊断发展的关键。目前中医诊断客观化还存在以下 3 个问题：①缺乏中医理论指导。中医四诊客观化其本质，都是借助现代科学仪器替代人的感官，从而判断达到诊断的效果。由于缺乏系统的中医理论指导，机器在工作原理上容易出现纰漏，暴露出精准性差等特点。②中医诊断仪器标准化、规范化不足。中医诊法仪器设备、图像诊断等标准的不统一，导致行业内不同单位的同类研究没有可比性，难以实现临床推广，阻碍了诊法研究客观化、标准化。③中医诊疗仪器技术含量低，升级缓慢。临床上看到的一些中医治疗仪器，多数是小型化、功能简单、性能一般的仪器，无法与西医的治疗仪器相比。其技术含量普遍不高，缺乏先进性，如何运用现代科技发展中医四诊仪器一直是个瓶颈。因此，中医四诊客观化研究还有待于进一步深入研究。

2. 对传统诊法继承不够，客观科学化研究不足

近年来，中医药取得了蓬勃发展，一些原本埋没于古籍之中的诊法也逐渐被发掘并受到一定重视。例如山根望诊是中医儿科的特色诊法。正常小儿山根络纹不显现，当小儿患病时山根络纹明显。山根络纹的不同颜色、形态、部位、长短等具有一定临床意义。山根络纹青黑主咳喘，山根至下鼻柱红乃心肝胃有热，山根青筋横截为肝有风脾有伤。山根诊法在小儿急、慢性咳嗽病治疗中，具有显著的效果[57]。他们大多起源于望诊，在望诊基础上加以创新形成的。这些诊法作为是一种经济可靠的检查手段，可对临床多类病证作出诊断，且已有临床研究证实，但其内在机制尚不明确，有待进一步开展客观化、科学化研究。

（二）中医证候研究存在的问题

1. 中医证候命名需进一步规范化

证候命名规范化是证候规范化研究的核心问题之一。于东林和胡镜清[58]发现中医证候命名存在以下问题：①中医辨证方法多样；②病、证、症混用；③对证候的描述过于随意；④关联词使用不规范；⑤证候内涵不清晰；⑥单一证候与复合证候并存；⑦证候诊断与病机分析并存。因此我们要明确界定证候的内涵，探索建立基于不同辨证方法的证候名称的规范，从而真正地解决证候命名规范化研究的问题。

2. 中医证候分类需进一步统一化

近年来，出现了很多证候分类标准，大致可概括为以下几类：以病位为纲，如五脏六腑、气血津液、六经、卫气营血、三焦等。许立辉等[59]结合中医证候分类中关联分析的特征选择需要，以四诊信息标准化为基础，提出了一种新的病例样本量化方法；以量化后的病例样本为挖掘分析的多维数据集，对挖掘病例样本中不同证候间的关联关系、处方信息与证候间的关联关系具有重要研究价值与临床应用意义。

3. 中医证候诊断标准尚未完全标准化

制定科学权威的诊断标准，推动中医证候规范化是当前中医药研究领域的重要任务之一。胡海殷等[60]认为中医的证候规范化研究已取得一定成果，但在证候命名、研制方法、推广应用方面仍存在一些问题，今后同类研究仍需规范研究设计、多方法结合研制，进一步推动中医证候诊断标准的客观化和规范化，提升标准的实用性和适用范围。

4. 中医证候测评工具尚未成熟

中医证候量表的研究是中医证候标准化的重要部分。但其也存在着一些不足。首先循证量表的完善不是一蹴而就的，其过程跨时间、跨区域、跨学科，需要更多研究者付出更大努力。其次，目前现有检验方法并不符合循证量表的检验方法的要求，需要提出更有创新性的解决方法。再者，循证量表的相关基础研究程度仍较粗浅，需要更深层的研究[61]。因此，我们要明确证候测评工具的不同属性和评价目标，严格遵循国际量表研制规范与方法，开展证候测评工具研制与评价，拓展证候测评工具的应用领域，加强证候疗效评价工具研制[62]。

四、中医诊法与证候研究未来展望

（一）中医诊法研究展望

1. 加强传统诊法客观化表达研究

经过数千年的传承与发展，中医诊法已形成了较为完善的理论体系，展望未来，中医诊断仍蕴含巨大的宝藏可以挖掘。一是在已有的中医经典古籍研究基础上，应继续挖掘诊断的理论和内涵，可系统整理保存于民间、中医古籍、各种典藏文献甚至方志中的四诊理论和方法，丰富其基本理论和科学内涵。二是不断创新诊断技术和诊断仪器研究，应用到临床中，以便更好诊断疾病。三是加强传统诊法标准化信息化的建设。应进一步推动传统诊法标准化、信息化建设，使传统诊法的研究达到新的高度。

2. 对以往不受重视的传统诊断方法进行继承和客观科学化研究

近年来，学者在传统诊法古籍之中不断发掘以往不受重视的传统诊断方法，如手诊，通过观察手部信息，从而判断人体健康状态的诊法[63]。这些诊法虽取得了一些成绩，但是也存在着客观化和科学化不足等问题。今后，应着力推进相关诊法标准化和规范化研究，在相关诊法理论研究的基础上，结合相关技术，为诊断的客观化提供精准的科学依据。

3. 重视民间诊法搜集整理抢救、并对其进行临床验证研究

民间诊法的发展，也是中医诊法发展的一大特色。民间诊法起源于四诊，在四诊的原理上，加以扩展而成。民间诊法多与地域相关，富有当地少数民族特色。例如岭南罗氏妇科望诊法在多囊卵巢综合征望诊中，提出望神色可辨虚实情志，腹型肥胖、四肢肌肉不结实多为肝、脾、肾之不足；唇周候冲任虚损与痰凝瘀血阻滞之机；生殖障碍常形诸于耳及二阴；痤疮及面斑可察热、瘀、虚；望手掌爪甲可知脾肾气血是否充足[64]。民间诊法虽然取得了一定效果，但是由于其大多为经验总结，缺少临床验证。所以对其进一步理论化、客观化的规范研究，加强对其机制的临床验证，是未来推广的关键。现代诊断仪器的发展，使民间诊法具有更好的现代化成果，通过众多临床验证，使民间诊法机制及效果关系得到肯定。

4. 加强中西医诊断的比较分析和相互借鉴

中医学诊断疾病，主要依靠四诊，进行辨证论治。四诊合参，从而制定出因人制宜的治疗方法。而西医学诊断疾病，是将问诊、体格检查，实验室及特殊检查结果，根据医学知识和临床经验，经过综合、分析、推理，获得有关健康状态和疾病本质的判断。西医与中医诊法的思维不同，西医学善用“察异”，中医学则注重“察同”，二者认知方式的差别决定了实践取向的分化。因为察异，西医学偏重于分子水平的病因和治疗的特异性，精准性，习惯于“辨因辨病”求治。因为察同，中医学偏重于病机和异病同治的治疗非特异性，习惯于“辨证”论治[65]。需进一步加强中西医结合，充分发挥其各自优势。

（二）中医证候研究展望

1. 倡导中医证候的多学科交叉研究

进入 21 世纪，中医学发展进入一个新的时期。我们要守正创新，建立中医优势治疗技术学科，保证更多优势技术得到真正的传承与发展，使广大人民群众得到更为有效、安全、快捷的治疗[66]。同时要充分利用现代科学技术，结合理论研究、真实世界研究、临床疗效评价、中药学、药理学、系统生物学等多学科研究，为中医药提供全面系统的高级别证据，揭示中医药科学内涵[67]。

2. 增强中医辨证思维及理论基础研究

中医思维是中医的核心，也是中医发挥临床优势的内在动力[68]。辨证论治是中医理论体系的核心，也是病证结合模式下中医临床研究疗效评价与质量控制的关键环节，开展高质量证候临床研究是明确疾病证候规律的重要方法[69]。要增强中医辨证思维及理论基础。有学者提出，针对《伤寒论》和《金匮要略》方证与条文的编列顺序，分析阴阳、表里、寒热、虚实、气血等方面并论述辨证论治的具体过程，即分析四诊资料，抽丝剥茧，去伪存真，找出确定的证，开出对应的方[70]。

3. 加强在中医理论思维指导下的证候规范化、客观化研究

尽管目前中医的证候规范化研究已取得了阶段性的成果，但同时也存在相应问题。在对于证名、分类、诊断标准还未统一认识的前提下，可以选择某一具体证候进行规范化研究，争取从点上取得突破。同时，需要认真总结经验，对现阶段存在的主要问题进行更有针对性的完善和解决。首先，要打好基础，如建立完整的、客观的、统一的量化诊断标准，对证候名称、辨证要素、诊断标准逐一进行梳理和规范化。其次，方法学上，需要在中医整体思维的指导下，结合临床流行病学调查、多元统计学等方法进行研究，可取得事半功倍的效果。最后，应在中医基础理论指导下，不要过度强调特异性指标，应侧重于中医临床，探索符合临床的宏观和微观指标，才能更加贴合证候的实质。相信通过中医证候的规范化研究的不断深入，中医理论必会更加完善，中医药诊疗水平必将不断提高[71]。

五、未来展望

本文对近两年中医诊法和证候的文献进行总结分析，阐述了中医诊法和证候的研究成果及存在问题。通过近些年来的收集文献进行分析，发现中医四诊的研究越来越规范化、临床化。越来越多的学者开始进行中医诊断客观化研究，使得中医诊断学的研究达到了新的高度。但是中医诊法和证候的研究还存在相应的问题和不足。例如，中医传统诊法客观化研究不够完善，对传统诊法继承不够，客观科学化研究不足，中医证候命名需进一步规范化，证候分类需进一步统一化，证候诊断标准尚未完全标准化，证候测评工具尚未成熟等。所以，在诊法方面，我们要加强传统诊法客观化表达研究，对以往不受重视的传统诊断方法进行继承和客观科学化研究，同时要重视民间诊法搜集整理抢救，加强中西医诊断的比较分析和相互借鉴。在证候方面，倡导中医证候的多学科交叉研究，增强中医辨证思维及理论基础研究，加强在中医理论思维指导下的证候规范化、客观化研究。希望通过本文的总结和论述，能够给未来研究中医诊法和证候学者带来一定的启示和参考，守正传承创新中医诊断研究。

参考文献

[1] 李亚飞，张其成. 脉学天人同构的空间意蕴 [J]. 中华中医药杂志，2021，36（9）：5158-5161.

[2] 陈谦峰，靖媛，李书楠，等. 基于整体观念的皮部理论在局部望诊中的应用 [J]. 中华中医药杂志，2021，36（11）：6534-6536.

[3] 陈洁，赖敏，贾春华. 多模态隐喻视角下的中医闻声法 [J]. 世界中医药，2021，16（10）：1557-1560，1566.

[4] 李金霞，周小青，郑彩杏，等. 中医四诊精细化特征与方法 [J]. 中华中医药杂志，2021，36（11）：6557-6559.

[5] 刘庆，马传红，许涛. 中医望诊的理论基础和应用规律 [C]// 第九次全国中西医结合诊断学术研讨会论文集，2015：181-185.

[6] 张超，李唯薇，肖静，等. 中医望诊在临床中的应用 [J]. 河南中医，2020，40（6）：839-843.

[7] 韩鹏鹏，王天芳，吕宏蓬，等.《黄帝内经》面部形态望诊及其应用探讨 [J]. 北京中医药大学学报，2021，44（2）：177-182.

[8] 谢文英，张静，张良芝，等. 中医望诊视频公开课系列讲座之一望诊的最高境界—望神 [C]// 第九次全国中西医结合诊断学术研讨会论文集，2015：392-395.

[9] 申力，杜松，刘莹，等. 望神名词源流考证 [J]. 中国中医基础医学杂志，2021，27（8）：1205-1207.

[10] 欧阳芸，彭建平.《望诊遵经》之鼻诊的探析 [J]. 中医药临床杂志，2020，32

（11）：2052-2055.
[11] 李书楠，刘培，蒋鹏飞，等. 基于整体观念的中医眼科望诊体系的构建 [J]. 中华中医药杂志，2020，35（9）：4413-4416.
[12] 涂佳. 浅谈温病特色诊法之舌诊 [J]. 中国民间疗法，2021，29（10）：22-24.
[13] 张梦雪，陈伶利，周德生，等. 冠心病舌诊的现代研究 [J]. 中西医结合心脑血管病杂志，2020，18（18）：3002-3005.
[14] 李君，蒋燕君，任朦，等. 舌诊在病毒性传染病中的应用与研究 [J]. 吉林中医药，2021，41（7）：976-980.
[15] 李晨，申秉炎.《幼幼集成》小儿指纹诊法及其现代临床应用 [J]. 北京中医药，2021，40（11）：1241-1244.
[16] 王守富. 闻：中医四诊法之要 [J]. 当代党员，2021（3）：63-64.
[17] 关琪博，侯江红. 小儿肺系疾病临床问诊初探 [J]. 辽宁中医杂志，2021，48（11）：61-64.
[18] 张洽淳，王健，陈潜. 四定问诊法在骨伤科疾病诊断中的应用 [J]. 中华中医药杂志，2020，35（10）：5068-5070.
[19] 王洁楠，余燚薇，赵瑞华. 中医妇科临床问诊思路与方法 [J]. 中医杂志，2020，61（11）：961-963.
[20] 郑彩杏，周小青，曾逸笛，等. 周小青教授脉诊学术思想研究 [J]. 湖南中医药大学学报，2020，40（11）：1338-1341.
[21] 孙媛媛，张庆祥. 从脉诊气机论其地位 [J]. 中医学报，2020，35（5）：934-936.
[22] 伍怀芝，杨佳. 脉诊在针刺治疗中的现状及研究进展 [J]. 世界中医药，2021，16（2）：335-338，345.
[23] 郑蒙，俞晓飞. 中医腹诊的临床运用 [J]. 河南中医，2021，41（1）：31-35.
[24] 宋诗博，安二匣，樊西倩，等. 中医四诊合参客观化研究思考 [J]. 中华中医药杂志，2021，36（11）：6560-6562.
[25] 夏雨墨，高慧，王庆盛，等. 颜色空间在中医望诊客观化研究中的应用进展 [J]. 中国中医药信息杂志，2021，28（4）：135-139.
[26] 钱鹏，燕海霞，李福凤. 中医舌诊客观化研究的临床应用进展 [J]. 中华中医药杂志，2021，36（5）：2839-2842.
[27] 尉光艳，依秋霞. 舌诊客观化在 2 型糖尿病及并发症的研究进展 [J]. 中医药临床杂志，2021，33（9）：1815-1818.
[28] 陈聪. 基于中医四诊参数的冠心病风险事件预警模型研究 [D]. 上海中医药大学，2020.
[29] 许朝霞，王忆勤，刘国萍，等. 中医问诊客观化研究进展 [J]. 时珍国医国药，2009，20（10）：2546-2548.

[30] 迪盼祺，夏春明，王忆勤，等. 基于协同过滤算法的中医智能问诊系统研究 [J]. 世界科学技术——中医药现代化，2021，23（1）：247-255.
[31] 敖艺洲. 脉诊的客观化现代研究 [J]. 实用中西医结合临床，2021，21（11）：158-159.
[32] 罗静静，左晶晶，季仲致，等. 面向脉诊客观化的脉搏传感器研究综述 [J]. 仪器仪表学报，2021，41（8）：1-14.
[33] 中医诊法研究亟待标准化 [J]. 中医药导报，2010，16（8）：24.
[34] 全国中医标准化技术委员会 2020 年年会在京召开 [J]. 中医杂志，2021，62（4）：323.
[35] 张春柯，李静，刘璐，等. 从微脉源流考探讨中医脉诊术语国际标准化问题 [J]. 中华中医药杂志，2021，36（3）：1337-1340.
[36] 韦昌法，晏峻峰. 互联网 + 背景下中医诊断信息化的发展动态及趋势 [C]// 第三届中国中医药民族医药信息大会论文集，2016：23-25.
[37] 徐熊，温川飙，宋海贝. 浅谈中医脉诊信息化研究 [J]. 成都中医药大学学报，2020，43（2）：55-59.
[38] 齐丽晶. 中医诊疗设备标准化建设的研究与探讨 [J]. 中国医疗器械信息，2017，23（15）：50-51.
[39] 徐维晴，黄忠全，杨何，等. 穿戴式脉诊仪系统设计 [J]. 传感器与微系统，2020，39（6）：95-96，99.
[40] 吴晓明，史秀京，宋勇波，等. 人工智能技术在眼科问诊中的探索与应用 [J]. 中国数字医学，2021，16（3）：75-79.
[41] 汪剑. 从《周易》卦理解析《伤寒论》六经辨证实质 [J]. 中华中医药杂志，2020，35（8）：3926-3929.
[42] 刘玉良，李如辉，陶林. 关于构建中医学辨证察机综合思辨体系的思考 [J]. 南京中医药大学学报，2021，37（5）：658-661.
[43] 中医药学名词审定委员会. 中医药学名词 [S]. 北京：科学出版社，2005：3.
[44] 张海龙，司一妹. 基于代谢组学的中医证候研究意义及实践探索 [J]. 中华中医药学刊，2021，39（9）：21-24.
[45] 中华中医药学会内科分会，李建生，冯贞贞，春柳，等. 新型冠状病毒感染中医证候诊断标准（试行）[J]. 中医杂志，2021，62（1）：86-90.
[46] 冷玉琳，高泓，富晓旭，等. 中医证候临床研究方法研究进展 [J]. 中华中医药杂志，2021，36（10）：6002-6005.
[47] 卢冬雪，刘峰，严晶，等. 基于系统生物学的中医证候研究进展. 中国中医药信息杂志，2020，27（6）：131-135.
[48] 胡海殷，季昭臣，李楠，等. 中医证候诊断标准研究现状及方法分析 [J]. 中华中

医药杂志，2021，36（12）：7442-7446.

[49] 宋威江，罗静，申洪波，等. 原发性干燥综合征中医证候分布及诊断标准研究进展 [J]. 中华中医药杂志，2020，35（1）：380-382.

[50] 张春和. 证候研究规范化与中医全球化 [J]. 云南中医学院学报，2011，34（5）：4-7.

[51] 谷浩荣，付桥桥，李小会，等. 中医证候研究进展及趋势 [J]. 中华中医药杂志，2020，35（3）：1340-1343.

[52] 许立辉，王池社，许林涛. 基于关联规则的中医证候分类模型应用研究 [J]. 中国数字医学，2020，15（11）：98-101.

[53] 刘槟，张培彤. 建立中医证候量化诊断标准关键步骤的方法学评述 [J]. 中医杂志，2020，61（24）：2204-2208.

[54] 樊亚东，白立鼎，常军，等. 心血管疾病中医证候客观化研究进展 [J]. 中华中医药学刊，2021，39（10）：172-176.

[55] 梁华，王浩博，王燕，等. 蛋白质组学及其在中医精准医学与证候客观化研究中的应用 [J]. 辽宁中医药大学学报，2021，23（5）：8-11.

[56] 田飞，常俊，赵静，等. 中医四诊客观化研究面临的主要问题与挑战 [J]. 天津中医药，2015，32（7）：445-448.

[57] 秦际海，吉训超. 吉训超运用山根诊法治疗小儿咳嗽病的经验 [J]. 中医药导报，2020，26（14）：206-210.

[58] 于东林，胡镜清. 中医证候命名研究存在的问题及对策 [J]. 中华中医药杂志，2021，36（6）：3098-3100.

[59] 许立辉，王池社，许林涛. 基于关联规则的中医证候分类模型应用研究 [J]. 中国数字医学，2020，15（11）：98-101.

[60] 胡海殷，季昭臣，李楠，等. 中医证候诊断标准研究现状及方法分析 [J]. 中华中医药杂志，2021，36（12）：7442-7446.

[61] 陈鑫，姜钧文. 中医证候量表研究现状分析 [J]. 实用中医内科杂志，2021，35（7）：129-131.

[62] 何雯青，赵虎雷，谢洋. 近 20 年中医证候测评工具研究现状的可视化分析 [J]. 世界科学技术——中医药现代化，2021，23（1）：176-183.

[63] 王若冲，李儒婷，马捷，等. 手诊分区法之原理探析与诊断应用 [J]. 世界科学技术——中医药现代化，2021，23（10）：3830-3837.

[64] 曾蕾，金婷，林欣仪，等. 岭南罗氏妇科望诊法在多囊卵巢综合征望诊中的应用 [J]. 中医杂志，2021，62（19）：1740-1743.

[65] 丛斌，陈香美. 中西医结合的认识论和方法论 [J]. 中国中西医结合杂志，2021，41（6）：742-747.

[66] 司佳弘，刘芳芳，王红珍，等. 建立中医优势治疗技术学科的必要性和紧迫性探讨 [J]. 中国医学教育技术，2020，34（3）：296-298.

[67] 仝小林. 态靶医学——中医未来发展之路 [J]. 中国中西医结合杂志，2021，41（1）：16-18.

[68] 杨凤，钱会南，白雪芳，等. 基于名老中医访谈探索中医人才的中医原创思维培养方案 [J]. 中医教育，2021，40（6）：26-29，70.

[69] 冷玉琳，高泓，富晓旭，等. 中医证候临床研究方法研究进展 [J]. 中华中医药杂志，2021，36（10）：6002-6005.

[70] 陈晖，吕朝晖，廖柳，等. 基于"以方测证"论《伤寒论》《金匮要略》辨证论治思维 [J]. 山东中医药大学学报，2021，45（2）：183-186.

[71] 史云佳，吴斌，李延萍. 中医证候规范化进展与思考 [J]. 中国中医药现代远程教育，2019，17（17）：123-125.

附 7

2020—2021 年中医药技术装备研究进展

日趋激烈的国际科技竞争形势下，我国科技创新发展能力从跟跑、并跑向领跑的地位转变，有赖于原创核心技术的掌握。中医药具有“原创科技资源”的先天优势，其发展面临前所未有的机遇和挑战。中医药传承创新发展的核心是必须与现代化科技深度融合。中医药技术装备是提升产业核心竞争力的重要切入点，是提升现代化中医健康服务能力的关键。

从“十三五”期间的科技计划实施到“十四五”布局，中医药技术装备始终是中医药科技创新发展中的重要组成部分。2017 年科技部和国家中医药管理局发布《“十三五”中医药科技创新专项规划》，从“数字化、智能化现代制药装备”“新型中医诊疗信息采集前沿技术”“发展中医康复技术方法和方案，加快中医药仪器与装备研发”等方面对中医药装备研究进行布局，并在“十三五”科技项目实施中进行实际部署。2018 年，在相关专家的倡导下科技部重大专项办启动“中医药关键技术装备”专项的调研工作，对中医药关键技术装备的专项研究进行了顶层设计和系统梳理。《“十四五”中医药发展规划》明确提出“推动设立中医药关键技术装备项目”。据不完全统计，“十三五”期间国家重点研发计划共支持中医药相关技术装备立项项目 13 项，其中中医客观化诊断类项目 8 项，中药加工生产类项目 5 项。本文拟通过从“十三五”期间中医药相关装备的研究方向展开讨论，对近年中医药装备的部分研究进展进行总结分析，并对未来中医药关键技术装备的发展方向进行探讨。

一、中医客观化诊断设备

《关于加强中医医疗器械科技创新的指导意见》的通知 [1] 首次对中医

医疗器械的概念及范围进行明确。中医医疗器械，是在中医药理论指导下研发和应用的医疗器械。主要是指开展中医诊断、针灸、刮痧、拔罐等诊疗活动中所应用的传统中医医疗器械，包括四诊仪、经络检测仪、电针治疗仪等与现代科学技术相结合的中医医疗器械。目前，中医诊断的客观化研究主要集中在舌诊、脉诊等方面。

（一）脉诊设备研究进展

我国学者在脉诊方法、脉象信息收集、脉象信息分析以及相关仪器设备的研发方面均开展了相关工作。在中医药现代化和学科交叉融合创新的背景下，中医药与人工智能、大数据、物联网、移动通信等现代信息技术跨界融合，为中医智能设备广阔的科研与应用前景提供技术支撑。

目前，脉诊设备研发的关键技术多认为是传感器和脉图的识别、分析[2]。传感器是脉象信息采集的主要手段，目前较为常见的如压力信号采集、多普勒超声信号采集、光电信号采集等手段。脉诊设备借力现代高科技手段力图实现脉象的还原。对脉象信息的收集、分析首先需对脉象信息进行解构，明确分析的维度。目前，多数专家认为其评价维度是“位、数、形、势”或是“位、数、形、动、质”[3]。通过完善脉诊过程中布指定位，使脉诊采集的数据更稳定可靠，形成气动柔性智能脉诊仪。针对常见脉象，对其脉图幅值、时值等主要特征参数分析，拟定测量其特征参数的指标范围，形成这三种脉象的脉图判别标准[4-5]。在脉搏信号特征提取研究中，由于脉象是多维信息交汇形成的复杂综合体，其脉象多数为复合脉象，目前已经研制出多种脉象仪，对脉象的变化规律客观重现；运用各种不同信号处理的方法对脉图进行分析，如时域分析、非线性动力学分析、频域分析等，实现脉象信号的分类识别及对脉象原理的探讨。

中国科学院微电子研究所团队在国家重大专项支持下研发的台车式脉诊仪。通过热成像仪对人体手腕桡动脉进行成像，利用任意角度边缘识别算法提取边缘和血管轮廓，根据关部的几何特征，实现对“关”脉位置的识别，最后利用三维移动台实现了关部的空间定位。在探头设计方面，探头内置三路复合传感器，该传感器主要由静态传感器和动态传感器构成，采用气囊加压的方式，能够同步记录寸、关、尺不同气囊压力下的指压和指感信息。整个探头与人体的手腕接触面，采用仿人体手腕弧形结构，更加贴敷于人体手腕，保证了信号的稳定性和一致性。在此基础上，该团队开发了阵列式传感器探头，能够同步采集寸、关、尺的三维动态信息，开发信号识别算法，识别干扰信号和脉搏波信号，开发点间干扰抑制算法，完成对干扰信号的抑制。通过信号合成算法完成对寸、关、尺部的阵列信号向单个信号的合成。为进一步推动移动医疗，完成对人体脉搏波信号的长时间检测，该团队利用微电子所在芯片领域上的技术优势将传感器单元和处理单元进行集成，开发了可穿戴式脉诊手环，充分发挥穿戴式设备体积小、能耗低和便携的特点，对于动态数据采集都有一定应用价值。

（二）舌诊设备研究进展

在舌诊设备研发方面，舌的图像采集技术及其分析方法取得一定进展[6-7]。数字图像处理及机器学习方法在舌象分类中的应用是当前研究的热点之一。舌象的客观化识别及分析取得了一定的突破。上海中医药大学中医四诊信息化实验室开展了舌色、苔色、舌质、点刺、瘀点等特征的识别研究，在多家高等中医院校及临床研究机构应用。

舌诊仪主要由舌图采集和图像特征处理两部分组成。在舌诊数字图像处理研究中，许家佗等[8]通过对自然光源、人工光源、电荷耦合元件（charge-coupled device，CCD）设备及相机模式的比较，对采集条件进行了实验观测，为舌体成像提供更准确的信息。陈素芳[9]通过舌体的三维信息，使舌图像的采集更可靠。随着舌诊设备研究的深入，在舌象特征处理研究中，许家佗等[10]提出“拓扑剖分 - 还原”（topology resolve-map，TRM）模型，实现对自然光条件下舌诊图像色彩校正，取得了较好效果。杨文超[11]依据线结构光视觉测量技术原理，建立彩色三维舌诊成像的系统，实现舌面的彩色三维点云数据的舌体分割，在舌象分析上取得可喜的进步。舌象是多种特征的综合体，对其特征识别研究，需要将传统中医理论与不断发展的工程技术相结合，不断扩大疾病谱，结合不同疾病的特征，不断扩大样本量，深入分析舌象特征，从而获得更加客观的指标。

（三）光学诊断设备研究进展

红外热成像在疾病诊疗中得到了一定的应用[12-13]。红外热成像设备含硬件系统和软件系统，通过热红外敏感电荷耦合装置对人体成像[14]，收集人体红外辐射能量，经计算机处理输出红外热图，再结合中医理论形成软件分析系统，从而判定疾病的性质、部位和程度。红外热成像在中医诊疗过程的运用主要是基于"有诸内必形诸外""司外揣内"的思想指导，目前红外热成像技术已在中医临床得到广泛应用。

二、中医治疗设备

中医治疗设备是在中医辨证施治思想指导下，形成的既有现代科学内涵又有明显中医特色的治疗设备[15-16]。这些设备的研制与应用，多是中医学与其他学科交叉融合的结果，如中医学与光学、电学、声学、热学和磁学等技术的融合[17]。

（一）激光针灸设备的研究进展

光与激光在疾病中的治疗作用已有大量的文献报道及临床应用。结合中医理论的光学设备主要集中在激光针灸治疗仪的研发，该类设备多兼具针和灸（热）两种作用[18]，激光束聚焦为针，扩束为灸（热）。激光针灸设备一般采用低强度的激光，聚焦或扩束照射穴位，刺激穴位激发经络传导效应，以期达到治疗疾病的作用。相对较为成熟的设备有 He-Ne 激光针灸治疗仪、CO_2 激光针灸治疗仪等[19]。较新的研究，多在激光的控制单元和软件设计方面进行优化和调整。体积小、便于携带的激光针灸设备是未来的发展趋势之一。

（二）电学技术指导下类针刺腧穴刺激设备的研究进展

电学技术是最早被广泛应用于针灸治疗设备研发领域的技术之一，电针仪是电学技术与针灸针完美结合的产物，在临床治疗中被大规模使用。其原理是毫针刺入腧穴得气后，以针和电的刺激模拟手针刺激，从而达到治疗疾病的效果[17]。近年来，随着技术的进步和发展，电针仪在设备稳定性、疗效可靠性方面得到了进一步优化。一是在设备的安全性和稳定性方面得到了进步。有学者认为采用电流作为激发信号比电压更加科学[20]，把脉冲宽度调制（pulse width modulation，PWM）控制器、液晶显示（liquid crystal display，LCD）控制器、模数（analog-to-digital，A/D）转换控制器、触摸屏控制器、Flash 接口控制器等集成，从编程步骤对电针仪的稳定性进行增强。二是针灸与计算机技术、新材料、电子技术等跨学科融合发展，为电针仪临床疗效提升提供了广泛空间。吴志雄等[21]研发了一款可调式三角脉冲波电针刺仪，该产品刺激波形由计算机软件生成，波形参数精确可调，形成良性刺激波形，并在肢体功能障碍相关疾病中得到应用。

（三）磁学技术指导下中医治疗设备的研究进展

磁疗类中医产品的科技内涵有待于提高。该类设备主要包括电磁针灸仪器类产品，磁性物质与灸类、贴敷类产品的叠加等。在国家重点研发计划支持下研发的百笑灸[22]主要由磁灸盖、磁灸柱、灸筒及医用胶布组成。其在使用过程中发挥传统艾灸的作用，同时将磁疗、药透等多种疗法进行结合，以期形成多种治疗效应结合的治疗工具。药艾炷中加入芳香类及活血化瘀药，艾灸的同时增强经皮渗透吸收率，以发挥治疗作用。

（四）热学技术指导下灸疗设备的研究进展

灸疗设备是运用热学形成的主要治疗设备，其疗效也逐渐得到国内外医学界的认可。在现有艾灸仪器的基础上，针对其常见问题，学者从临床出发进行了升级改造。针对传统艾灸在治疗中易产生“烟”和“灰”的污染等问题，杨旭明[23]模拟艾灸的治疗机制研制了电子温灸仪。该设计包括时间温度控制器和灸疗头，辅以艾草精油，在保证传统艾灸治疗效果的同时，对施治温度和时间进行达成精确控制的目的。健康需求对小型化设备发展提出明确的需求，如碳纤维发热片的“迷你”红外灸疗仪应该有很好的应用场景。碳纤维发热片具有寿命长、密度小、发热均匀、功率稳定等特点。

三、中药相关设备关键技术研发进展与应用

中药制药装备在中医药产业发展中占据重要的地位[24]，是中药产业中涵盖中药材从“地头”到“床头”所涉及的所有装备。近 20 年来，我国中药制药装备工业规模迅速扩大。十三五、十四五相关规划均对中药产业发展提出要求。《“十三五”战略性新兴产业发展规划》提出：“加快制药装备升级换代，提升制药自动化、数字化和智能化水平。”《关于“十四五”中医药发展规划的通知》明确了“推动中药产业高质量发展的工作规划”，从“加强中药资源保护与利用，加强道地药材生产管理，提升中药产业发展水平，加强中药安全监管”四个维度细化工作目标。提出了要“加快中药制造业数字化、网络化、智能化建设，加强技术集成和工艺创新，提升中药装备制造水平，加速中药生产工艺、流程的标准化和现代化”。

“自动化、智能化、数字化”是中药制药装备的发展方向。据国家知识产权（专利）密集型产业统计分类（2019）显示，中药制药装备产业属于专利密集型产业[25]，中药制药装备涵盖生产和研发过程中涉及的大量新技术、新方法的信息。但目前中药制药装备领域专利研究较零散，未来仍有较大发展空间[26]。根据生产加工性质和流程，中药制药装备分为前处理设备、加工炮制设备、煎煮设备以及制剂生产成套设备等。

（一）中药材鉴别技术

中药原料是中药制造的首个环节，直接影响中药产品质量和药效。传统的鉴定方法耗时较长、样品处理烦琐，存在不同程度的局限性。准确快速地评价中药材质量是中药制造亟需解决的首要问题。有学者认为，将近红外光谱技术与计算机软硬件、化学计量方法等结合，可作为快速准确鉴别中药材的新方法[27]。刘南岑等[28]梳理了近红外光谱技术在在线检测和中药质量控制、中药鉴定中的研究与应用。

电子传感技术是指利用不同物质在不同电化学反应中所获得的不同信号对其进行分析的一类技术，常用的电子传感技术包括电子眼、电子鼻、电子舌等[29]。相对传统电化学分析技术而言，该类技术可对多种形态的样品进行多种模式检测，可同时采用多种电极对样品的颜色、气味、味道、

触觉等性质进行全面的反映。该类技术模仿人的感官系统，对人体所接触物质的感受进行数字化表征并进行多变量数据分析，从而对样品的真伪优劣、加工工艺、地域属性等特点进行整体分析，是一类仿生分析技术，尤其适合中药材及农产品的分析[29]。黄特辉等[30]研究发现，通过运用电子鼻技术对太子参气味特征的表征，结合多元统计分析方法，可实现利用太子参气味对太子参产地进行鉴别，且区分效果较为理想，为药材质量鉴定提供一种技术手段，为中药的气味客观化表达及产地、加工鉴别提供思路和借鉴。

（二）中药提取技术

超临界流体萃取是物理萃取技术，常用超临界流体为 CO_2，具有临界压力和温度较低、安全性高等特点。通过对单味中药不同提取方法进行比较，超临界 CO_2 萃取在对藿香、玉兰、灵芝、五味子等有效成分提取效果，优于大孔吸附树脂法和超声提取法。该技术在中药的提取分离方面也有着自身的局限性，成本较高限制其在中药现代化中的应用；同时对成分复杂的中药材，单独使用该技术可能无法满足所得产品的高纯度要求。超声波萃取是利用超声波的辐射压强产生多级效应，增大分子运动速度和频率，增强溶剂穿透力，进而促进提取的一种技术。具有提取时间短、提出率高等优点，目前在各种动、植物有效化学成分的提取中均有应用。

周立雄等[31]在国家重点研发计划的支持下，完善了基于高效高压差低温连续式提取分离浓缩（high-efficiency，high-pressure differential and low temperature continuous extraction，HHSLE）技术的中药材提取设备，其技术原理是：在一定细度药材与工艺温度的选定溶媒状态下，利用近似“瞬时”的高压差变化形成高速流，促使药材细胞破裂，含有的化学成分及溶媒在高压下充分接触、溶解，以达到有效成分的高效提取的效果。在智能化技术的驱动下，中药提取设备步入转型升级的阶段，部分企业的中药提取设备逐步向智能化发展。随着科技的不断进步和发展，更高级别的智能化、数字化、自动化、信息化产品是中药提取设备的发展方向。

四、关键技术发展方向探讨

中医药产业是我国具有原创性优势和巨大发展潜力的战略性产业，中医药作为中国的传统医药是我国科技重大原始创新的源泉。在世界科技强国建设发展进程中，中医药现代化是中医药发展的必经之路。必须依靠自己的核心技术，融合产学研，突破新领域，将中医药学的自主知识产权潜力转化为现实竞争优势。

中医药装备的发展需要以临床（健康）需求为导向，重点围绕经络、腧穴、脏腑、证候、气血、四诊、中药性味归经、治则、治法等中医药核心理论，开展跨学科融合研究，突破经络辨识、脑象图、脏腑红外成像、药性整体测量以及中药材、中药饮片、中成药生产与质量等关键瓶颈，推动其向临床应用转化，形成基于中医原创思维的原始创新能力。

（一）中医诊疗关键技术

诊断是中医药开展健康服务活动的首要环节，根据目前的发展现状来看，中医四诊辨识需要聚焦的关键技术是解决中医辨识诊断客观化与数字化的瓶颈技术问题，为研发中医辨识诊断装备奠定技术基础。如中医四诊（包括图像捕捉与分析、气味识别、压力传感）技术，脉诊力反馈控制技术，多轴向和阵列集成的微机电系统（micro-electro-mechanical system，MEMS）微型脉诊传感器技术，中医多诊合参基准参照技术等。

针对经络及腧穴的研究，目前集中在经络与腧穴智能辨识技术的发展，如基于包括“电阻抗迟滞”在内效应的各种先进技术手段的经穴探测技术。同时，在以经络腧穴为指导的外治法设备的发展中也有制约其瓶颈的问题，目前看来，经络智能干预技术、针刺过程多模态反馈与控制技术、智能艾灸（温控）设备、中医推拿的人机交互技术与生物力学仿真技术等可能是未来一段时间的研究方向。

（二）中药生产关键技术

中药生产设备在整个中医药产业乃至医药行业里的重要性非常明了。以日本中药生产企业津村株式会社为例，截至 2015 年，津村国际申请注册专利118项，而历史悠久的同仁堂集团仅在香港申请注册8项专利。从某些层面上反映了我国中药企业在技术创新和专利布局上亟需改进。

中药生产流程中主要包括以下几个方面：在药性与药品品质鉴别方面，信息数字化技术是关键，从中药材、中药饮片到中成药与药性相关的遗传特征、感官性状、物质基础、生产过程参数、质量信息的全面规范化、量程化、数字化；目前，全过程质量控制的中成药智能化生产技术是发展的首要需求，系统集成中药生产过程质量控制技术、方法和设备，通过在线监测、人工智能、决策执行等手段，将智能技术和信息技术深度融合与集成，实现基于全过程质量控制的中药智能化生产；对中药饮片特色炮制自动化技术的发展是在继承传统经验的基础上，规范饮片智能化生产线，实现传统炮制工艺的自动化、智能化，提高中药供给；中药材智能控制绿色节能干燥、仓储物流等技术要重点针对中药材高活性成分、高热敏性干燥保质的需求，研究其与干燥品质转变的机理，重点从基于品质的干燥耦合控制、高水分多重结构干燥工艺、分程变温干燥、干燥热能回收利用以及智能仓储等环节突破关键技术。

五、未来展望

新的历史时期给中医药传承发展提出了新的要求，良好的机遇与多样化发展挑战并存。中医药现代化、标准化及产业化是推动中医药传承创新发展的重要内容，紧紧抓住中医药关键技术装备研发及应用就等于抓住了中医药传承发展的战略核心。其发展中所涉及的物理、材料、生物、电子信息等现代科学技术领域，国内外已取得长足发展，在与中医药融合创新方面也取得一定成果，能够为中医药装备进入快车道提供强大的技术支撑。

引入应用现代相关领域先进技术，推动中医药与其他学科的融合发展，突破中医健康数据采集、柔性控制、人机耦合、多维信息融合辨识等关键技术，研发具有中医诊断、治疗、监护、康复、护理等临床应用功能的各类中医服务机器人或智能集成模块（可用于现有医疗器械类型），研制绿色环保新型针具、灸具、拔罐器具等，形成中医诊疗装备系列自主技术标准，充分利用围绕现有医疗器械的工业基础，建立中医特色医疗器械的产业创新基地，形成技术推广示范，推进中医远程诊疗、移动医疗、智能医疗等新型服务业态发展，推动中医传统诊疗技术的现代化、产业化、国际化，提高中医诊疗服务的可及性，促进中西医学现代融合发展。

参考文献

[1] 国家中医药管理局. 国家中医药管理局 科技部 工业和信息化部 国家卫生健康委员会关于印发《关于加强中医医疗器械科技创新的指导意见》的通知：国中医药科技发〔2018〕11 号 [A/OL].（2019-01-15）[2022-06-25]. http://kjs.satcm.gov.cn/zhengcewenjian/2019-01-15/8868.html.

[2] 石玉琳，胡晓娟，许家佗. 中医病证智能化诊断与分类研究进展 [J]. 中国中西医结合杂志，2019，39（6）：763-768.

[3] 王翠英，齐向华. 浅谈脉诊体系的现代科技化重构 [J]. 北京中医药大学学报，2022，45（3）：263-266.

[4] 张涛，齐永奇. 基于气动柔性技术的智能脉诊仪研究 [J]. 机床与液压，2013，41（22）：67-69.

[5] Cui J, Tu LP, Zhang JF, et al. Analysis of Pulse Signals Based on Array Pulse Volume[J]. Chinese Journal of Integrative Medicine, 2019, 25(2): 103-107.

[6] 王瑜，李军，毕紫娟，等. 非疾病人群舌面图像与舌下络脉特征研究 [J]. 中医杂志，2021，62（13）：1138-1143.

[7] 李军，胡晓娟，周昌乐，等. 基于随机森林算法的糖尿病舌象特征分析和诊断模型研究 [J]. 中华中医药杂志，2022，37（3）：1639-1643.

[8] 许家佗，张志枫，费兆馥，等. 舌象数字图像采集条件的实验观测 [J]. 中国中医基础医学杂志，2007，13（1）：23-27.

[9] 陈素芳. 彩色三维舌诊仪成像系统 [D]. 天津：天津大学，2016.

[10] 许家佗，屠立平，张志枫，等. 一种基于监督色原理的医学真彩图像颜色校正方法 [J]. 生物医学工程学杂志，2010，27（4）：721-726.

[11] 杨文超. 舌面彩色三维点云的特征处理算法研究 [D]. 天津：天津大学，2017.

[12] 罗惠馨，梁焕彬，梁怡，等. 医用红外热成像技术在中医领域的应用 [J]. 世界最新医学信息文摘，2019，19（46）：34-36.

[13] 廖结英，王天芳，李站，等. 红外热像技术用于疾病诊断及中医辨证研究进展 [J]. 中国中医基础医学杂志，2021，27（4）：698-702.

[14] 陈龙畅，马晗，王永吉，等. 红外热成像技术在中医基础与临证应用的研究 [J].

中国中医药图书情报杂志，2022，46（3）：72- 封 3.
[15] 孙文泽. 浅谈中医诊疗设备的应用 [J]. 价值工程，2014，33（19）：315-316.
[16] 胡广芹，陆小左，杨琳，等. 对中医诊疗设备发展的探讨 [J]. 2012，9（2）：35-38.
[17] 许涛，董伟杉，武淑娟. 物理学技术在针灸学研究过程中的应用 [J]. 针刺研究，2021，46（6）：518-522.
[18] 程娟，李宝花，李琦，等. 激光针灸的研究现状及眼科应用进展 [J]. 中国中医眼科杂志，2019，29（3）：242-245.
[19] 张晶滢，许安萍，李志刚，等. 学科交叉促进针灸技术创新的转化研究 [J]. 针刺研究，2021，46（6）：523-526.
[20] 吕侠. 智能电针仪应用研究 [J]. 数字技术与应用，2017（12）：109-111，113.
[21] 吴志雄，黄晓卿，林丰，等. 基于 Labview 的三角脉冲波电针仪的研制及应用 [J]. 福建商业高等专科学校学报，2014，17（4）：97-100.
[22] 黄畅，赵百孝. 新型艾药磁灸器（百笑灸）的工作原理及特点 [J]. 上海针灸杂志，2015，34（2）：188.
[23] 杨旭明，汤家铭. 一种模拟传统艾灸电子温灸仪的研制：应用安全及环保效应 [J]. 中国组织工程研究，2016，20（42）：6337-6342.
[24] 秦昆明，李伟东，张金连，等. 中药制药装备产业现状与发展战略研究 [J]. 世界科学技术 - 中医药现代化，2019，21（12）：2671.
[25] 国家统计局令第 25 号. 知识产权（专利）密集型产业统计分类（2019）[M]. 北京：国家统计局，2019：10.
[26] 曾洁，施晴，臧振中，等. 基于全球专利分析的中药制药装备产业技术发展趋势研究 [J]. 中草药，2020，51（17）：4373-4382.
[27] 周昭露，李杰，黄生权，等. 近红外光谱技术在中药质量控制应用中的化学计量学建模：综述和展望 [J]. 化工进展，2016，35（6）：1627-1645.
[28] 刘南岑，耿立冬，马丽娟，等. 中药制造领域近红外光谱技术的专利技术进展和趋势 [J]. 中草药，2021，52（21）：6768-6774.
[29] 冯绘敏，侯一哲，黄天赐，等. 电子传感技术在中药材及农产品分析领域的应用研究进展 [J]. 分析测试技术与仪器，2020，26（4）：239-248.
[30] 黄特辉，张志杰，郭媛媛，等. 基于电子鼻技术的太子参产地及产地加工方法鉴别 [J]. 中国药学杂志，2020，55（10）：811-816.
[31] 周立雄，宋立飞，刘乡乡，等. 移动式高压差连续提取分离装置及其自动控制系统 [J]. 包装与机械，2014，30（4）：89-91，102.

| **附 8** |

2020—2021年中医药人才评价研究进展

创新发展，人才先行。人才是中医药发展的第一资源。人才评价是人才发展工作的关键环节之一。建立科学的人才评价机制，对于树立正确用人导向、激励引导人才职业发展、调动人才积极性都具有重要作用。中医药事业的发展离不开完善、科学的人才评价机制。中医药人才评价是通过一系列科学的方法和手段对中医药从业人员的素质能力、职业倾向、发展潜力和工作绩效进行评估的活动[1]，具体体现在各类人才职称评审和各类人才计划（项目、工程）评选等。近年来，党中央、国务院多次发布关于人才评价改革的政策文件。随着国家人才评价机制改革的推进，各省市、各级政府有关部门在中医药人才评价方面开展了许多有意义的探索，取得了长足进步，特别是在分层评审、中医药特色评价等方面进行了较大幅度的改革。本文重点介绍2020—2021年中医药人才评价研究取得的重要进展，并探讨中医药人才评价的发展方向和未来趋势。

一、中医药人才队伍建设日益壮大

（一）中医药人才队伍概览

近年来，中医药高校、中医药科研院所及医疗机构向社会输送了大量人才，中医药人才结构与质量均得到大幅度改善。截至2019年年底，全国有高等中医药院校44所，设置中医药专业的高等医药院校有133所，设置中医药专业的高等非医药院校有227所；中医药科研院所72所，从事科技活动者12948人。2019年，全国高等中医药院校毕业200786人，招生 248758 人，在校生 776822 人。近十年来，我国卫生技术人员数量增长较快，2010—2019 年，中医卫生技术人员从 404372 人增长至 767239 人，增长了 89.74%。2019 年中医医疗机构服务量超过 8.72 亿人次，占总量的 18.46%。中医卫生技术人员占 7.60%，完成了 18.46% 的诊疗服务量，中医药在医疗卫生中发挥了重要作用[2]。

（二）中医药高层次人才概况

全国老中医药专家学术经验继承工作，每批建设周期 3 年，延续至今 32 年，全国共遴选了七批全国老中医药专家 5144 人和继承人 9572 人。全国老中医药专家学术经验继承工作制度和细则也在不断完善，逐步形成了长效培养机制，成效显著。通过跟师学习、独立临床（实践）、理论学习的形式，培养了一批批中医药高端骨干人才，推进了中医药的传承与发展。据统计，前六批继承人中已有 24 人被评为全国名中医、22 人成长为岐黄学者、219 人成长为继承工作指导老师，220 余人入选青年岐黄学者和全国中医临床优秀人才等青年拔尖人才项目。

国医大师、全国名中医、省级名中医等不同层级相互衔接的中医药人才褒奖机制已经形成。从 2009 年至今，已经进行了 4 届国医大师的评选，每届评选国医大师 30 人，共评选出国医大师 120 人。2017 年，评选第三届国医大师的同时，也首次评选了 100 名全国名中医。2018 年，《国医大师、全国名中医学术传承管理暂行办法》发布，国医大师、全国名中医学术传承工作步入正轨。2021 年延续惯例，同时评选出 30 名第四届国医大师和 102 名第二届全国名中医。

针对“中医药领军人才”，2018 年国家中医药管理局组织实施了国家中医药领军人才支持计划。支持的中医药领军人才，包括“岐黄学者”和“中医药首席科学家”，其中“岐黄学者”分临床型和科研型。对岐黄学者，主要采用“经典研修、临床研究、学科交叉、战略思维”4 个模块开展培养，已培养岐黄学者 149 名、青年岐黄学者 100 名[3]。

全国中医临床优秀人才研修项目，自 2003 年启动，至今已有 19 年，共开展了五批，围绕培养优秀中医临床人才的任务，前四批已培养全国中医临床优秀人才 1334 名（通过结业考核）；2021 年，400 人列入第五批全国中医临床优秀人才研修项目培养对象。目前，第 1 ～ 4 批全国中医临床优秀人才中，已有 24 人入选岐黄学者、124 人成为国家级师承指导老师，约 80% 担任了科室主任及以上职务，其平均日门诊量较研修前增加 30% 以上，中医临床水平、学术水平、科研能力均有明显提高。

总之，中医药人才队伍规模不断壮大，深入实施中医药人才岐黄工程，形成了领军人才、骨干人才、青年人才梯次衔接的高层次人才队伍；构建院校教育、毕业后教育、继续教育有机衔接，师承教育贯穿始终的中医药人才培养体系；中医药人才效能持续增强，涌现出一批重大先进典型，中医药人才对健康中国建设的贡献度显著提升。

二、中医药人才评价政策逐步完善

近年来，在党中央、国务院的高度重视下，随着中医药法规、中医药发展政策举措不断建立健全，中医药评价体系建设不断推进和完善。

（一）破除“五唯”

2020 年 2 月，科技部印发《关于破除科技评价中“唯论文”不良导向的若干措施（试行）》的通知，教育部、科技部联合印发《关于规范高等学校 SCI 论文相关指标使用 树立正确评价导向的若干意见》，要求破除“唯论文”“SCI 至上”等不良导向，强化分类考核评价。对创新人才推进计划人才评选突出科学精神、能力和业绩。注重评价学术道德水平以及在学科领域的活跃度和影响力、研发成果原创性、成果转化效益、科技服务满意度等[4-5]。

（二）优化评价标准

2021 年 2 月，国务院办公厅印发《关于加快中医药特色发展的若干政策措施》提出，加强中医药人才评价和激励。鼓励各地结合实际，建立中医药优秀人才评价和激励机制。将中医药学才能、医德医风作为中医药人才主要评价标准，将“会看病、看好病”作为中医医师的主要评价内容。在院士评选、国家重大人才工程等高层次人才评选中，探索中医药人才单列计划、单独评价[6]。2019年全国中医药大会以后，国家中医药管理局协调有关部门共同落实《中共中央 国务院关于促进中医药传承创新发展的意见》，率先在院士评审领域实现了突破。中国工程院率先支持在院士评选中单独设组、单列计划，2019年以来中医药领域新增两院院士6名。

（三）改革职称制度，评价自主权逐步落实

2021年8月，国家中医药管理局会同人力资源和社会保障部和国家卫生健康委员会印发《关于深化卫生专业技术人员职称制度改革的指导意见》[7]，推进卫生专业技术人员职称评审改革，完善体现中医药特点的人才评价标准。分级分类设置中医药人员评价标准，实行典型案例等成果代表作制度，突出评价业绩水平和实际贡献，重点考察掌握运用中医经典理论、运用中医诊疗手段的能力，以及中药处方运用和师带徒等情况。各省市地区积极落实该指导意见，如河南泌阳县在中医药职称评聘方面，以中医经典理论、辨证思维、临床能力和工作实绩为重点，对在临床上中医药应用较好的医务人员优先进行职称评定[8]。

2017年，中共中央、国务院印发《关于深化职称制度改革的意见》，提出“发挥用人主体在职称评审中的主导作用，推动高校、医院、科研院所等智力密集的企事业单位按照管理权限自主开展职称评审”。中医药卫生人员职称评审方面，湖北、四川、广东等在内的22个省市出台了不同程度的职称评审权力下放政策，在少数单位及地方实行自主评审。部分省份如浙江省则是将评审权限全面下放，云南、山西等省将基层高级职称评审权力下放至地市卫生主管部门[9-10，12-13]。职称评审权的下放，最大限度地激活了用人单位作为评价主体在评价制度设计、评价实施和评价管理等方面的自主权，促进了人才评价和使用的有效结合。

（四）制定和调整各类人才项目方案

在高层次人才评价方面，国家中医药管理局出台国医大师、全国名中医、全国老中医药专家学术经验继承工作指导老师、岐黄学者、青年岐黄学者、国家中医药管理局重点学科（专科）学术带头人、全国中医

学术流派传承工作室、代表性传承人、主要传承人、国家中医药多学科交叉创新团队 / 国家中医药传承创新团队带头人、全国中医（西学中）优秀人才、全国中医（临床、基础）优秀人才项目等评选管理办法或实施方案[11-13]。

在中低层次的人才评价方面，如执业医师、执业助理医师、传统医学师承出师考核、传统医学医术确有专长考核、中医类别全科医生、中医医术确有专长人员医师资格、医士、医师、药（技）士、药（技）师、副主任医师、副主任药师等评价文件，除了关于中医师承和确有专长人才的培养外，多以中西医合并规定的形式出现，中医人才的评价体系是在西医人才评价指标的基础上进行一定程度的调整。

三、中医药人才评价体系逐步健全

人才评价的一个重要功能在于实现“人尽其才”的目标，要按照“干什么、评什么”的原则，区分岗位类别，设置不同评价标准，明确评价侧重点。

（一）中医药人才分类

目前中医药人才可大致分为理论型、教学型、科研型、临床型、技术型、管理型、国际型等不同类别。理论型人才以中医古籍、文献、中医基础理论等为主要研究内容；教学型人才以培养本专科生、研究生为主要工作；科研型人才以解决科学问题为主要目的；技术型人才以基础实验、测试化验为主要工作；临床型人才以临床试验或疾病诊疗为主要工作，又分为传承型人才、科班临床型人才和民间中医人才；管理型人才以行政职能为主要工作。国际型人才则是指具有国际理念与国际合作意识，拥有国际背景，熟悉掌握国际惯例，具有精深中医药专业知识或较高专业技能，并具有良好的思想政治综合素质和健康的心理素质、精通外语的特殊人才。中医药工作者可以根据自己的工作实际，选择一类评价体系。基于不同的分类，对基础指标、临床指标、科研指标、人才培养 4 大类指标的比重进行调整，从而制定符合工作实际的评价体系。

（二）中医药人才评价标准

《关于深化卫生专业技术人员职称制度改革的指导意见》（人社部发[2021]51号）对卫生专业技术人员职称评审明确提出完善评价标准，注重医德医风考核，建立完善临床医生执业能力评价指标，突出评价业绩水平和实际贡献，破除唯论文、唯学历、唯奖项、唯“帽子”等倾向，实行成果代表作制度[7]。宋丽娟[14]提出中医药人才评价标准包含品德、才能、贡献、声望等基本要素。品德体系由坚定不移的中医药文化自信、爱国爱民的医者仁心、大医精诚的优良作风等因素构成。新时代中医药人才所应具备的才能应包含传承能力与创新能力两个部分，具体来讲，中医药人才的才能体系由中医药知识、中医药经验、中医药理论、中医药技能、科研创新能力、国际交流能力构成。贡献体系由学术理论贡献、人才培养贡献、医疗服务贡献等构成。声望体系由患者满意度、同行评价、组织评价等因素构成。

（三）中医药人才评价指标

现阶段，中医药人才评价的指标设计基本思路还是从人才的基本素质、职业能力、人才层级、业务领域等方面展开。在西医人才评价标准或指标的基础上，增加中医药特点，并根据各区域、各地方的医疗发展水平、人才规模等因素增减相应附加标准。

1. 临床人才

《关于分类推进人才评价机制改革的指导意见》中“改进医疗卫生人才评价制度”，明确提出“对主要从事临床工作的人才，重点考察其临床医疗医技水平、实践操作能力和工作业绩，引入临床病历、诊治方案等作为评价依据”。李美坤等[15]聚焦于中医药人才的临床能力评价，将评价指标分为临床知识、临床技能、临床工作业绩、临床诊治水平4个维度，进一步细化为12条二级指标，按照不同的人才层次和领域进行指标的组合应用。第四批全国中医临床优秀人才研修项目结业考核将医德医风、社会评价、理论学习、临床实践、跟师情况以及科研能力和医疗水平提升情况等作为主要考核内容[16]。

2. 科研人才

论文、课题、成果、专利、学会任职和学术会议 6 项指标可用于评价医学人才的科研能力，这也是目前各医院评价卫生人才科研能力最常用的指标[17]。除此之外，研究生培养、著作书籍、参与学科建设、导师资格、平台（学科、重点实验室）任职、成果应用、人才称号等也是常用指标。黄雪飞等[18]开展高校附属医院专职科研人员评价体系构建研究，形成包含“基本素质”“成果价值”“潜力价值”在内的 3 个一级指标，意识形态及学术道德、职业素质、引进后创新质量与贡献、执行能力、教学能力、个人情况、自我完善能力、学术活跃度、协作能力等 9 个二级指标。广东省将卫生健康专业技术人才职称设置卫生专业技术人才、基层卫生专业技术人才、卫生研究人才等 3 个类别。对于卫生研究人才，以医学研究成果、临床研究业绩、决策服务成果等作为评价载体，重点评价科研能力、理论创新、成果转化、业绩贡献等方面，强化对研究人员原创性、价值性、专业性、系统性的评价[19]。

3. 理论人才

对从事中医文献、中医基础理论学科研究的人才，原始创新难度较大。目前，中医理论人才的评价多采用科研人才的通用评价指标，如论文、课题、成果、专利等。以中国中医科学院专业技术职务评审工作为例，强调突出品德、能力、业绩，科研系列对论文、课题、获奖有相应级别、数量的要求。如论文要求在本专业核心期刊或 SCI 源刊上公开发表专业学术论文，核心期刊包括《中文核心期刊要目总览》（北大版）、《中国科技核心期刊目录》（科信所版）、《中医药科技期刊分级目录 T_1、T_2 级期刊名单》。中国中医科学院对从事基础理论、医史文献、信息情报研究的高级专业技术职务申报人，在晋升指标方面给予一定政策倾斜。中医基础理论研究所探索建立专业技术职称评审量化评分标准，量化评分范围包括政治思想、学术学风、工作表现、学历及承担其他工作、科研积分五个方面。其中，政治思想、学术学风、工作表现任现职期间若有 1 项存在问题，该项分数为 0。援藏援疆、挂职、扶贫和其他公益类工作，按上级通知文件执行。科研积分不封顶，纳入项目包括研究类课题（含横向课题）、期刊论文、学术专著、学术奖励、专利和著作权、国内外学术会议报告、承担课题结题验收情况，将以上七个方面所有项目的得分相加即为科研积分。

4. 教学人才

对从事教学为主的人才侧重于教学能力水平、教书育人成效评价。浙江中医药大学的教师职称按教学科研并重型、教学型、科研型、社会服务型实行分类评审，畅通优秀拔尖人才越级晋升“绿色通道”[12]。根据不同类型教师的岗位职责和工作特点，以及教师所处职业生涯的不同阶段，分类、分层次、分学科设置考核内容和考核方式。将教师分类管理从职务评聘贯穿到岗位管理之中，根据不同类别、岗位层次的不同要求，制定以道德品质、知识结构、教学能力和业务能力作为共性评价标准。

5. 国际人才

朱文轶等[20]对中医药国际化人才的评价主要通过综合素质、知识结构、职业能力三个方面开展。综合素质包括品德、心身、个性 3 个二级维度；知识结构包括中医基础知识、相关科学文化知识 2 个二级维度；职业能力包括临床治疗能力、教学能力、创新能力和继续学习能力。

四、未来展望

人才是中医药事业发展的源头活水。中医药发展要实现“传承精华，守正创新”，关键在于人才。建立符合中医药特点的人才评价体系有利于公平、公正、公开地识别、选拔中医药人才，有利于激发中医药人才的积极性，有利于培养和造就现代中医药人才，有利于组建优秀的中医药人才队伍。新时代中医药人才的评价标准，政治站位、工作站位都要高。制定新时代中医药人才评价标准，需增强质量意识、问题意识、过程意识、制度意识[14]。未来中医药人才评价工作可以从以下三个方面深入开展。

（一）继续完善中医药人才分类分层评价标准

遵循中医药学科特点和人才成长规律，科学合理设置不同类别人才的评价周期，对原始创新难度较大的中医文献、中医基础理论学科，适当减少考核频次、延长评价周期，给予研究者足够的时间进行长期积累和持续研究。中医理论人才的评价指标可从理论创新、传承文化、学科建设等维度考虑，合理设置和使用论文、专著、影响因子等评价指标，实行差别化评价。对从事教学为主的人才侧重于教学能力水平、教书育人成效评价；对从事基础研究为主的人才侧重于中医药原创思维、科技创新能力和创新成果评价；对从事应用研究的人才侧重于技术创新集成能力、成果转化绩效和对中医药产业发展实际贡献评价。此外，根据未来中医药人才队伍建设的重点，中医药领军人才、骨干人才、青年人才的评价标准需要进一步完善和发展。

（二）健全丰富中医药特色评价指标

中医药人才评价，要以中医药核心观念和思维模式为基础，在评价主体、评价内容、评价指标和评价方式等方面充分体现“中医药味”，要将人才评价从当下关注学术创新为主，回归到传承与创新并重的双核心评价，把学术思想和优秀经验的传承能力、解决临床等实践问题的创新能力作为人才评价核心点[21-24]。此外，中医药类指标要求不应再停留于定性的评估。从评价学的角度，一个系统的科学评价形式应由定性评价逐渐转向定量评价或定性与定量相结合的综合评价[25]。中医药类指标也应在体现中医理论学习特点与临床思维模式的定量化、客观化，利用政策工具法、德尔菲法等指标分析构建方法，确定中医药类人才评价指标[26-28]，客观评价参评人员的中医药知识、中医药经验、中医药理论和中医药技能等能力。

（三）建立健全中医药人才评价机制

建立健全中医药人才评价机制对中医药事业发展至关重要[29]。完善中医药人才评价诚信体系，要探索建立人才学术失信“黑名单”制，人才“帽子”流动制，防范学术不端和学术投机行为[1]；要健全评价专家监督制度，包括专家库动态管理机制、专家遴选机制、专家责任信誉制、专家退出问责制等；要规范申报、公示、申诉、巡查、回溯等评价程序和评审规则，确保程序公正性。此外，还要从中医药文化中汲取精华，推动人才评价文化建设，营造开放包容、求真务实、注重传承、鼓励创新的评价氛围和环境。

参考文献

[1] 谢军，周燕，黄卫华，等. 适合中医药发展的人才评价机制研究 [J]. 浙江中医药大学学报，2020，44（6）：596-598.

[2] 国家卫生健康委员会规划发展与信息化司. 2019 年我国卫生健康事业发展统计公报 [EB/OL].（2020-06-06）[2023-11-1]. http://www.nhc.gov.cn/guihuaxxs/s10748/202006/ebfe31f24cc145b198dd730603ec4442.shtml.

[3] 国家中医药管理局. 国家中医药管理局关于印发青年岐黄学者支持项目实施方案的通知 [EB/OL].（2020-10-21）[2023-11-1]. http://www.natcm.gov.cn/renjiaosi/zhengcewenjian/2020-10-21/17667.html.

[4] 中华人民共和国科学技术部. 科技部印发《关于破除科技评价中“唯论文”不良导向的若干措施（试行）》的通知 [EB/OL].（2022-02-17）[2023-11-1]. https://www.most.gov.cn/xxgk/xinxifenlei/fdzdgknr/fgzc/gfxwj/gfxwj2020/202002/t20200223_151781.html.

[5] 中华人民共和国教育部 科技部. 教育部 科技部印发《关于规范高等学校 SCI 论文相关指标使用 树立正确评价导向的若干意见》的通知 [EB/OL].（2022-02-28）[2023-11-1]. http://www.moe.gov.cn/srcsite/A16/moe_784/202002/t20200223_423334.html.

[6] 中华人民共和国中央人民政府国务院办公厅. 国务院办公厅印发关于加快中医药特色发展的若干政策措施 [EB/OL].（2021-02-09）[2023-11-1]. https://www.gov.cn/zhengce/content/2021-02/09/content_5586278.html.

[7] 人力资源社会保障部 卫生健康委 中医药局. 人力资源社会保障部 国家卫生健康委 国家中医药局关于深化卫生专业技术人员职称制度改革的指导意见 [EB/OL].（2021-06-30）[2023-11-1]. https://www.gov.cn/zhengce/zhengceku/2021-08/05/content_5629566.html.

[8] 程瑞军. 河南泌阳县三措并举构建中医药人才体系 [J]. 人口与健康，2021（1）：76.

[9] 国家中医药管理局. 国家中医药管理局办公室关于印发《第五批全国中医临床优秀人才研修项目实施方案》的通知 [EB/OL].（2021-11-04）[2023-11-1]. http://www.natcm.gov.cn/renjiaosi/zhengcewenjian/2021-11-04/23082.html

[10] 谢军，周燕，田港，等. 加强高等中医药院校人才队伍建设的实践与思考——以浙江中医药大学为例 [J]. 中医药管理杂志，2020，28（18）：100-102.

[11] 汪锦城，唐碧华，江丽杰，等. 基于内容分析法的我国中医药卫生人员高级职称评审政策分析 [J]. 世界科学技术：中医药现代化，2021，23（10）：3727-3734.

[12] 国家中医药管理局. 国家中医药管理局关于印发《2022 年青年岐黄学者支持项目实施方案》的通知 [EB/OL].（2021-10-26）[2023-11-1]. http://www.natcm.gov.cn/renjiaosi/zhengcewenjian/2021-10-26/23013.html.

[13] 国家中医药管理局. 国家中医药管理局关于印发中医药创新团队及人才支持计划实施方案的通知 [EB/OL].（2020-10-22）[2023-11-1]. http://www.natcm.gov.cn/renjiaosi/zhengcewenjian/2020-10-22/17689.html.

[14] 宋丽娟. 论新时代中医药人才评价标准 [J]. 国际中医中药杂志，2020，42（4）：307-311.

[15] 李美坤，丘惠燕，郭文海，等. 层级式中医药人才临床能力评价指标体系研究 [J]. 卫生经济研究，2021，38（4）：46-50.

[16] 国家中医药管理局. 国家中医药管理局办公室关于印发第四批全国中医（临床、基础）优秀人才研修项目结业考核方案的通知 [EB/OL].（2020-06-04）[2023-11-1]. http://www.natcm.gov.cn/renjiaosi/gongzuodongtai/2020-06-04/15581.html.

[17] 王善萍，万绍平. 新形势下医学科研人员科研能力评价初探 [J]. 卫生软科学，2021，35（1）：66-68.

[18] 黄雪飞，钱飚. 高校附属医院专职科研人员评价体系构建研究 [J]. 检验医学与临床，2021，18（9）：1337-1339.

[19] 广东省卫生健康委. 广东省卫生健康委关于做好 2020 年度卫生系列高级职称评审工作的通知 [EB/OL].（2020-10-10）[2023-11-1]. http://wsjkw.gd.gov.cn/zwgk_gsgg/content/post_3098777.html.

[20] 朱文轶，江云，吴姝德，等. 关于建立中医药国际化临床人才评价体系的初步研究 [J]. 卫生软科学，2020，34（10）：47-50.

[21] 康绍博，蒋红瑜. 全国政协委员、成都中医药大学针灸推拿学院 / 第三附属医院院长曾芳：突出中医药特色，走好人才分类评价“最后一公里”[EB/OL].（2019-03-12）[2023-11-1]. http://www.cnpharm.com/content/201903/12/c272947.html.

[22] 张论理. 新时代我国科技人才评价制度改革浅析与思考 [J]. 人才资源开发，2021（1）：6-7.

[23] 张卓文，邓杨春，傅晓璇. 中医药学术评价体系刍议 [J]. 浙江中医药大学学报，2021，45（6）：660-662.

[24] 于宁. 中医药传承创新与人才评价 [J]. 中国卫生人才，2020（1）：21-22.

[25] 孔燕，左延莉，翟春，等. 卫生系列临床专业技术资格评审指标体系构建 [J]. 中国卫生资源，2020，23（5）：494-498，519.

[26] 胡琳莉，王秋琴，宋玉磊，等. 基于德尔菲法构建中医护理人才分层评价指标体

系 [J]. 护理研究，2021，35（1）：7-14.

[27] 张芳源，李亚子，郑见立，等. 跨省异地就医直接结算政策实施效果评估指标体系构建 [J]. 中国卫生经济，2020，39（3）：16-20.

[28] 邓月明，聂海洋. 基于政策工具的我国中医药传承创新政策分析 [J]. 中国药房，2021，32（1）：1-5.

[29] 朱珊莹. 新冠疫情防控视角下中医药人才队伍建设问题研究 [J]. 湖南中医药大学学报，2021，41（7）：1133-1137.